Kohlhammer

Die Autoren

Gonda Bauernfeind, Pflegedienstleiterin, Wundtherapeutin®DGfW (Pflege), Mitglied der DNQP-Expertenarbeitsgruppe »Pflege von Menschen mit chronischen Wunden«, freiberufliche Dozentin im Gesundheitswesen und Gutachterin.

Prof. Dr. rer. cur. Steve Strupeit, Wundtherapeut®DGfW (Pflege), Schriftleitung der Zeitschrift für Wundheilung, Mitglied der DNQP-Expertenarbeitsgruppe »Förderung und Erhaltung der Mobilität«.

Gonda Bauernfeind
Steve Strupeit

Dekubitusprophylaxe und -behandlung

Praxisleitfaden zum Expertenstandard
»Dekubitusprophylaxe in der Pflege«

Unter Mitarbeit von Arne Buss

Verlag W. Kohlhammer

Piktogramme

 Definition

 Merke

 Warnung

 Fallbeispiel

1. Auflage 2015

Alle Rechte vorbehalten
© W. Kohlhammer GmbH, Stuttgart
Grafiken: Dolle, W. (2013) http://imajinn-design.jimdo.com/
Gesamtherstellung: W. Kohlhammer GmbH, Stuttgart

Print:
ISBN 978-3-17-022080-5

E-Book Formate:
pdf: 978-3-17-025868-6
epub: 978-3-17-025869-3
mobi: 978-3-17-025870-9

Inhalt

1   Die nationalen Expertenstandards

Das Deutsche Netzwerk für Qualitätsentwicklung in der Pflege (DNQP) schließt sich aus mehreren Fachakteuren aus dem Pflegebereich zusammen. Das übergeordnete Ziel des DNQP ist die Förderung der Pflegequalität in Deutschland. Zu diesem Zweck entwickelt, erstellt und veröffentlicht das Netzwerk seit dem Jahr 2000 in regelmäßigen Abständen die sogenannten Expertenstandards zu sämtlichen Pflegethemen (DNQP, 2013). Die Expertenstandards fassen das aktuell vorhandene Wissen zu der jeweiligen Thematik zusammen und geben, darauf basierend, Handlungsempfehlungen für die Pflegepraxis. Diese werden in Form von Standardkriterien formuliert, welche vertikal nach einzelnen Handlungsebenen, und horizontal nach den Qualitätsebenen Struktur-, Prozess- und Ergebnisqualität geordnet sind. Im Folgenden wird ein Überblick über die Entstehung, Entwicklung und Veröffentlichung der Expertenstandards im Allgemeinen und des Expertenstandards Dekubitusprophylaxe im Besonderen gegeben.

1.1   Entwicklung

Die Auswahl der Themen für die Expertenstandards erfolgt durch den Lenkungsausschuss des DNQP. Der Lenkungsausschuss setzt sich aus mehreren Vertretern aus Pflegewissenschaft, -management, -lehre und -praxis zusammen und ist für die inhaltliche Steuerung des Netzwerkes verantwortlich. Die bisher ausgewählten Themen spiegeln die wesentlichen Pflegeprobleme wider (Dekubitus, chronische Wunden, Inkontinenz, Sturz, Schmerzen und Mangelernährung). Zudem wird mit dem Expertenstandard Entlassungsmanagement der Problematik von Versorgungsbrüchen begegnet. *(Themenwahl)*

Wurde ein Thema festgelegt, wird im Anschluss eine unabhängige Expertenarbeitsgruppe gebildet, die aus acht bis zwölf Experten aus Pflegepraxis und -wissenschaft sowie einer Patienten- bzw. Verbrauchervertretung besteht. Für jeden Expertenstandard wird eine neue Arbeitsgruppe gebildet. *(Bildung einer Expertenarbeitsgruppe)*

Die Grundlage für jeden Expertenstandard bildet eine umfassende Literaturanalyse, in welche sämtliche nationale und internationale Quellen *(Inhaltliche Entwicklung)*

7

einbezogen, ausgewertet und interpretiert werden. Dabei werden allgemein geltende Prinzipien zur Bewertung von wissenschaftlichen Studien angewendet. Liegen zu einem thematischen Bereich keine Studien vor oder reichen die vorhandenen Studien nicht aus, um eindeutige Erkenntnisse abzuleiten, wird auf die Einschätzung von Fachexperten zurückgegriffen. Auf der Grundlage des zusammengetragenen Wissens wird dann von der Expertenarbeitsgruppe ein erster Entwurf des Expertenstandards erstellt (DNQP, 2011).

Bei der Bewertung der Literatur verwendet das DNQP die Evidenzklassen der Arbeitsgemeinschaft der Wissenschaftlichen medizinischen Fachgesellschaften und der ärztlichen Zentralstelle für Qualitätssicherung (ÄZQ) von 2001.

Tab. 1.1:
Evidenzklassen
Expertenstandard
DNQP (Quelle: Kottner
& Tannen, 2010, S. 48)

Evidenzklasse	Erläuterung
I a	Höchste Evidenz aufgrund von Metaanalysen randomisierter kontrollierter Studien.
I b	Evidenz aufgrund mindestens einer randomisierten kontrollierten Studie.
II a	Evidenz aufgrund mindestens einer gut angelegten, kontrollierten Studie ohne Randomisierung.
II b	Evidenz aufgrund mindestens einer gut angelegten, quasi-experimentellen Studie.
III	Evidenz aufgrund gut angelegter, nicht experimenteller deskriptiver Studien (z. B. Vergleichsstudien, Korrelationsstudien, Fall-Kontrollstudie).
IV	Evidenz aufgrund von Berichten, Meldungen von Expertenkreisen, Konsensus-Konferenzen und/oder klinischer Erfahrungen anerkannter Autoritäten.

Das DNQP richtet sich bei der Darstellung der Evidenzklassen nach »einer aktuellen international anerkannten Klassifikation« (DNQP, 2011, S. 8). Die Bewertung der einzelnen Studien wird von mindestens zwei Personen vorgenommen, die dabei unabhängig voneinander vorgehen. Die Grundlage für die Bewertung bilden spezielle Klassifikationen oder Checklisten, die von nationalen und internationalen Organisationen veröffentlicht wurden, um Studien anhand bestimmter Kriterien zu bewerten. Je nach Studiendesign kommen unterschiedliche Klassifikationen zum Einsatz.

Konsensfindung Um den Standardentwurf mit der Fachöffentlichkeit abzustimmen, veranstaltet das DNQP eine sogenannte Konsensus-Konferenz, in deren Verlauf die Inhalte der Expertenstandards diskutiert werden. Bei der abschließenden Erstellung des Standards werden die Ergebnisse aus der

Konferenz berücksichtigt. Nach etwa drei Monaten erfolgt die Veröffentlichung des endgültigen Expertenstandards, welcher dann den Praxiseinrichtungen zur Verfügung steht.

Um zu überprüfen, ob die Expertenstandards praxistauglich sind und ob sie von den Anwendern in der Praxis akzeptiert werden, erfolgt im Anschluss an die Konsensus-Konferenz eine sechsmonatige Implementierung des Standards in etwa 25 ausgewählten Einrichtungen. Abschließend wird die Ergebnisqualität in den teilnehmenden Einrichtungen gemessen und veröffentlicht (DNQP, 2011).

Modellhafte Implementierung

1.2 Aktualisierung

Weil sich das Wissen fortlaufend weiterentwickelt und dadurch stetig neue Erkenntnisse entstehen, werden alle Expertenstandards regelmäßig aktualisiert. Dadurch wird die Aktualität der darin gegebenen Empfehlungen an die Praxis gewährleistet. Die Aktualisierung erfolgt spätestens alle fünf Jahre, ausgehend von der Veröffentlichung der Ergebnisse der Konsensus-Konferenz. Wenn allerdings gravierende praxisrelevante Erkenntnisse zu einem Thema entstehen, wird die Aktualisierung vorgezogen. Um sicherzustellen, dass solche Erkenntnisse berücksichtigt werden, findet einmal im Jahr ein Verfahren statt, in dessen Verlauf die Expertenarbeitsgruppe von dem wissenschaftlichen Team des DNQP um Rückmeldung zu eventuellen relevanten Änderungen gebeten, um festzustellen, ob eine vorzeitige Aktualisierung notwendig ist.

Zeitintervalle

Wenn die Aktualisierung eines Expertenstandards ansteht, sei es zu den regulären zeitlichen Abständen oder aus aktuellem Handlungsbedarf, wird erneut eine Expertenarbeitsgruppe einberufen, welche sich aus den ursprünglichen Mitgliedern und/oder aus neu einberufenen Akteuren zusammensetzt.

Einberufung der Expertenarbeitsgruppe

Zur Erfassung aktueller Erkenntnisse wird dann eine neue Literaturanalyse durchgeführt, in welche Veröffentlichungen einbezogen werden, die zwischen dem Zeitpunkt der Fertigstellung der ursprünglichen Analyse und dem Beginn der Aktualisierung erschienen ist.

Aktuelle Literaturanalyse

Ähnlich der Entwicklung eines erstmalig entwickelten Expertenstandards erfolgt die Anpassung der Aktualisierung durch die Expertenarbeitsgruppe. In mindestens einer Sitzung werden die neuen Erkenntnisse bewertet, mögliche Anpassungen überprüft und bei Bedarf der neue Standard geändert.

Anpassung des Expertenstandards

Im Anschluss an die Anpassung des Expertenstandards wird der aktualisierte Entwurf samt Literaturstudie für sechs bis acht Wochen auf der DNQP-Internetseite veröffentlicht. So erhält die Fachöffentlichkeit die Möglichkeit, Stellung zu der aktualisierten Fassung zu nehmen.

Einbeziehung der Fachöffentlichkeit

Bei der Erstellung der abschließenden Fassung des aktualisierten Standards werden die Stellungnahmen aus der Fachöffentlichkeit einbezogen.

Erstellung der endgültigen Version

9

Der weitere Austausch zwischen Expertenarbeitsgruppe und Fachöffentlichkeit erfolgt schriftlich. Bei Unstimmigkeiten innerhalb der Expertenarbeitsgruppe hinsichtlich des Inhalts wird eine Sitzung der Arbeitsgruppe
einberufen. Je nach Ausmaß der in der Aktualisierung vorgenommenen
Veränderungen kann eine erneute modellhafte Implementierung notwendig werden. Die abschließend veröffentlichte aktualisierte Fassung des
Expertenstandards beinhaltet eine Präambel, die Kommentierung, die
neue Literaturstudie, einen Methodenbericht, die Ergebnisse der Aktualisierung und das überarbeitete Auditinstrument. In Form von Pressemit-
teilungen, Vorträgen oder Veröffentlichungen wird die Veröffentlichung
der Aktualisierung begleitet (DNQP, 2011).

1.3   Andere Expertenstandards

Zusammen mit dem Expertenstandard Dekubitusprophylaxe hat das
DNQP mittlerweile Expertenstandards zu insgesamt sieben Aufgaben-
feldern in der Pflege veröffentlicht; zwei weitere Standards befinden sich
derzeit in der Entwicklung (▶ Tab. 1.2):

Tab. 1.2:
Nationale
Expertenstandards
im Überblick (Stand:
September 2014)

Thematik	Zeitlicher Verlauf
Dekubitusprophylaxe in der Pflege	Abschließende Veröffentlichung 2002 1. Überprüfung 2004 1. Aktualisierung 2010
Entlassungsmanagement in der Pflege	Abschließende Veröffentlichung 2004 1. Aktualisierung 2009
Schmerzmanagement in der Pflege	Abschließende Veröffentlichung 2005 1. Aktualisierung 2011
Sturzprophylaxe in der Pflege	Abschließende Veröffentlichung 2006 1. Aktualisierung 2013
Förderung der Harnkontinenz in der Pflege	Abschließende Veröffentlichung 2007 1. Aktualisierung 2014
Pflege von Menschen mit chronischen Wunden	Abschließende Veröffentlichung 2009
Ernährungsmanagement zur Sicherstellung und Förderung der oralen Ernährung in der Pflege	Abschließende Veröffentlichung 2010
Förderung der physiologischen Geburt	1. Veröffentlichung 2014
Erhaltung und Förderung der Mobilität	Abschließende Veröffentlichung noch unbekannt

2 Expertenstandard »Dekubitusprophylaxe in der Pflege«

Der Expertenstandard Dekubitusprophylaxe war der erste Expertenstandard, den das DNQP veröffentlichte. Erstmalig erschien der Standard im Jahr 2000 als Sonderdruck und die erste Auflage wurde 2002 veröffentlicht. Gleichzeitig war dies der erste Expertenstandard, der erstmalig einer Aktualisierung unterzogen wurde. Die neue Literaturstudie ergab jedoch keine ausschlaggebenden aktuellen Erkenntnisse und so wurde im Jahr 2004 eine zweite Auflage mit neuer Literaturstudie (1999–2002), allerdings ohne Änderungen im Standard selbst, veröffentlicht. Im Verlauf der folgenden Jahre ergaben sich auf dem Gebiet der Dekubitusprophylaxe dann neue Erkenntnisse, sodass die zuletzt vorgenommene Aktualisierung grundlegende Änderungen des Standards zufolge hatte. So wurde im Jahr 2010 die erste Aktualisierung des Expertenstandards Dekubitusprophylaxe veröffentlicht (DNQP, 2010b).

Nachdem seit der letzten Veröffentlichung im Jahr 2004 fünf Jahre vergangen waren und sich in der Zwischenzeit keine relevanten neuen Erkenntnisse ergaben, wurde im Jahre 2009 eine Expertenarbeitsgruppe einberufen. Die Arbeitsgruppe bildeten zehn Vertreter aus der Pflegewissenschaft und -praxis (Katrin Balzer, Prof. Dr. Theo Dassen, Dr. Johanna Feuchtinger, Christa Gottwald, Karla Kämmer, Prof. Dr. Eva-Maria Panfil, Gerhard Schröder, Thomas Skiba, Eva Steinmetz, Prof. Dr. Doris Wilborn) sowie eine Patientenvertreterin (Gisela Flake). Die wissenschaftliche Leitung übernahm Prof. Dr. Theo Dassen. | *Einberufung der Expertenarbeitsgruppe*

Zwei Pflegewissenschaftler wurden mit der Durchführung der neuen Literaturstudie betraut. Auf der Grundlage der ursprünglichen Literaturstudie recherchierten die Autoren Veröffentlichungen, die zwischen 2002 und 2009 erschienen sind. Die Sichtung, Analyse und Bewertung der Literatur erfolgte durch beide Autoren, unabhängig voneinander. Im Zuge der Studie konnten sie 148 neue Quellen ausfindig machen. | *Aktuelle Literaturanalyse*

Die Anpassung des Expertenstandards Dekubitusprophylaxe erfolgte in Zusammenarbeit zwischen dem wissenschaftlichen Team des DNQP, der Expertenarbeitsgruppe und des DNQP-Lenkungsausschusses. Im Rahmen der dafür anberaumten Sitzung überprüfte die Expertenarbeitsgruppe die Standardkriterien im Hinblick auf die Notwendigkeit einer Anpassung aufgrund der neu gewonnenen Erkenntnisse aus der Literaturstudie. Daraus ergaben sich folgende Anpassungen, die in einer vorläufigen aktualisierten Fassung einbezogen wurden: | *Anpassung des Expertenstandards*

1. Begriffliche Änderungen (»Patient/Betroffener« wurde durch »Patient/ Bewohner« ersetzt; »Dekubitus-Grade« wurde durch »Dekubitus-Kategorien« ersetzt; auf den Begriff »Lagerung« wurde weitestgehend verzichtet; im Zusammenhang mit Unterlagen wird nicht mehr der Begriff »druckreduzierend« sondern der Begriff »druckverteilend« verwendet).

2. Die Begründung wurde ergänzt durch den Satz »Ausnahmen sind in pflegerisch oder medizinisch notwendigen Prioritätensetzungen oder im Gesundheitszustand der Patienten/Bewohner begründet« (DNQP, 2010b).

3. In der ersten Kriterienebene zur Risikoerfassung wurde, im Gegensatz zum ursprünglichen Expertenstandard, auf eine Empfehlung von Risikoskalen verzichtet. Stattdessen wurde die klinische Einschätzung der Pflegefachkraft in den Vordergrund gerückt. Zusätzlich wurden die Risikofaktoren um externe Faktoren (z. B. Tuben) ergänzt.

4. Die ursprüngliche Kriterienebene 4 zu weiteren Interventionen (ernährungsspezifische Maßnahmen und Maßnahmen zur Förderung der Gewebetoleranz) wurde gestrichen.

5. Das Prozesskriterium 5 (Information/Beratung/Schulung) wurde um das Beispiel »Dialyse-Abteilung« ergänzt.

6. In Kriterienebene 6 (Evaluation der Maßnahmen) wird der klinischen Einschätzung durch die Pflegefachkraft mehr Bedeutung gegeben.

Einbeziehung der Fachöffentlichkeit

Nachdem die vorläufige Version der Aktualisierung auf der Internetseite des DNQP veröffentlicht wurde, konnten 38 schriftliche Rückmeldungen mit Anmerkungen und Vorschlägen (allgemeine Anmerkungen, grundlegende Anmerkungen zu den Expertenstandards, Anmerkungen zur Veröffentlichung und ergänzendem Material und sprachliche und redaktionelle Hinweise) von Akteuren aus sämtlichen Bereichen der Pflege festgestellt werden. Das wissenschaftliche Team des DNQP wertete die Rückmeldungen aus und leitete diese an die Expertenarbeitsgruppe weiter. Unter Berücksichtigung der Vorschläge und Anmerkungen durch die Fachöffentlichkeit wurden im weiteren Verlauf folgende Anpassungen vorgenommen, die schließlich die Endversion des Expertenstandards komplettierten:

Erstellung der endgültigen Version

1. Die vorläufige Ersetzung des Begriffs »Dekubitus-Grade« wurde mit knapper Mehrheit aus der Fachöffentlichkeit verworfen, da in der Praxis (z. B. in Dokumentationssystemen oder in Klassifikationen) dieser Begriff vielfach verwendet wird.

2. In Kriterienebene 1 wurden Beispiele von zentralen Risiken ergänzt, die die klinische Einschätzung erleichtern sollen.

3. Im Prozesskriterium 1 wurde das Beispiel »Tuben« durch die gebräuchlicheren Bezeichnungen »Sonden« oder »Katheter« ersetzt.

4. In der Kommentierung zu Prozesskriterium 2 wurden Aussagen zum »Nicht-Unterlagern« von bestimmten Körperteilen gestrichen, weil es diesbezüglich Hinweise auf Ausnahmen in der Praxis gab. Hier wurde

weiterhin auf die Festlegung der Zeitdauer, die ein Patient/Bewohner maximal sitzen sollte (eine Stunde) verzichtet.

5. In Kriterienebene 3 (druckverteilende Hilfsmittel) wurde stärker verdeutlicht, dass Hilfsmittel in der Regel nur eine Ergänzung der Bewegungsförderung darstellen.

6. In der Kommentierung zu Strukturkriterium 3b (Zugänglichkeit von Hilfsmitteln) wurde ergänzt, dass Pflegekräfte in ambulanten Einrichtungen den Zeitraum, in dem Hilfsmitteln beschafft werden können, aufgrund der strukturellen Bedingungen nur bedingt beeinflussen können.

Die Aktualisierung des Expertenstandards Dekubitusprophylaxe, einschließlich Präambel, Kommentierung, eines überarbeiteten Audit-Instruments und der neuen Literaturstudie, wurde im Dezember 2010 veröffentlicht (DNQP, 2010b).

3 Exkurs: Leitlinien

Die nationalen Expertenstandards sind, im internationalen Vergleich gesehen, eine Besonderheit. Im Ausland oder auch in anderen Fachbereichen in Deutschland (z. B. in der Medizin) ist es üblich, sogenannte Leitlinien zu entwickeln, die ebenso den Zweck verfolgen, aktuelles Wissen zu einem bestimmten Thema zu bündeln und Empfehlungen an die Praxis zu geben. Prinzipiell sind daher Expertenstandards und Leitlinien miteinander vergleichbar. Der wesentliche Unterschied liegt in der strukturellen Gestaltung. Während Leitlinien üblicherweise eindimensional geordnet sind und sich auf die Prozesse beziehen, werden die Empfehlungen in den Expertenstandards zusätzlich nach Struktur- und Ergebniskriterien gegliedert. Der folgende Abschnitt befasst sich mit dem Thema Leitlinien im Allgemeinen und beleuchtet deren Entwicklung im nationalen und internationalen Raum.

3.1 Was sind Leitlinien?

Leitlinien gibt es in sämtlichen Branchen und Bereichen des Arbeitslebens, z. B. in der Politik, in der freien Marktwirtschaft oder in den sozialen und Gesundheitsberufen. Allgemein betrachtet kann eine Leitlinie definiert werden als »bestimmender Grundsatz, leitender Gesichtspunkt, richtungsweisender Anhaltspunkt (für das Handeln)« (Duden, 2013). Aufgrund der in diesem Buch zugrunde liegenden Thematik sollen die folgenden Inhalte jedoch auf die klinischen Leitlinien begrenzt bleiben, also Leitlinien, die sich auf klinische Zustände, wie z. B. eine Dekubitusgefährdung, beziehen.

Evidenzbasierte klinische (Praxis-) Leitlinien
Klinische Leitlinien können von ganz unterschiedlicher Qualität sein. Nicht jede klinische Leitlinie ist zwangsläufig wissenschaftlich basiert. Die sogenannten evidenzbasierten klinischen (Praxis-)Leitlinien bieten die beste wissenschaftliche Grundlage und Fachexpertise und sollten daher auch für das praktische Handeln herangezogen werden. Klinische (Praxis-)Leitlinien geben spezifische Praxisempfehlungen und Vorschriften für eine evidenzbasierte Entscheidungsfindung. Sie sind für eine Vielzahl von diagnostischen und therapeutischen Entscheidungen verfügbar und enthalten typischerweise einen Mindestbestand an Leistungen und

Handlungen, die für einen bestimmten klinischen Zustand geeignet sind. Ihr vorrangiger Zweck ist es erstens, das zu beeinflussen, was der Akteur (z. B. der Arzt oder die Pflegefachkraft) tut. Zweitens sollen damit alle Aspekte angesprochen werden, die relevant für die klinische Entscheidungsfindung sind, einschließlich der Abwägung von Nutzen und Risiken. Drittens entstehen diese Leitlinien aus einer Notwendigkeit heraus. Das heißt, sie werden entwickelt, um die Praxis zu leiten, auch wenn zu einem bestimmten Thema nicht genügend wissenschaftlich basiertes Wissen vorhanden ist. Das unterscheidet sie von rein wissenschaftstheoretischen Übersichtsarbeiten. Und viertens werden Leitlinien von einer Gruppe entwickelt, die nicht nur aus Wissenschaftlern, sondern auch aus anderen Experten und Praktikern besteht – auch das unterscheidet sie von reinen Forschungsarbeiten. Daher kann es vorkommen, dass Leitlinien zu einem bestimmten Thema andere Empfehlungen enthalten als z. B. eine Übersichtsarbeit zu demselben Thema (Polit & Beck, 2008).

3.2   Nationale Leitlinien

Neben den pflegespezifischen Expertenstandards des DNQP existieren auch in Deutschland Leitlinien zu sämtlichen Themen des Gesundheitsbereichs. Diese können für das pflegepraktische Handeln ebenso von Bedeutung sein. Die Inhalte von bestimmten, thematisch relevanten Leitlinien werden dann auch in die jeweiligen Expertenstandards integriert. Je nach Thema kann es jedoch notwendig sein, Leitlinienwissen heranzuziehen, um eine adäquate Pflegepraxis sicherzustellen. Als Beispiele seien hier die Leitlinien der Deutschen Gesellschaft für Ernährungsmedizin (DGEM; einzusehen unter http://www.dgem.de/leit.htm) oder die S3-Leitlinie »Lokaltherapie chronischer Wunden bei Patienten mit den Risiken periphere arterielle Verschlusskrankheit, Diabetes mellitus, chronisch venöse Insuffizienz« der Deutschen Gesellschaft für Wundheilung und Wundbehandlung (DGfW, 2012; erhältlich unter http://www.awmf.org/leitlinien/¬detail/ll/091-001.html) zu nennen.

Die Leitlinien sind oftmals auf den Internetseiten der jeweiligen Fachgesellschaften zu finden. Die beste Übersicht über relevante Leitlinien für den nationalen Gesundheitsbereich bietet die Homepage der Arbeitsgemeinschaft der Wissenschaftlichen Medizinischen Fachgesellschaften (AWMF; http://www.awmf.org). Hier werden Leitlinien veröffentlicht, die von Fachgesellschaften nach den Prinzipien der AWMF entwickelt wurden. »Die ›Leitlinien‹ der Wissenschaftlichen Medizinischen Fachgesellschaften sind systematisch entwickelte Hilfen für Ärzte zur Entscheidungsfindung in spezifischen Situationen. Sie beruhen auf aktuellen wissenschaftlichen Erkenntnissen und in der Praxis bewährten

Verfahren und sorgen für mehr Sicherheit in der Medizin, sollen aber auch ökonomische Aspekte berücksichtigen. Die ›Leitlinien‹ sind für Ärzte rechtlich nicht bindend und haben daher weder haftungsbegründende noch haftungsbefreiende Wirkung« (AWMF, 2013). Fachgesellschaften, die Leitlinien für die AWMF entwickeln wollen, müssen sich nach bestimmten methodischen Kriterien richten. Dabei gibt es drei verschiedene Abstufungen, nach denen sich die Methodik und Stärke einer Leitlinie richten: Leitlinien, die nur auf der Expertise von Experten basieren, bilden die schwächste Variante (S1-Leitlinien); Leitlinien von mittlerer Stärke basieren entweder auf einer systematischen Recherche, Auswahl und Bewertung von Literatur (S2e-Leitlinien) oder auf einer strukturierten Konsensfindung (S2k-Leitlinien); die aussagekräftigsten Leitlinien müssen auf einer systematische Recherche, Auswahl und Bewertung sowie einer strukturierten Konsensfindung basieren (S3-Leitlinien).

3.3   Internationale Leitlinien

Für den internationalen Bereich existiert ebenfalls eine Fülle von Leitlinien zu sämtlichen Themen. Für das praktische Handeln sind in Deutschland in erster Linie die nationalen Leitlinien relevant, da diese speziell für die hierzulande herrschenden Verhältnisse entwickelt wurden. Internationale Leitlinien lassen sich nicht unbedingt auf nationale Bedingungen übertragen, weil z. B. die Strukturen im Gesundheitswesen nicht vergleichbar sind oder weil die Akteure andere Qualifikationen haben. Wer darüber hinaus an internationalen Leitlinien interessiert ist, sollte sich an spezielle Internetquellen halten, wie z. B. allgemeine Seiten über Leitlinien in den jeweiligen Ländern. Für die US-amerikanischen Leitlinien aus dem Pflege- und Gesundheitsbereich sei hier auf das National Guideline Clearinghouse (http://www.guideline.gov) verwiesen. Kanadische Leitlinien sind auf der Seite der Registered Nurse Association of Ontario (http://www.¬rnao.org/bestpractices) zu finden und für Leitlinien aus Großbritannien kann die Homepage der Translating Research into Practice (TRIP) Datenbank (http://tripdatabase.com) bzw. die des National Institute for Clinical Excellence (http://www.nice.org.uk) empfohlen werden (Polit & Beck, 2008).

Aber auch auf den Internetseiten der themenspezifischen Organisationen, wie z. B. die Europäische Gesellschaft für klinische Ernährung und Stoffwechsel (European Society for Clinical Nutrition and Metabolism, ESPEN, http://www.espen.org) für den Bereich Ernährung, sind die entsprechenden Leitlinien zu finden. Die international relevante Leitlinie für die Dekubitusprophylaxe wurde vom Europäischen Dekubitusausschuss (European Pressure Ulcer Advisory Panel, EPUAP) und dem

Amerikanischen Dekubitusausschuss (National Pressure Ulcer Advisory Panel, NPUAP) entwickelt. Eine Kurzversion in deutscher Sprache steht unter http://www.epuap.org/guidelines/ als kostenloser Download zu Verfügung. Die Vollversion der Leitlinie (einschließlich der Leitlinie Dekubitusbehandlung) kann gegen eine Gebühr beim NPUAP (http://¬ www.npuap.org/online-store/product.php?productid=17585&cat=3&¬ bestseller=Y) angefordert werden. Eine Aktualisierung der Leitlinie befindet sich derzeit in der Entwicklung und soll 2014 veröffentlicht werden.

Der European Pressure Ulcer Advisory Panel (EPUAP) besteht seit 1996 und ist ein Zusammenschluss europäischer Wissenschaftler, Ärzte und Pflegefachkräfte. Gemeinsam mit dem National Pressure Ulcer Advisory Panel (NPUAP) wurde 2009 die Leitlinie zur Prävention und Behandlung von Dekubitalulcerationen entwickelt. Insgesamt waren daran 903 Experten, 146 Organisationen aus 63 Ländern und 6 Kontinenten beteiligt. Für die Entwicklung der Leitlinie wurde eine detaillierte und eindeutige Methode gewählt. Wie auch beim Expertenstandard wurde bei der Entwicklung der Leitlinie eine umfassende Literaturstudie durchgeführt, die als Grundlage für die Empfehlungen diente. Ebenso verwendeten die Autoren für die Bewertung der Studien eine bestimmte Klassifikation (▶ Tab. 3.1), nach der die Qualität der einzelnen Studien eingeordnet wurde. Jeder Empfehlung der Leitlinie ist eine sogenannte Evidenzstärke zugeordnet, ausgedrückt in den Buchstaben A (beste Evidenz), B (mittlere Evidenz) und C (schwächste Evidenz) (▶ Tab. 3.2).

Die internationale Leitlinie des EPUAP und NPUAP

Stärke	Beschreibung
1	Große randomisierte kontrollierte Studien mit eindeutigen Ergebnissen (und geringem Irrtumsrisiko)
2	Kleine randomisierte kontrollierte Studien mit unsicheren Ergebnissen (und mäßigem bis hohem Irrtumsrisiko)
3	Nicht randomisierte Studien mit simultaner oder zeitgleicher Kontrollgruppe
4	Nicht randomisierte Studien mit historischer Kontrollgruppe
5	Fallserien ohne Kontrollen

Tab. 3.1: Stärke der Evidenz für einzelne Studien

Die Leitlinie des EPUAP und NPUAP enthält insgesamt 42 übergeordnete Empfehlungen, denen teilweise mehrere Empfehlungen untergeordnet sind sowie entsprechende Kommentierungen zu den Themen

- Risikoeinschätzung (11 Empfehlungen),
- Untersuchung der Haut (12 Empfehlungen),
- Ernährung im Hinblick auf die Prävention des Dekubitus (3 Empfehlungen),
- Lagerung zur Prävention des Dekubitus (6 Empfehlungen),

Stärke der Evidenz	Beschreibung
A	Diese Empfehlung wird von direkter wissenschaftlicher Evidenz unterstützt, die durch sorgfältig geplante und sorgfältig durchgeführte kontrollierte klinische Studien über Dekubitus an Menschen (oder an dekubitusgefährdeten Menschen) statistische Ergebnisse liefern, die in konsistenter Weise die Aussage aus der Leitlinie unterstützen. (Stärke 1 Studien notwendig.)
B	Diese Empfehlung wird von direkter wissenschaftlicher Evidenz unterstützt, die durch sorgfältig geplante und durchgeführte klinische Serien über Dekubitus an Menschen (oder an dekubitusgefährdeten Menschen) statistische Ergebnisse liefern, die in konsistenter Weise die Aussage aus der Leitlinie unterstützen. (Stärke 2, 3, 4, 5 Studien notwendig.)
C	Diese Empfehlung wird von indirekter wissenschaftlicher Evidenz unterstützt (z. B. Studien an gesunden Menschen, Menschen mit anderen Wundformen, Tiermodellen) und/oder sie basiert auf der Meinung von Experten.

- Lagerungssysteme (5 Empfehlungen) und
- spezielle Patientengruppen: Patienten im OP (5 Empfehlungen).

Für den nationalen Expertenstandard »Dekubitusprophylaxe in der Pflege« nahmen die Autoren an vielen Stellen Bezug zu den Inhalten aus der internationalen Leitlinie. Wurde im Expertenstandard von den Aussagen der Leitlinie abgewichen, so hatte dies meist den Grund, dass die betreffenden Aussagen in der Leitlinie auf geringer Evidenz basieren.

4 Exkurs: Evidence-based Nursing

Expertenstandards wie auch evidenzbasierte klinische (Praxis-)Leitlinien haben den Anspruch, das beste derzeit verfügbare Wissen abzubilden. Damit ist jedoch noch nicht erreicht, dass dieses Wissen auch in die Praxis gelangt. Darüber hinaus muss das allgemeine Theoriewissen auf den individuellen Fall übertragen werden.

Das auch als Theorie-Praxis-Transfer bezeichnete Phänomen ist eine der Kernaufgaben der Pflege(-wissenschaft), denn darin liegt eines der grundlegenden Probleme der Pflege. Obwohl es mittlerweile in einigen Bereichen ein recht gut entwickeltes theoretisches Wissen gibt, scheint die Übertragung dieses Wissens in die Praxis problematisch. Im Bereich Dekubitusprophylaxe äußert sich dieser Umstand in einer mangelnden Umsetzung von Leitlinien (Meesterberends et al., 2010; van Gaal et al., 2010). Für Deutschland liegen derartige Ergebnisse nicht vor, allerdings gibt es erste Hinweise darauf, dass bereits in der pflegerischen Erstausbildung Wissen gelehrt wird, das nicht dem aktuellen wissenschaftlichen Standard entspricht (Wilborn et al., 2009; Strupeit et al., 2012). Darüber hinaus scheint das Wissen von Pflegenden zur Dekubitusprophylaxe in Teilen mangelhaft zu sein (Buß et al., 2012). Letztlich weisen die Inzidenz- und Prävalenzzahlen daraufhin, dass viele Dekubitus nicht vermieden werden können.

Um den Transfer von Wissen in die Praxis voranzubringen, müssen Maßnahmen getroffen werden, die sich positiv auf die Praxis auswirken. In der Literatur gibt es Hinweise auf mögliche Maßnahmen zur Förderung des Theorie-Praxis-Transfers, wie z. B. aktive Schulungsmaßnahmen oder die Anwendung von Instrumenten zur Entscheidungsfindung (Wensing et al., 2010). Ein viel diskutiertes Konzept zur Förderung des Theorie-Praxis-Transfers ist das sogenannte Evidence-based Nursing (EBN), also eine Pflege, die auf aktuellen wissenschaftlichen Erkenntnissen beruht. Behrens & Langer (2010) haben dieses Konzept in Deutschland bekannt gemacht; die folgenden Inhalte beziehen sich auf ihre Veröffentlichungen zu dem Thema.

Expertenstandards, Leitlinien und deren Umsetzung in der Pflegepraxis

4.1 Grundlagen

Evidence-based Nursing (EBN) wird definiert als »die Nutzung der derzeit besten wissenschaftlich belegten Erfahrungen Dritter im individuellen Arbeitsbündnis zwischen einzigartigen Pflegebedürftigen oder einzigartigem Pflegesystem und professionell Pflegenden« (Behrens & Langer, 2010, S. 25). Damit wird deutlich, dass es nicht nur darum geht, das Theoriewissen einheitlich umzusetzen. Vielmehr soll das Theoriewissen mit dem individuellen Fall verbunden werden. Es ist die Aufgabe der Pflegekraft, gemeinsam mit dem Klienten die beste Entscheidung für seine individuelle Situation zu treffen. Dabei fließen sowohl das Theoriewissen aber ebenso das Praxiswissen der Pflegefachkraft und die Bedarfe und Bedürfnisse des Klienten mit ein – das ist das Charakteristische der Pflege.

Entscheidungen zu treffen ist die tagtägliche Aufgabe einer Pflegefachkraft. Jeder Pflegehandlung geht praktisch eine Entscheidung voraus. Darüber, welche Maßnahme angewendet werden soll, wie diese umgesetzt wird oder ob möglicherweise auf eine Maßnahme verzichtet werden sollte. Selbst wenn auf Maßnahmen verzichtet wird, ist eine Entscheidung getroffen worden und muss dokumentiert werden.

Der Prozess der pflegerischen Entscheidungsfindung beginnt mit einem Beratungsanlass. Dies kann zum Beispiel ein klinischer Zustand, wie Schmerz oder eine Dekubitusgefährdung, sein. Damit überhaupt eine Entscheidung über eventuell einzuleitende Maßnahmen getroffen werden kann, muss die Pflegefachkraft das vorliegende Problem erst einmal erkennen und anerkennen, dass es sich um ein Problem handelt. Um das Problem zu erkennen, muss die Pflegefachkraft in der Lage sein, relevante Zustände zu beurteilen. Die pflegerischen Assessments dienen ihr dabei als Hilfsmittel. Darüber hinaus sind Anlässe, die einer Entscheidung bedürfen, auch als solche anzuerkennen. Wenn ein Klient z. B. Schmerzen äußert und die Pflegefachkraft dem keinen Glauben schenkt, wird das Problem immer wieder auftreten, solange keine Entscheidung über eine Lösung getroffen wird. Ist ein Problem erkannt, wird es zunächst definiert und es werden die Ziele festgelegt. Im nächsten Schritt sucht die Pflegefachkraft nach möglichen Handlungsalternativen. Dazu gehört auch das Heranziehen von theoretischem Wissen. In diesem Schritt kann es notwendig werden, zur Problemerkennung zurückzugehen, um das Problem neu zu definieren oder die Ziele neu festzulegen. Unter Umständen muss hier mit dem ersten Schritt begonnen werden. Wurden aber mögliche Alternativen ausgemacht, gilt es im nächsten Schritt eine Entscheidung zu treffen. Dabei ist entscheidend, wie die einzelnen möglichen Maßnahmen bewertet wurden, d. h. wie erfolgversprechend sie im Hinblick auf das erwartete Ergebnis sind. Dann werden die gewählten Maßnahmen wie vereinbart umgesetzt. Zum Abschluss des Prozesses erfolgt eine Bewertung der Maßnahmen hinsichtlich der Erreichung der vorher gesteckten Ziele (▶ Abb. 4.1).

Die Schwierigkeit bei der Entscheidungsfindung liegt darin, dass der Erfolg einer Maßnahme nie vorausgesehen werden kann. Hier kommt erschwerend hinzu, dass in einer Disziplin wie der Pflege, in der der Umgang mit Menschen im Mittelpunkt steht, häufig Einflüsse auftreten, die das Ergebnis beeinflussen können. Darüber hinaus müssen viele Entscheidungen in der Pflege in relativ kurzer Zeit getroffen werden.

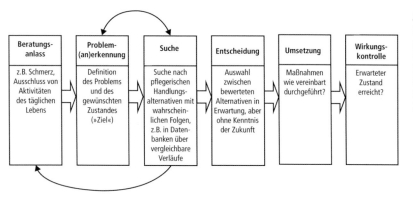

Abb. 4.1:
Das Pflegemodell – pflegerische Entscheidungen als Phase pflegerischer Problemlösungen (Behrens & Langer, 2010, S. 32)

4.2   Prozess

Die Abbildung 4.1 veranschaulicht den Prozess des EBN. Im Zentrum des Prozesses steht das individuelle Arbeitsbündnis zwischen Pflegefachkraft und Klienten, in dessen Rahmen Entscheidungen getroffen werden. Die Entscheidungsfindung, im Sinne des EBN, wird von drei verschiedenen Komponenten beeinflusst: die externe Evidenz, die interne Evidenz und die ökonomischen Anreize und Vorschriften. Bei der externen Evidenz handelt es sich um jenes theoretische Wissen, welches auch in den Expertenstandards und in den Leitlinien abgebildet ist. Dieses Wissen wird in erster Linie durch Forschung gewonnen. Das interne Wissen hingegen bezeichnet die Überzeugungen von Pflegefachkraft und Klient. Es umfasst ihre persönlichen Erfahrungen sowie individuell-biografische Zielsetzungen und die individuellen Diagnosen. Vorschriften, Leitlinien, Richtlinien und gesetzliche Regelungen bilden die ökonomischen Anreize und Vorschriften, die im Rahmen des EBN-Prozesses eingehalten werden müssen.

Betrachtet man beide Formen der Evidenz mit Bezug auf die Pflegepraxis, so wird deutlich, dass ohne eine interne Evidenz, ohne das Handeln der Pflegefachkraft in der individuellen Situation, keine praktische Pflege stattfinden kann. Würde man sich gänzlich auf die externe Evidenz verlassen, müssten sich die Klienten in immer gleich bleibende Kategorien einteilen lassen, um nach einem immer gleichen Schema behandelt zu werden – ein solches Szenario ist aber bekanntlich nicht möglich.

Ohne die externe Evidenz würde die Pflegepraxis jedoch Interventionen durchführen, die dem Klienten nicht nützen oder ihn u. U. sogar schädigen können. Es sind folglich beide Komponenten – sowohl die externe als auch die interne Evidenz – unerlässlich für eine evidenzbasierte Pflege (Behrens & Langer, 2010). Kommt es in der Pflegepraxis zu einer Situation, die eine Entscheidung erfordert, hat die Pflegefachkraft die Aufgabe, aus ihrem Arbeitsbündnis mit dem Klienten heraus, zum einen nach externer Evidenz zu suchen. Diese findet sie z. B. in Expertenstandards oder Leitlinien. Darüber hinaus hat sie die Möglichkeit, durch eine eigene Recherche Literatur ausfindig zu machen, indem sie medizinische Datenbanken (z. B. Medline, zu finden unter http://www.ncbi.nlm.nih.¬gov/pubmed) oder Fachzeitschriften durchsucht. Diese Vorgehensweise erfordert allerdings gewisse Kompetenzen, um relevante Quellen zu finden und deren Inhalte interpretieren zu können. Gleichzeitig lässt die Pflegefachkraft die interne Evidenz in die Entscheidung einfließen. Es kann z. B. vorkommen, dass die Erkenntnisse aus der externen Evidenz nicht ohne weiteres auf einen Klienten anwendbar sind, weil sein Zustand von dem »Normalfall« abweicht. Wenn z. B. ein dekubitusgefährdeter Klient unter großen Schmerzen bei Bewegung leidet, muss unter Umständen bis zur Schmerzkontrolle auf eine Bewegungsförderung verzichtet werden. Auch die persönliche Erfahrung der Pflegefachkraft kann sich auf die Entscheidung auswirken. Sie verfügt über eine gewisse praktische Erfahrung, die ihr helfen kann, die Entscheidung an die reellen Gegebenheiten der Situation anzupassen. Darüber hinaus befähigt sie ihre Beziehung zum Klienten, seine persönlichen Bedürfnisse und Erfahrungen zu berücksichtigen, denn diese können in Kontrast zu dem theoretischen Wissen stehen. Die Kunst besteht nun darin, beide Formen der Evidenz gegeneinander abzuwägen und eine für den individuellen Klienten sinnvolle Lösung zu finden. Dabei sollten die gesetzlichen Rahmenbedingungen, Leit- und Richtlinien und andere Vorschriften natürlich beachtet werden.

Abb. 4.2:
Evidenzbasierte Praxis (modifiziert nach Behrens & Langer, 2006, S. 30)

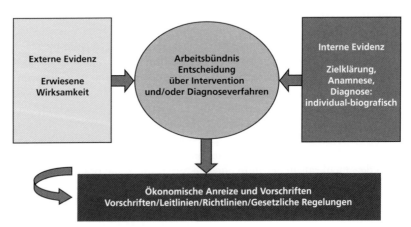

4.3 Zusammenfassung

Die nationalen Expertenstandards des DNQP werden entwickelt, um die Qualität in der Pflege in Deutschland zu fördern. Sie basieren auf aktuellen, wissenschaftlich fundierten Erkenntnissen und Fachexpertise und enthalten darauf basierende Empfehlungen für die Pflegepraxis. Der Expertenstandard »Dekubitusprophylaxe in der Pflege« wurde als erster Expertenstandard im Jahr 2000 veröffentlicht. Im Jahr 2010 wurde eine aktualisierte Fassung des Standards veröffentlicht, die einige wesentliche Änderungen mit sich brachte, die vor allem die Risikoeinschätzung und ernährungsspezifische Maßnahmen und Maßnahmen zur Förderung der Gewebetoleranz betrifft. Im internationalen Bereich und für andere Gesundheitsbereiche werden Leitlinien entwickelt, die in etwa mit den Expertenstandards vergleichbar sind. Für sämtliche Bereiche, vor allem für die Medizin, existieren Leitlinien, die, wie die Expertenstandards, systematisch entwickelt werden und auf wissenschaftlichen Erkenntnissen basieren. Für den Bereich Dekubitusprophylaxe veröffentlichten NPUAP und EPUAP (2009) eine Leitlinie, die in der internationalen Praxis weitreichend genutzt wird.

Um theoretisches Wissen, welches in Expertenstandards und Leitlinien abgebildet ist, erfolgreich in die Praxis zu übertragen, müssen gezielte Strategien umgesetzt werden, die den Theorie-Praxis-Transfer leiten. Das Konzept des Evidence-based Nursing (EBN) beschreibt eine solche Strategie. Im Zentrum des EBN steht die Entscheidungsfindung innerhalb des Arbeitsbündnisses zwischen Pflegefachkraft und Klient. Unter Einbeziehung der externen sowie der internen Evidenz und unter Beachtung der ökonomischen Anreize und Vorschriften führt die Pflegefachkraft Entscheidungen über Interventionen und/oder Diagnoseverfahren herbei, die auf den individuellen Fall abgestimmt sind.

5 Ausführungen zu den Handlungsebenen

Der Expertenstandard »Dekubitusprophylaxe in der Pflege« (DNQP, 2010b) gliedert sich in sechs Handlungsebenen. Nachfolgend werden diese aufgezeigt und entsprechende Hinweise für die Umsetzung in Praxis und Management gegeben.

5.1 Ausführungen zur Handlungsebene 1

Die Handlungsebene 1 wird als Einschätzungsebene bezeichnet (▶ Tab. 5.1). Um die Dekubitusgefährdung fachgerecht einschätzen zu können, benötigt die Pflegefachkraft aktuelles Wissen zur Dekubitusentstehung und -verlauf (Pathogenese und Ätiologie). Die Pflegefachkraft muss weiterhin in der Lage sein, das erworbene Wissen im Pflegeprozess umzusetzen.

Strukturqualität Pflegefachkraft

Die Einschätzung des Dekubitusrisikos sowie durchgeführte prophylaktische Maßnahmen müssen auf dem Stand der aktuellen wissenschaftlichen Erkenntnisse beruhen. Da der wissenschaftliche Erkenntnisprozess permanent voranschreitet, reichen die einmalig in der Ausbildung erworbenen Inhalte nicht aus. Zusätzlich sollte das vorhandene Wissen kontinuierlich aktualisiert werden. Dies kann beispielsweise durch Lesen von Fachliteratur (sollte in der Regel nicht älter als fünf Jahre sein) oder durch Besuche von Kongressen medizinisch wissenschaftlicher Fachgesellschaften (z. B. der Deutschen Gesellschaft für Wundheilung und Wundbehandlung e. V.) erreicht werden. Nach Möglichkeit sollte eine Pflegefachkraft mit Zusatzqualifikation für diese Aufgabe hinzugezogen werden.

Struktur (S)	Prozess (P)	Ergebnis (E)
Handlungsebene 1	*Wissen zur Dekubitusentstehung und Risikoeinschätzungskompetenz*	*Einschätzungsebene*
S1 *Die Pflegefachkraft*	*P1* *Die Pflegefachkraft*	*E1*
»verfügt über aktuelles Wissen zur Dekubitusentstehung sowie über die Kompetenz, das Dekubitusrisiko einzuschätzen« (Balzer et al., 2010, S.21).	»beurteilt mittels eines systematischen Vorgehens das Dekubitusrisiko aller Patienten/ Bewohner, bei denen eine Gefährdung nicht ausgeschlossen werden kann. Dies geschieht unmittelbar zu Beginn des pflegerischen Auftrages und danach in individuell festzulegenden Abständen sowie unverzüglich bei Veränderungen der Mobilität, der Aktivität oder bei Einwirkung von externen Faktoren (z.B. Sonden, Katheter), die zur erhöhten und/oder verlängerten Einwirkung von Druck und/oder Scherkräften führen« (Balzer et al., 2010, S.21).	»Eine aktuelle, systematische Einschätzung der Dekubitusgefährdung liegt vor« (Balzer et al., 2010, S.21).

Tab. 5.1: Inhalte Handlungsebene 1

> **Dekubitus**
>
> Laut des aktuellen Expertenstandards »Dekubitusprophylaxe in der Pflege« (DNQP, 2010b) lautet der Plural von Dekubitus ebenfalls Dekubitus und wird »Dekubitus«, mit langem »u« am Ende ausgesprochen (DNQP, 2010b, S.19). Der Begriff Dekubiti wird für die Mehrzahl von Dekubitus in der Praxis häufig verwendet, ist aber grammatikalisch falsch.

Es sollte, statt Begriffen wie Grade oder Stufen, die Bezeichnung Kategorie verwendet werden, da die wenigsten Dekubitus in einer strikten Reihenfolge verlaufen (von Kategorie 1 über die Kategorien 2 und 3 zu Kategorie 4) (NPUAP & EPUAP, 2009). Es sind voneinander unabhängige Kategorien. Der Klient entwickelt z.B. entweder Kategorie 4 oder 2. Da ein Dekubitus meist nicht fortschreitet und auch nicht rückwärts abheilen kann, bleibt ein im Vorfeld aufgetretener Dekubitus der Kategorie 4 auch in abgeheiltem Zustand ein Dekubitus der Kategorie 4. Ist der Dekubitus abgeheilt, ist die korrekte Schreibweise »abgeheilter Dekubitus Kategorie 4« oder »Zustand nach Dekubitalulcus der Kategorie 4«. Das hat den Vorteil, dass jeder einen abgeheilten Dekubitus in der Anamnese sofort erkennt und unmittelbar Interventionen planen kann. Denn der größte Risikofaktor ist ein vorhandener oder abgeheilter Dekubitus. Da-

Dekubituskategorie

bei muss es sich gar nicht um dieselbe Körperstelle handeln. Ebenso kann eine andere Körperstelle betroffen sein. Ein abgeheilter oder vorhandener Dekubitus ist jedoch ein Zeichen dafür, dass eine bestimmte Konstellation bei dieser Person vorhanden ist und eine erhöhte Neigung zur Dekubitusentwicklung vorliegt. Bei Menschen, die irgendwann einmal einen Dekubitus entwickelt haben, ist die Wahrscheinlichkeit sehr hoch, dass sie erneut einen Dekubitus entwickeln werden. Ein zusätzliches Problem besteht darin, dass ein abgeheilter Dekubitus Narbengewebe aufweist, welches nur eine Art Ersatzgewebe ist und daher weniger belastbar ist als physiologisches Gewebe. Die Krankenkassen erwarten häufig einen Rückwärtsverlauf beim Dekubitus. Allerdings kann sich ein Dekubitus der Kategorie 3 oder 4 nicht mehr zu einer Blasenbildung oder gar einer Rötung zurückbilden. Dies ist physiologisch nicht möglich.

Aktuelles Wissen zur Dekubitusentstehung

Um einen Dekubitus (Dekubitalulcus) zu vermeiden, muss die Pflegefachkraft die zugrunde liegenden Erkrankungen und deren Diagnose = Dekubitalulcus kennen.

Kompetenz zur Dekubitusrisikoeinschätzung

Die Pflegefachkraft muss in der Lage sein, das Dekubitusrisiko eines Klienten systematisch, rechtzeitig und sicher einzuschätzen. D. h. sie muss die Notwendigkeit einer Risikoeinschätzung erkennen können, die Risikoeinschätzung (einschließlich Hautinspektion) sicher und genau durchführen können und alle Risikoeinschätzungen dokumentieren. Weiterhin muss die Pflegefachkraft die Güte und Anwendbarkeit von verfügbaren Assessmentinstrumenten (z. B. Dekubitusrisikoskalen) inhaltlich beurteilen können. Sie muss darüber hinaus die Handhabung dieser Instrumente beherrschen und die Ergebnisse unter Einbeziehung ihrer klinischen Einschätzung bewerten.

Strukturqualität Einrichtung

Innerhalb des Expertenstandards Dekubitusprophylaxe wurde in den Handlungsebenen keine Strukturanforderung in Bezug auf Assessment und Dokumentation an die Einrichtung gestellt. Lediglich wurde in der Präambel gefordert, dass die Betriebsleitung und das Pflegemanagement für das Bereitstellen von Wissen, geeigneten Hilfsmitteln und Materialien zuständig sind.

Prozessqualität Pflegefachkraft

Für alle Klienten, bei denen eine Gefährdung nicht ausgeschlossen werden kann, muss das Dekubitusrisiko durch eine Pflegefachkraft beurteilt werden. Dies geschieht unmittelbar zu Beginn des pflegerischen Auftrags und danach in individuell festzulegenden Abständen sowie unverzüglich bei Veränderungen der Mobilität, der Aktivität oder bei Einwirkung von externen Faktoren, die zur erhöhten und/oder verlängerten Einwirkung von Druck und/oder Scherkräften führen.

Systematische Beurteilung des Dekubitusrisikos

Zu Beginn eines pflegerischen Auftrags nimmt die Pflegefachkraft eine initiale (erste) Überprüfung vor, um ein mögliches Dekubitusrisiko auszuschließen. Kann ein Dekubitusrisiko nicht ausgeschlossen werden, muss eine differenzierte Risikoeinschätzung durchgeführt werden.

Die initiale sowie die differenzierte Risikoeinschätzung erfolgen mittels klinischer Einschätzung. Dabei macht sich die Pflegefachkraft, auf der Basis ihres Fachwissens und auf der Grundlage pflegerischer Beobachtung und Informationssammlung, ein umfassendes Bild von den gesundheitlichen Einschränkungen und Ressourcen des Klienten im Hinblick auf das Dekubitusrisiko. Dabei sind insbesondere jene Faktoren zu berücksichtigen, die eine verlängerte und/oder erhöhte Einwirkung von Druck und Scherkräften verursachen.

Ursachen für erhöhte und/oder verlängerte Einwirkung von Druck und/oder Scherkräften

In der Definition von EPUAP & NPUAP sind die Ursachen zur Entstehung von Dekubitus, nämlich *Druck* und *Scherkräfte*, bereits benannt. Sie gelten neben den knöchernen Vorsprüngen als gesicherte Risikofaktoren. Beide physikalischen Kräfte (Druck/Scherkraft) treten immer zusammen auf.

Fallbeispiel 1: Der Klient liegt im Bett, das Kopfteil ist hochgestellt.

- Der Körper mit seinen knöchernen Strukturen rutscht aufgrund der Schwerkraft herunter.
- Die Haut bleibt aufgrund der Reibung an der Unterlage haften.
- Durch das Körpergewicht und den Gegendruck der Matratze wird das Gewebe zusammengedrückt (komprimiert) und geschert.

Fallbeispiel 2: Klient sitzt in einer stabilen Körperhaltung.

- 2/3 seines Körpergewichts (Gewichtskraft) drücken auf eine kleine Oberflächeneinheit (Sitzfläche).
- Sitzfläche erzeugt Gegendruck.
- Das Gewebe wird zusammengedrückt (komprimiert) und dadurch geschert.

Alleine durch das Sitzen entstehen bereits Druck und Scherkraft.

Fallbeispiel 3: Klient sitzt in einer instabilen Körperhaltung.

- Falls ein Klient eine instabile Körperhaltung hat, erhöhen sich der Druck und die Scherkraft an den Knochenvorsprüngen.

Falls ein Klient in einer instabilen Körperhaltung vom Stuhl rutscht, treten starke Scherkräfte auf. Die sitzende Position muss in diesem Fall reduziert oder sogar vermieden werden.

Beantworte/Kläre

Inwieweit ist der Klient in seinen Aktivitäten eingeschränkt?

- Z.B. Abhängigkeit von Gehhilfsmitteln oder personeller Unterstützung beim Gehen
- Abhängigkeit beim Transfer
- Abhängigkeit vom Rollstuhl bei der Fortbewegung im Raum
- Bettlägerigkeit

Inwieweit ist der Klient in seiner Mobilität eingeschränkt?

- Abhängigkeit von personeller Unterstützung beim Positionswechsel im Bett
- Kaum oder keine Kontrolle über Körperposition im Sitzen oder Liegen
- Unfähigkeit zu selbstständigen kleinen Positionsveränderungen im Liegen oder Sitzen

Inwieweit können extrinsische bzw. iatrogene Faktoren Druck oder Scherkräfte erzeugen?

- Z.B. Katheter, Sonden oder andere Gegenstände, die auf die Körperoberfläche eindrücken
- Nasale Tuben
- Zu fest oder schlecht sitzende Verbände, Schienen oder Prothesen
- Lagerungshilfsmittel mit unzureichender Druckverteilung
- Länger andauernde Operationen

(Quelle: modifiziert nach DNQP, 2010, S.23)

Weiterhin bezieht die Pflegefachkraft, neben den Risikofaktoren, auch subjektive Angaben des Klienten (Juckreiz, Schmerzen, wahrgenommener Druck) in die Einschätzung mit ein und führt zusätzlich eine Hautinspektion durch. Ziel der Hautinspektion ist es, bestehende Hautveränderungen (z.B. Rötung, Schwellung, Läsionen, Narben, feuchte/trockene Haut, Hauterkrankungen usw.) zu erkennen und zu beurteilen.

- Weist ein Klient einen Dekubitus auf, so ist er als dekubitusgefährdet einzustufen.
- Klienten mit einem Dekubitus Kategorie 1 sind als dekubitusgefährdet einzustufen.
- Bei anderen Hautveränderungen oder Läsionen muss insbesondere an dekubitusgefährdeten Körperstellen von einer erhöhten Vulnerabilität (Anfälligkeit) ausgegangen werden. Hier wird eine differenzierte diagnostische Beurteilung notwendig.
- Bei Dekubitus in der Vorgeschichte besteht eine Dekubitusgefahr.

Hinweis

Es ist nach aktuellem Stand der Wissenschaft nicht eindeutig geklärt, inwieweit andere Hautveränderungen oder Läsionen das Dekubitusrisiko erhöhen. Die Unterscheidung von oberflächlichen Hautschäden (z.B. infolge von Inkontinenz) zu Dekubitus der Kategorie 1 und 2 gestaltet sich oft als schwierig. Inkontinenz und Dekubitusrisiko treten häufig gemeinsam auf, ein direkter Zusammenhang konnte bisher jedoch nicht beobachtet werden. Die Pflegefachkraft benötigt Erfahrung, um einen Dekubitus von anderen Hautschäden zu unterscheiden.

Liegt die Läsion nicht über einem Knochenvorsprung, so ist ein Dekubitus eher unwahrscheinlich.

Tab. 5.2: Fallbeispiel: Inkontinenter Klient mit drei verschiedenen Verläufen

Klient entwickelt einen Feuchtigkeitsschaden aufgrund der Inkontinenz		
Verlauf 1	**Verlauf 2**	**Verlauf 3**
Nur Hautschichten betroffen	Zusätzlich entzündliche Prozesse • Reibung und/oder • Eintreten von Mikroorganismen	*Druck kommt zusätzlich hinzu, geschädigte Haut kann Druck nicht aushalten (individuelle Gewebetoleranz herabgesetzt)*
	Kann optisch aussehen wie ein tiefer Gewebeschaden	*Co-Existenzen* Oberflächliche Läsion aufgrund von Feuchtigkeit + Tiefer Gewebeschaden
Ursachen beseitigen • Inkontinenzmanagement	*Ursachen beseitigen* • Inkontinenzmanagement • Reibung verhindern • Dekontamination (Einsatz von Antiseptika)	*Ursachen beseitigen* • Druck (Druckreduktion, Druckentlastung, Druckverteilung) • Inkontinenzmanagement

Die Pflegefachkraft benötigt zur sicheren Beurteilung Informationen: Ein kachektischer, multimorbider, inkontinenter, pflegebedürftiger Klient

29

- ist gefährdet, einen Dekubitus zu entwickeln.
- ist gefährdet, eine Hautschädigung aufgrund von Feuchtigkeit zu entwickeln.

Dieser Klient kann

1. einen Dekubitus entwickeln ohne ein Feuchtigkeitsproblem.
2. einen Feuchtigkeitsschaden entwickeln ohne einen Dekubitus.
3. beides haben (Co-Existenz).

Die Unterscheidung erfordert eine pflegerische diagnostische Kompetenz bei der Pflegefachkraft. Grundlagen dafür bilden ihr theoretisches Wissen, gepaart mit ihrem praktischen Erfahrungswissen und die Einbeziehung der persönlichen Erfahrungen des Klienten.

Tab. 5.3:
Zwei
Möglichkeiten der
Dekubitusentstehung

Dekubitusentstehung – zwei Möglichkeiten Dekubitus: Ja/Nein
Fallbeispiel
Ein Klient muss zum Röntgen und liegt auf einer harten Unterlage. Er selbst kann keinen selbstständigen Positionswechsel durchführen.

- Gewebe wird zusammengedrückt.
- Der Klient kommt zurück auf die Station.
- Die Pflegefachkraft auf der Station sorgt umgehend für Druckentlastung.

Beispiel 1: Kein Dekubitus	Beispiel 2: Dekubitus entsteht
<ul><li>Durchblutung ist wieder hergestellt.</li><li>Falls keine anderen zusätzlichen schädlichen Faktoren vorhanden sind, kommt es zu einer Resorption.</li><li>Körper resorbiert die geschädigten Zellen.</li><li>Kein Dekubitus.</li></ul>	<ul><li>Es treten zuerst dort Schäden auf, wo das Gewebe am vulnerabelsten (verletzbarsten) ist; d. h. in der Muskulatur und im subkutanen Fettgewebe.</li><li>Diese Schäden beginnen auf zellulärer Ebene. Die Zellen gehen zuerst zugrunde.</li><li>Nekrotisches Gewebe entsteht in der Tiefe.</li><li>Resorptionsfähigkeit aufgrund des Ausmaßes nicht gegeben.</li><li>Nekrose breitet sich aus, kriecht entlang der Faszie (Unterminierung).</li><li>Dekubitus wird erst viel später an der Haut sichtbar.</li><li>Tiefe Gewebeschädigung mit einem Entstehungsweg von innen nach außen.</li><li>*Klinisches Bild*: livide Verfärbungen, manchmal schwarz/bräunlich, die Haut kann vollkommen intakt sein.</li></ul>

- Die Haut sollte bei gefährdeten Klienten regelmäßig auf Zeichen von Rötungen überprüft werden. Bei Veränderungen muss der Hautzustand häufiger kontrolliert und dokumentiert werden.
- Die Hautinspektion sollte lokale Erwärmungen, Ödeme oder Verhärtungen, vor allem bei Klienten mit dunkler Hautfarbe, beinhalten.
- Aktives Befragen der Klienten auf subjektive Symptome hinsichtlich Körperarealen, an denen sie Schmerzen oder Unbehagen empfinden,

müssen erfasst und Maßnahmen abgeleitet werden. Gibt der Klient Schmerzen an, beginnt die Schmerzerfassung mit einem geeigneten Schmerzassessment wie Schmerztagebuch oder der Schmerzerfassung bei »sprachlosen« Menschen (z. B. ECPA) (Formular Schmerztagebuch und Schmerzskala ECPA ▶ **Anhang 1 und 2**).

- Die Haut sollte auf Dekubitus untersucht werden, die durch medizinische Hilfsmittel verursacht sein könnten.
- Alle Hauteinschätzungen sollten dokumentiert werden (inkl. Details zu Schmerzen, die mit einem Dekubitus in Verbindung stehen können) (EPUAP & NPUAP, 2009). Das bedeutet, dass nicht nur negative Veränderungen sondern auch positive Veränderungen dokumentiert werden: Beispiel: Keine Hautrötung mehr.

Einsatz von Assessmentinstrumenten

In der vorhergehenden Fassung des Expertenstandards Dekubitusprophylaxe (2004) war noch der Einsatz von Assessmentinstrumenten wie die Braden-Skala gefordert. Auch der Medizinische Dienst der Krankenkassen (MDK) fordert beim externen Audit zurzeit noch eine Dekubitus-Risikoskala. In der ersten Aktualisierung des Expertenstandards Dekubitusprophylaxe (2010) wird kein Fokus mehr auf eine Skala gelegt, sondern vielmehr die pflegefachliche Kompetenz abverlangt, das individuelle Risiko der Klienten zu erfassen. Nach wissenschaftlichen Erkenntnissen gibt es derzeit kein empfehlenswertes Instrument zur Einteilung der verschiedenen Risikokategorien des Dekubitus. Entscheidend ist die Art der vorliegenden Risikofaktoren, um das Ausmaß der Gefährdung zu bestimmen und darauf aufbauend prophylaktische Maßnahmen einzuleiten. Keines der verfügbaren Assessmentinstrumente zur Einschätzung des Dekubitusrisikos ist nachweislich effektiv in Bezug auf die Entstehung von Dekubitus. Wird ein solches Instrument genutzt, ist darauf zu achten, dass die erfassten Risikofaktoren den Klienten entsprechen und berücksichtigt werden. Werden ergänzend Assessmentinstrumente angewendet, so sind deren Ergebnisse im Hinblick auf die gesamte Einschätzung zu beurteilen. Auf der Grundlage aller gesammelten Ergebnisse entscheidet die Pflegefachkraft, ob ein Dekubitusrisiko vorliegt oder nicht. Das kann sehr einfach erfolgen: *Dekubitusrisiko: ja oder vorerst nein.*

Die Empfehlung des Expertenstandards ist es, zu Beginn des pflegerischen Auftrags eine Dekubitusrisikoeinschätzung vorzunehmen. Liegt kein Dekubitusrisiko vor, muss erst wieder bei Veränderung der Mobilität, Aktivität oder bei externem Druck durch Katheterschläuche, Sonden oder andere Hilfsmittel eine Dekubitusrisikoeinschätzung vorgenommen werden. Bei dekubitusgefährdeten Menschen wird in individuellen Zeitabständen evaluiert und es werden Interventionen abgeleitet. | Einschätzungsintervall

Es macht keinen Sinn, nur eine einzige Risikoeinschätzungsskala zu benutzen und ausschließlich diese zu evaluieren. Die individuellen Risikofaktoren des Klienten bleiben unberücksichtigt. Hinzu kommt noch das

31

Problem, dass die Pflegefachkräfte zwar mit dem Addieren der Punkte der Skalen beschäftigt sind, dabei aber die einzelnen Risikofaktoren zu wenig im Pflegeprozess evaluieren.

Ein Klient hat eine Kyphose und die Dornfortsätze der Wirbelsäule stehen prominent hervor. Am Abend nimmt er zum Schlafen Sedativa ein. Aufgrund seines Schlafverhaltens liegt er überwiegend auf dem Rücken. Dieser Klient könnte in der Nacht dekubitusgefährdet sein. Weder die Norton-Skala noch die Braden-Skala würde diesen Klienten als dekubitusgefährdet einstufen.

Ergebnisqualität

Eine aktuelle, systematische Einschätzung des Dekubitusrisikos liegt vor
Zum Abschluss der Risikoeinschätzung muss eine aktuelle und systematische Beurteilung des individuellen Dekubitusrisikos vorliegen. Für alle am Versorgungsprozess Beteiligten muss ersichtlich dokumentiert sein, ob ein Dekubitusrisiko vorliegt und falls ja, muss weiterhin dokumentiert sein, welche Risikofaktoren festgestellt wurden bzw. worin das Risiko begründet ist.

> **Beachte**
>
> Korrekte Schreibweise in Bezug auf Lokalisation verwenden! Häufig wird z. B. in die Dokumentation die Beschreibung »Dekubitus am Steißbein« eingetragen, wenn eigentlich ein Dekubitus am Kreuzbein oder am Sitzbein vorhanden ist.

Das Wissen über die Anatomie bietet die Grundlage für eine korrekte Beschreibung der Lokalisation eines Dekubitus. Für die Lokalisation in der Dokumentation oder für die Kommunikation (verbal) wird die Bezeichnung des darunterliegenden Knochens verwendet.

Beispiele für eine korrekte Dokumentation:

- Dekubitus am Fersenbein rechts
- Dekubitus am Kreuzbein
- Dekubitus am Dornfortsatz der Brustwirbelsäule (BWS)

Lösungen für die Praxis und das Management

Mitarbeiter
- Entscheidung, welche Pflegefachkräfte eine Zusatzqualifikation erwerben sollen, um Menschen mit Dekubitus und deren Prophylaxe zu betreuen.

- Entscheidung, welche Aufgaben dann diese qualifizierten Pflegefachkräfte eigenverantwortlich übernehmen sollen.
- Anpassung der Stellenbeschreibung, wenn qualifizierte Pflegefachkräfte besondere Aufgaben übernehmen sollen.
- Anpassung des Organigramms, um festzulegen, wem die Pflegefachkraft mit Zusatzqualifikation weisungsbefugt ist.
- Inhouse-Schulungen planen, sodass jeder Mitarbeiter die Möglichkeit hat, diese Schulung zu besuchen.
- Jahresfortbildungsplan erstellen und jedem Mitarbeiter zur Verfügung stellen, sodass jeder Mitarbeiter frühzeitig seine privaten Termine planen kann.
- Festlegen, welche Fortbildungen mit Berechnung oder ohne Berechnung der Arbeitszeit stattfinden.
- Nach den Fortbildungen Wissensabfrage (kleiner Test), um 1. festzustellen, was gelernt wurde und was nachzuarbeiten ist und 2. um durchzusetzen, dass Mitarbeiter bestrebt sind sich fortzubilden.
- Fortbildungskultur festlegen. Jeder Mitarbeiter sollte wissen, was die Führungskräfte einer Einrichtung von den Mitarbeitern erwarten (ggf. Registrierte beruflich Pflegende, RbP).
- Lernbriefe an alle Mitarbeiter verfassen (einige Fortbildungen als Lernbrief, andere als Präsensveranstaltung).
- Organisieren, dass alle den Kompressionsdrucktest kennen und können.
- Entscheiden, ob der Kompressionsdrucktest mit dem Finger oder einer Plastikscheibe durchgeführt wird.
- Verfahrensanweisung, wie die Informationsweitergabe nach einem Kompressionsdrucktest erfolgen soll.

- Entscheidung, ob das der Einrichtung bekannte standardisierte Assessment zur differenzierten Risikoeinschätzung (Braden, modifizierte Norton) weiter verwendet werden soll (Braden-Skala ▸ **Anhang 18**). Wenn weiter eine Risikoskala (Braden, modifizierte Norton) verwendet werden soll, Ergänzung mit einem Feld zu individuellen Risikofaktoren. **Formularwesen**
- Entscheidung, ob ein umfassenderes Assessment nach NANDA eingeführt werden soll oder ob gar kein Assessment verwendet werden soll (dann muss die Pflegefachkraft innerhalb der Pflegedokumentation die Risikofaktoren erfassen) (Formular Risikobewertungsinstrument zur Erfassung der beeinträchtigten Aktivität – Mobilität – Bewegung – Dekubitusrisiko ▸ **Anhang 3**).
- Entscheidung, nach welcher Dekubitusklassifikation in der Einrichtung einheitlich gearbeitet wird, Formularwesen ggf. anpassen (Flyer Dekubitusklassifikationen im Überblick ▸ **Anhang 4**).
- Pflegeanamnese überprüfen und mit der initialen Risikoerfassung Dekubitusgefahr ja, nein ergänzen (Formular Pflegeanamnese nach ABEDL und nach NANDA ▸ **Anhang 5 und 6**).
- Festlegen, auf welchem Formular die Hautinspektion dokumentiert werden soll. Zum Beispiel: Haut gerötet ja oder nein, wenn ja, die Lokalisation und die dazugehörige Intervention planen (Formular Pflegebericht 1 und Vitalwerte ▸ **Anhang 7 und 8**).

Management
- Einrichtungsinternen Standard in Anlehnung an die Empfehlungen des Expertenstandards »Dekubitusprophylaxe in der Pflege« (DNQP) mit Struktur/Prozess/Ergebnis erarbeiten.
- Verfahrensregelung erarbeiten unter Einbezug aller Beteiligten je nach Setting behandelnder Arzt, alle Berufsgruppen der Einrichtung (Mitarbeiter), Angehörige, andere Berufsgruppen.
- Kooperationen bilden zum Beispiel Pflegeheim und Pflegedienste, um allgemeine Fortbildungen gemeinsam anbieten zu können.

5.2 Ausführungen zur Handlungsebene 2

Die Handlungsebene 2 widmet sich thematisch der Bewegungsförderung (► Tab. 5.4).

Tab. 5.4: Inhalte Handlungsebene 2

Struktur (S)	Prozess (P)	Ergebnis (E)
Handlungsebene 2	*Bewegungsförderung*	*Planungsebene*
S2 *Die Pflegefachkraft*	*P2* *Die Pflegefachkraft*	*E2*
»beherrscht haut- und gewebeschonende Bewegungs-, Lagerungs- und Transfertechniken« (Balzer et al., 2010, S. 21).	»gewährleistet auf der Basis eines individuellen Bewegungsplanes sofortige Druckentlastung durch die regelmäßige Bewegung des Patienten/Bewohners, Mikrobewegung, scherkräftearmen Transfer und fördert soweit wie möglich die Eigenbewegung des Patienten/Bewohners« (Balzer et al., 2010, S. 21).	»Ein individueller Bewegungsplan liegt vor« (Balzer et al., 2010, S. 21).

Strukturqualität Pflegefachkraft

Die Druckentlastung ist das oberste Ziel der Dekubitusprophylaxe, da ein Dekubitus durch erhöhte und/oder längere Einwirkung von Druck und/oder Scherkräften entsteht. Druckentlastung wird erreicht durch regelmäßige körperliche Bewegung und/oder durch die Freilage gefährdeter Körperstellen.

Die Pflegefachkraft beherrscht haut- und gewebeschonende Bewegungs-, Lagerungs- und Transfertechniken
Voraussetzung für eine effektive klientenfreundliche Bewegungsförderung sind Kenntnisse über die Analyse von Bewegungseinschränkungen und -ressourcen sowie die Möglichkeiten und Evaluation der Bewegungs-

förderung. Die Pflegefachkraft bedient sich des Konzepts der Bewegungs-förderung, d. h. sie gibt dem Klienten, vor dem Hintergrund seiner Be-dürfnisse und biografisch verankerten Ressourcen, Mobilitätsanreize (z. B. durch Musik, direkte Aufforderung oder aktivierende Pflege). So soll die Eigenbewegung des Klienten gefördert werden. Weiterhin muss die Pflegefachkraft haut- und gewebeschonende Transfertechniken ken-nen und beherrschen.

Haut- und gewebeschonende Bewegungstechniken

Druckentlastung wird durch die Freilage einer Körperseite oder eines Körperteils (bspw. Ferse) erzielt:

- Druckentlastung wird durch Makrobewegungen erzielt
- Druckreduktion durch Mikrobewegungen
- Makrobewegungen sind Positionswechsel mit Druckentlastung einer Körperseite:
  - 30° rechts/links, 135°-Bauchlage, Rückenlage
  - Schiefe Ebene rechts/links
  - V-A-T-I-»Lage« (als therapeutische Lage)
  - Fersen frei legen
- Mikrobewegungen (kleinste Bewegungen):
  - Führen zu einer Druckreduktion
  - Es finden lediglich Schwerpunktverlagerungen statt

Pflegefachkräfte haben die Aufgabe, Pflegehilfskräfte und Angehörige auf dem Gebiet der Bewegungsförderung zu schulen und zu trainieren.

Seit der Entwicklung des ersten Expertenstandards »Dekubitusprophy-laxe in der Pflege« (2000) wurde der Begriff »Lagerungsplan« abgelöst vom Begriff »Bewegungsplan«. So hieß es damals, Lagerung sei ein »Unwort«, denn Menschen kann man nicht lagern. Es setzt Passivität des Objekts voraus. Gegenstände können gelagert werden. Dies ist je-doch mit Individualität nicht vereinbar. Um den Begriff Lagerung für die Zukunft zu umgehen, halten die Autoren ein Umdenken und verän-dertes Dokumentieren für notwendig. Besonders in der Ausbildung sind korrekte Schreibweisen und korrekte Kommunikation zwingend not-wendig, um den Prozess »Erkenntnisse aus der Pflegewissenschaft in die Praxis zu transferieren« voranzubringen. Beispiele für korrekte Schreib-weisen:

Lagerungstechniken

- Druckverteilende Hilfsmittel zur Unterstützung der Lage
- In die 30°-Seitenlage gelegt
- Positionswechsel zur rechten Seite
- Ferse frei gelegt mit Unterstützung der Wade und Oberschenkel (ohne Druck auf die Achillessehne)

35

Positionswechsel

Beim Positionswechsel gelten die 30°-Oberkörperhochlage, die Rückenlage und die 30°-Seitenlage als optimal, sofern die Person diese Positionen verträgt und der medizinische Zustand dies erlaubt. Zu vermeiden sind Positionen, die zu Druckerhöhung führen, wie z. B.

- Oberkörper über 30° hoch legen,
- eine 90°-Seitenlage,
- eine halb liegende Position.

Die Häufigkeit des Positionswechsels hängt von individuellen Faktoren der verwendeten Unterlage und dem Klienten wie Aktivität, Mobilität, allgemeiner Gesundheitszustand, Behandlungsziele sowie des Hautzustands ab.

Hilfsmittel

Zur Positionsunterstützung eignen sich Kissen, Keile und Halbrollen. Mit diesen Hilfsmitteln kann eine stufenweise Positionsänderung mit der größtmöglichen Beweglichkeit ermöglicht werden. Sie sind multifunktional einsetzbar, wobei Keile und Halbrollen eine große Auflagefläche haben, sich kaum verschieben und keine Falten bilden. Die Falten könnten wiederum zu extrinsischen Faktoren (Druck von außen) führen.

Tab. 5.5:
Übersicht möglicher
Positionen

Position	Hinweis
30° rechts/links	• Die 30°-Lage hat sich im Vergleich zur 90°-Lage als günstiger erwiesen (Colin et al., 1996, Defloor, 1997, Seiler et al., 1986).
Schiefe Ebene rechts/links	• Unphysiologisch • Vorsicht bei kognitiv eingeschränkten Menschen (Angst) • Vorsicht Körperachse (Außenrotation Knie) • Keil nicht unter eine Wechseldruckmatratze (Großzellenmatratze), kann zu Störungen bei der Kammerbefüllung führen
135°- Bauchlage	• Vorteil: Freilage Kreuzbein, Trochanter, Sitzbein, Fersen • Nachteil: Blickfeld stark eingeschränkt, unbequem für ältere Menschen • Kontraindikation: Herzerkrankungen, Atemnot
V-Lage	• Therapeutische Lage, wenn Hautschädigungen an der Wirbelsäule, Druckentlastung des Kreuzbeins nur wenn die Überlappung der Kissen oberhalb des Kreuzbeins erfolgt. Atem stimulierend • Nachteil: fixierend, kann bei falscher Kissenüberlappung zu erhöhtem Druck im Kreuzbein führen.
A-Lage	• Therapeutische Lage bei Rötung an Kreuzbein und Druck an Dornfortsätze. • Vorteil: Druckentlastung an Kreuzbein und Dornfortsätzen der Wirbelsäule ab des 4. Halswirbels • Nachteil: fixierend, ggf. unbequem
T-Lage	• Therapeutische Lage bei Rötung an Schulterblattspitzen oder unterem Rippenrand.

Position	Hinweis
	• Vorteil: Druckbefreiung an Schulterblattspitzen, am unteren Rippenrand • Nachteil: fixierend, im Sitzen verrutschen Kissen leicht, erhöhter Druck an Dornfortsätzen ggf. unbequem
I-Lage	• Therapeutische Lage bei Rötung an Schulterblatt oder Rippenrand. • Vorteil: Druckbefreiung an Schulterblättern und am unteren Rippenrand • Nachteil: fixierend, erhöhte Druckbelastung an den Dornfortsätzen und am Kreuzbein besonders wenn die Kissen zu weit unter das Kreuzbein gelegt werden ggf. unbequem
Ferse frei	Druckentlastung Ferse Zur Druckentlastung muss die Ferse frei liegen/Hohllage. Achtung: • Erhöhter Druck an der Wade! Keine punktuelle Belastung an der Wade vornehmen • Auf Achillessehne achten! Kein Druck auf Achillessehne • Fersenschoner können den Druck von innen erhöhen • Beine im gesamten anheben bedeutet mehr Druck am Kreuzbein (Os sacrum)

Tab. 5.5: Übersicht möglicher Positionen – Fortsetzung

Die Haut an den Fersen ist regelmäßig zu untersuchen. Die Haut ist an verschiedenen Körperstellen unterschiedlich dick. Die Ferse weist (aufgrund ihrer Belastung) eine stärkere Hautschichtdicke auf als die des Gesichts oder des Gesäßes. Allein durch die Hautdicke an der Ferse ist die Hautbeobachtung von besonderer Bedeutung. Hautrötung und Blasenbildung werden durch die Hautdicke erst sehr spät erkannt. Außerdem tritt das Fersenbein besonders prominent hervor und oberhalb des Knochens ist wenig Gewebe. Fersendekubitus sind häufig in der Kategorie 4 zu finden. Der Prävention kommt eine besondere Bedeutung zu, da die Fersen als besonders gefährdet für Dekubitalulcerationen gelten. So fanden Lahmann et al. (2010) heraus, dass sowohl in Krankenhäusern als auch in Pflegeheimen rund ein Viertel aller Dekubitus an der Ferse entstanden. Die Fersen müssen frei gelegt werden. Dabei sollen sie komplett angehoben und das Gewicht des Beines soll über die Wade und Oberschenkel verteilt werden. Die Achillessehne ist bei der Fersenfreilage nicht zu belasten. Eine Überdehnung des Knies kann zu einer Obstruktion (Verengung) der Kniekehlenvene (Vena poplitea) führen, was wiederum eine tiefe Venenthrombose begünstigen kann. Deshalb sind die Knie leicht anzuwinkeln (EPUAP & NPUAP, 2009).

Fersen

Hinweis

Bei einem Dekubitus gilt eine trockene Nekrose als natürlicher Schutz und sollte belassen werden (EPUAP & NPUAP, 2009).

Sitzen   Im Sitzen ist ein Großteil des Körpergewichts auf einer kleinen Körperoberfläche (unter 10 %). Deshalb ist der Klient besonders dekubitusgefährdet, wenn er zu lange sitzt. Die volle Bewegungsfreiheit soll beim sitzenden Klienten soweit als möglich erhalten bleiben. Die Position soll angenehm sein und den Druck sowie Scherkräfte auf Haut und Gewebe minimieren. Die Rückenlehne soll möglichst hoch sein, um die Auflagefläche zu vergrößern. Die Füße des Klienten sind auf dem Boden, einer Fußstütze oder einer geeigneten Unterlage zu platzieren. Die Höhe der Fußstütze soll so gewählt werden, dass das Becken leicht nach vorne gebeugt ist und die Oberschenkel leicht angestellt sind. Mit dieser Position rutscht der Körper im Sessel weniger abwärts und durch die Veränderung der Fußhöhe kommt es zu einer Änderung der Druckverhältnisse im gesamten Oberschenkel und Gesäß (EPUAP & NPUAP, 2009). In dieser idealen Sitzposition verteilt sich der Sitzdruck gleichmäßiger über Oberschenkel und Gesäß. Werden die Füße nicht erhöht aufgestellt, reduziert sich die Sitzfläche (Auflagefläche) und der Druck konzentriert sich auf eine kleinere Fläche. Die Druckbelastung steigt über dem Sitzbein.

- Notwendigkeit von individuellem Positionswechsel
- Regelmäßige Mikrobewegungen (z. B. durch ein kleines Kissen unter dem Becken beim Sitzen, welches in kürzeren Zeitabständen per Uhrzeigersinn (rechtes Becken, linkes Becken) verändert wird)
- Stühle mit Armlehnen
- Zurückliegende hohe Rückenlehne
- Erhöhte Unterschenkel
- Füße mit Kontakt zum Fußboden oder geeigneter Fußständer o. ä. (EPUAP & NPUAP, 2009)

Sitzen im Bett   Scherkräfte und Druck über dem Kreuzbein oder dem Steißbein vermeiden:

- Kein Anheben des Kopfendes des Bettes über 30°
- Herunterrutschen des Klienten verhindern (Bettknick sollte an der Hüftbeugung liegen)

Transfertechniken   Maßnahmen wie Kinästhetik und das Bobath-Konzept sind nicht nachweislich wirksam im Hinblick auf die Dekubitusprophylaxe. Sie sind jedoch Beispiele dafür, wie Bewegungsförderung haut- und gewebeschonend umgesetzt werden kann und sie sollten daher in der Praxis Anwendung finden. Kann Kinästhetik nicht angewendet werden, sind Hilfsmittel einzusetzen. Dabei gilt, die größtmögliche Selbstständigkeit für den Klienten zu erreichen.

Prozessqualität Pflegefachkraft

Die Pflegefachkraft gewährleistet auf der Basis eines individuellen Bewegungsplans sofortige Druckentlastung
Wird ein Klient als dekubitusgefährdet eingestuft, muss eine sofortige Druckentlastung erfolgen. Dies wird zum einen durch Makrobewegungen erreicht (z. B. durch eine Freilage der vorher belasteten Region) und zum anderen durch Mikrobewegungen. Zusätzlich ist die Eigenbewegung des Klienten zu fördern. Dabei müssen seine Bedürfnisse in Abhängigkeit vom Muskeltonus und den Fähigkeiten zur Eigenbewegung beachtet werden. Weiterhin muss die Pflegefachkraft im Rahmen der Bewegungsförderung im Vorfeld abklären, ob bei dem Klienten Einschränkungen die Bewegung behindern (z. B. Schmerzen, schlechte Toleranz hinsichtlich des »Bewegt-Werdens« aufgrund von Abhängigkeit).

> Mikrobewegungen können die Entstehung eines Dekubitus nicht sicher verhindern und sind daher ergänzend einzusetzen. Allerdings sollten Mikrobewegungen häufiger durchgeführt werden als Makrobewegungen. Bei der Bewegungsförderung ist darauf zu achten, dass Ernährung, Atmung, Ausscheidung und Kommunikation nicht behindert, sondern gefördert werden. Den Auswirkungen der Immobilität und der gleichbedeutenden Abhängigkeit ist mit Empathie und Verständnis zu begegnen, da diese für viele Klienten eine existenzielle Erfahrung darstellen.

Die Intervalle zwischen den Bewegungsförderungen und Positionsveränderungen sind abhängig von dem individuellen Dekubitusrisiko des Klienten, den therapeutischen und pflegerischen Zielen und den individuellen Möglichkeiten und Eigenbewegungen.

Intervalle der Bewegungsförderung

> Es ist nicht zu empfehlen, ein starres Intervall zur Bewegungsförderung anzuwenden (z. B. genereller Positionswechsel alle zwei Stunden bei allen dekubitusgefährdeten Klienten). Dass nachts allgemein weniger Bewegungsförderung durchgeführt werden sollte als tagsüber, ist ebenfalls nicht zu empfehlen. Unter Umständen kann eine häufigere Bewegungsförderung nachts, aufgrund des individuellen Risikos, notwendig sein. Dies ist im Bewegungsförderungsplan zu berücksichtigen. Die Dokumentation erfolgt im Bewegungsförderungsplan, im Bewegungsprotokoll, in den individuellen Maßnahmen und ggf. im Pflegebericht.

Die Pflegefachkraft muss die Häufigkeit der Bewegungsförderung aktuell und individuell für jeden Klienten, auf der Grundlage des jeweiligen Risikos, einschätzen. Während jeder Bewegungsförderung führt die Pflegefachkraft eine Hautinspektion durch, einschließlich Erfassung der

Häufigkeit der Bewegungsförderung

39

subjektiven Äußerungen des Klienten über Schmerzen oder Unbequemlichkeit. Diese Evaluation muss in laufenden Abständen durchgeführt werden, da Veränderungen schnell eintreten können. Auf der Grundlage der Evaluation werden die Intervalle zwischen den Bewegungsförderungen verlängert oder verkürzt. Die individuelle Eignung der Bewegungsförderung muss unter Einbeziehung des Klienten geschehen. Bei sitzender Position ist darauf zu achten, dass insbesondere hier laufend ein individuelles Zeitintervall festgestellt wird, da im Sitzen ein Dekubitus wesentlich schneller entstehen kann, als im Liegen.

> Das Herunterrutschen bzw. Hochziehen des Klienten im Bett oder im Stuhl ist zu vermeiden. Dadurch entstehen massive Reibungs- und Scherkräfte, die wiederum ein erhöhtes Dekubitusrisiko darstellen. Die Pflegefachkraft fördert soweit wie möglich die Eigenbewegung des Klienten.

Ergebnisqualität

Ein individueller Bewegungsplan liegt vor

Der Bewegungsförderungsplan beinhaltet alle Maßnahmen der Bewegungsförderung unter Berücksichtigung der Vorlieben und Abneigungen des Klienten. Weiterhin werden darin die festgelegten Zeitintervalle für die Veränderung der Position dokumentiert, ohne jedoch bestimmte Positionen für feste Zeiten vorauszuplanen.

> • Die Durchführung aller dekubitusprophylaktischen Maßnahmen muss sich an den Präferenzen (Vorlieben) und Ressourcen des Klienten orientieren.
> • Der Bewegungsförderungsplan muss laufend evaluiert und angepasst werden und dessen Ziele allen am Versorgungsprozess Beteiligten bekannt sein.

Erst wenn bei einer Hautveränderung aufgrund von Ischämie (weiße oder blasse Hautveränderung) oder der Kompressionsdrucktest (Rötung an prominenten Knochenvorsprüngen) angewendet werden muss oder sich die Mobilität/Aktivität verändert, beginnt der Ablauf aufs Neue.

• Erstellen eines neuen Bewegungsförderungsplans
• Führen eines Bewegungsprotokolls
• Erkenntnisse überführen in die Maßnahmen (Pflegeprozess)

Lösungen für die Praxis und das Management

Management

• Fortbildungsangebote zu Bewegungs- und Transfertechniken mit Einsatzmöglichkeiten von Hilfsmitteln zur Positionsunterstützung

- Festlegen, wer einen Bewegungsförderungsplan erstellt
- Pflegehelfer und Laienkräfte von Pflegefachkräften überprüfen, dass sie Bewegungs- und Transfertechniken beherrschen (Dokumentation als Qualitätssicherung) (Formular Qualitätssicherung ▶ **Anhang 9**)
- Überprüfen, dass alle Beteiligten das Bewegungsprotokoll adäquat nach Bewegungsförderungsplan ausfüllen

- Bewegungsförderungsplan anpassen (Formular Bewegungsförderungs-plan ▶ **Anhang 10**)
- Bewegungsprotokoll anpassen (Formular Bewegungsprotokoll ▶ **Anhang 11 und 12**)

Formularwesen

5.3 Ausführungen zur Handlungsebene 3

Die Handlungsebene 3 beschäftigt sich mit den druckverteilenden Hilfsmitteln (▶ Tab. 5.6).

Struktur (S)		Prozess (P)	Ergebnis (E)
Handlungsebene 3		*Druckverteilende Hilfsmittel*	*Organisations-ebene*
S3a *Die Pflegefach-kraft*	*S3b* *Die Pflegefachkraft*	*P3* *Die Pflegefachkraft*	*E3*
»verfügt über die Kompe-tenz, die Not-wendigkeit und die Eig-nung druck-verteilende Hilfsmittel zu beurteilen« (Balzer et al., 2010, S.21).	»Dem Risiko entsprechende druckverteilende Hilfsmittel (z.B. Weichlagerungs-kissen und -matrat-zen, Spezialbetten) sind unverzüglich zugänglich« (Bal-zer et al., 2010, S.21).	»wendet zusätzlich zu druckentlasteten Maßnahmen die ge-eigneten druckverteilenden Hilfsmittel an, wenn der Zustand des Patienten/Bewohners eine ausreichende Be-wegungsförderung nicht zulässt« (Balzer et al., 2010, S.21).	»Der Patient/Bewohner be-findet sich un-verzüglich auf einer für ihn geeigneten druckverteilenden Unter-lage« (Balzer et al., 2010, S.21).

Tab. 5.6:
Inhalte
Handlungsebene 3

Strukturqualität Pflegefachkraft

Die Pflegefachkraft verfügt über die Kompetenz, druckverteilende Hilfsmittel zu beurteilen
Druckverteilende Hilfsmittel können die Belastung, die auf ein bestimmtes Körperareal wirkt, reduzieren (z.B. durch Vergrößerung der

Auflagefläche bei speziellen Matratzen). Es muss beim Einsatz derartiger Hilfsmittel jedoch genau geprüft werden, ob diese für den jeweiligen Klienten in seiner individuellen Situation geeignet sind, denn auch hier steht die Bewegungsförderung im Vordergrund. Die Pflegefachkraft muss die ausgewählten Hilfsmittel kennen und den Umgang mit diesen beherrschen. Alle Pflegefachkräfte tragen Verantwortung im Gesundheitssystem, deshalb ist eine Fehl-, Über- oder Unterversorgung zu vermeiden.

Beantworte/Kläre

Welche Vorteile bringt der Einsatz dieses Hilfsmittels für den Klienten? Wie ist die körperliche und psychische Verfassung des Klienten? Welche Pflege- und Therapieziele stehen im Vordergrund (z. B. Schmerzreduktion, Bewegungsverbesserung, Ruhigstellung)? Sind eventuelle Einschränkungen des Klienten durch das Hilfsmittel zu erwarten (z. B. Einschränkung der Eigenbewegung)? Welche Körperstellen sind gefährdet? Wie ist das Gewicht des Klienten? Was sind die Vorlieben und Wünsche des Klienten? Wie ist das Kosten-/Nutzen-Verhältnis?

- Hilfsmittel müssen individuell ausgesucht werden. Hilfsmittel zur Positionsunterstützung gelten als Reha-Hilfsmittel, die eine Hilfsmittelnummer haben und per Rezept von der jeweiligen Krankenkasse/Pflegekasse anzufordern sind.
- Optimale Druckverteilung allein reicht nicht aus.

Fersenschoner aus Fell, Schaumstoffschoner oder Watteverbände werden auf dem Fußrücken per Klettverschluss geschlossen. Diese Fersenschoner verringern keinen Druck, sondern erhöhen diesen. *Grund*: Der Druck kommt von innen (am Knochen ist der Druck 3–5-mal höher (Le et al., 1984), zusätzlich kann durch das Schließen des Klettverschlusses oder das Umwickeln der Synthetikwatte die Sauerstoffversorgung reduziert werden. Der Fuß ist höher temperiert und schwitzt vermehrt, auch das kann die Gewebetoleranz reduzieren. Ein zusätzliches Problem ist, dass die Haut bei jedem Pflegeeinsatz kontrolliert werden soll. In der Praxis werden häufig aus Zeitmangel die morgens angewickelten Watteverbände oder Fersenschuhe zur Hautkontrolle nicht mehr abgewickelt bzw. ausgezogen.

Für Klienten mit einem erhöhten Dekubitusrisiko, bei denen eine häufige manuelle Umlagerung nicht möglich ist, sollte eine aktive druckverteilende Unterlage (Auflage oder Matratze) eingesetzt werden.

Hinweis

Nicht jeder dekubitusgefährdete Klient benötigt eine Spezialmatratze.

Weichlagerungsmatratzen

Weichlagerungsmatratzen sind viscoelastische Schaumstoffmatratzen. Bei diesen Matratzen sinkt der Körper ein, dadurch wird die Auflagenfläche vergrößert. Das Gewebe wird komprimiert, dabei muss ebenfalls die Entstehung von Scherkräften beachtet werden. Der Nachteil ist, dass die Eigenbewegung durch das Einsinken des Körpers deutlich nachlassen kann und die Menschen immobiler werden können. Ein Verlust des Körperschemas ist möglich. Der Nachteil bei Würfelmatratzen, wenn Würfel zur Freilage entfernt werden, besteht in der Gefahr eines Fensterödems im Entlastungsbereich.

Druckverteilende Unterlagen

Wechsellagerungssysteme

Mögliche Nachteile von Wechsellagerung können sein, dass sich vorhandene Schmerzen, Spastiken, Wahrnehmungs- und Körperbildstörungen verstärken. Nicht alle Wechsellagerungsmatratzen haben eine Statikfunktion, deshalb ist das Bewegen der Klienten bei der Pflege schwierig. Denn der Körper sinkt an den Stellen, an denen die Luftkammern schlaff sind, etwas ein und der Klient muss sich gegen eine prall gefüllte Luftkammer bewegen oder bewegt werden. Für ältere Laienpflegekräfte ist diese Handlung teilweise unmöglich. Im ambulanten Pflegedienst muss die vorhandene Matratze in die Pflegedokumentation eingetragen werden. Auch wird notiert und kontrolliert, welche Einstellung der Hilfsmittellieferant vorgenommen hat. Bei jeder Pflegemaßnahme muss vorher die Einstellung kontrolliert werden. Es kann sein, dass die Einstellung (Körpergewicht/Größe) unbeabsichtigt verstellt wurde. Bei jeglicher Pflegemaßnahme wird die Matratze auf Statikfunktion umgestellt, um die Pflege zu erleichtern. Angehörige sind mit dieser Funktion vertraut zu machen und anzuleiten. Nicht bei jedem Wechsellagerungssystem ist eine Hochlage des Oberkörpers möglich. Sowohl bei Wechseldruckauflagen als auch bei Wechseldruckmatratzen kann eine Kopfteilhochlagerung eine Funktionsstörung der Luftkammern (Funktionsstörung durch Abknicken) bewirken.

Bei der *Wechsellagerung mit aktiver Belüftung* wird durch ein durchlässiges Material (zum Beispiel Gore-Tex) Luft mittels Motor abgegeben. Diese Matratzen machen Sinn, wenn Feuchtigkeit eine Rolle spielt und diese vom Klienten wegtransportiert werden soll.

Hinweis

Der Herstellerhinweis sollte zugänglich aufbewahrt werden, damit bei einer Alarmfunktion schnellstmöglich die Gründe eruiert werden können.

Umlagerungssysteme

Umlagerungssysteme sind Seitenlagerungssysteme. Sie drehen den Klienten um die Körperlängsachse. Je nach Hersteller sind die Zeiten stufenlos bis 90 Min. und der Winkel bis 90° einstellbar. Der Klient wird je nach Einstellung von der rechten Seite zur Mitte und zur linken Seite bewegt. Eine Seite kann auch ausgespart werden, z.B. kann bei einem Dekubitus am linken Trochanter das Umlagerungssystem die linke Seite komplett auslassen. Der Nachteil bei solchen Matratzen liegt darin, dass die Klienten eine Eigenbewegung benötigen. Bei einer Vernachlässigung einer Körperseite (Hemiplegie) kann es sein, dass der Klient sich aus der Situation nicht befreien kann. Kognitiv eingeschränkte Menschen können Angstzustände, Wahrnehmungs- und Körperbildstörungen bekommen.

Seitengitter
Bei diesen Matratzensystemen muss ein Seitengitterschutz angebracht werden, da die Gefahr besteht, dass der Klient seine Hände durch das Gitter steckt. Dabei kann es zu schweren Verletzungen kommen, weil sich die Matratze automatisch dreht. Der Klient sollte nicht alleine leben, wenn diese Gefahr besteht. Mit den Seitengittern ist der Klient in seinem Blickfeld sehr stark eingeschränkt. Dies stellt eine zusätzliche Einschränkung der Lebensqualität und der Raumwahrnehmung dar. Zudem bedarf es ggf. einer richterlichen Zustimmung für den Einsatz des Seitengitterschutzes.

Mikrostimulationssysteme (MIS)

Unter einer dünnen Schaumstoffmatratze befindet sich ein Lattenrost mit einem Federsystem (Metall/Kunststoff), das es als passives und aktives System gibt. Bei dem passiven System werden die Federn mit Eigenbewegung aktiviert, der Mensch spürt seinen Körper. Bei dem Aktivsystem werden die Federn mit einem Motor unterhalb der Matratze bewegt. Es sind wahrnehmungsfördernde Matratzensysteme, die das Körperbild fördern und wiederherstellen sollen. Sie funktionieren auf der Basis der basalen Stimulation, des Bobath-Konzepts und der Kinästhetik.

> Kleinzellige Wechseldruckmatratzen oder -auflagen sollten nicht verwendet werden und alle Risikopersonen sollten, wenn möglich, weiterhin Positionswechsel erhalten (EPUAP & NPUAP, 2009).

Druckverteilende Hilfsmittel sind unverzüglich, je nach Risiko des Klienten, zugänglich
Für den ambulanten Bereich ist die Beschaffung von Hilfsmitteln von besonderer Bedeutung, da dort, aufgrund der Gesetzeslage, nur bedingt Hilfsmittel vorgehalten werden können. Die Pflegefachkraft hat hier die

Aufgabe, die Pflegekasse bzw. bei Zuständigkeit der Krankenversicherung den behandelnden Arzt über die Notwendigkeit und Dringlichkeit des Einsatzes des Hilfsmittels zu informieren und eine entsprechende Verordnung bzw. Bereitstellung anzuregen. Zur Anforderung von Hilfsmitteln benötigen Pflegedienste ein Rezept vom behandelnden Arzt. Jegliche schriftliche oder mündliche Kommunikation mit dem Arzt muss dokumentiert werden. Die Pflegefachkraft sollte beim Hausarzt ihre Empfehlung begründen. Es macht Sinn, dass auf dem Rezept die Begründung bzw. bestimmte Daten notiert werden.

Beispiel für eine Begründung bei der Rezeptanforderung:
Matratze XYZ aus folgendem Grund: bettlägerig, hat Luftnot (COPD), sitzt überwiegend im Bett, Kachexie (50 kg bei 1,95 m Körpergröße).

Wird der Einsatz eines Hilfsmittels in der stationären Pflege erforderlich, muss dieses in der Einrichtung verfügbar sein oder umgehend beschafft werden. Bis zum Einsatz des Hilfsmittels hat die Pflegefachkraft die Aufgabe, durch individuell angepasste Mikro- und Makrobewegungen für Druckentlastung zu sorgen.

Hinweis

Wissenschaftliche Studien weisen darauf hin, dass der Einsatz von großzelligen, dynamischen Matratzen, Auflagesystemen oder visco-elastischen Schaumstoffmatratzen im Vergleich zu Standardmatratzen das Auftreten von Dekubitus reduziert.

Prozessqualität Pflegefachkraft

Die Pflegefachkraft wendet zusätzlich geeignete druckverteilende Hilfsmittel an, wenn eine ausreichende Bewegungsförderung nicht möglich ist Ist eine Bewegungsförderung allein nicht ausreichend, muss der Klient unverzüglich auf einem druckverteilenden Hilfsmittel liegen. Unter unverzüglich versteht das Expertenteam, dass der Klient (ohne zeitliche Verzögerung) auf einer druckverteilenden Unterlage liegt. Dies betrifft beispielsweise Klienten mit:

- Kachexie
- starkem Bewegungsmangel
- fehlender/unzureichender Eigenbewegung (Makro-/Mikrobewegung)
- krankheits- oder therapiebedingten Kontraindikationen
- ARDS (akutes Atemnotsyndrom)
- Verbrennungen
- Polytrauma

Bereits eine erhöhte Druck- oder Scherkräfteeinwirkung von nur 10 bis 20 Minuten kann zu einem Dekubitus führen.

Folgende Hilfsmittel sind ungeeignet:
Lagerungsringe für die Freilage von Körperstellen (erhöhter Druck an den Seitenrändern, dadurch schlechtere Durchblutung, Fensterödem), Felle jeder Art, Watteverbände und Wassermatratzen (keine Belege für deren Wirksamkeit), Hydrokolloid-Pflaster mit feuchtigkeitsspendender Innenseite und reibungskraftreduzierender Außenfläche an den Fersen (keine Belege für deren Wirksamkeit in Bezug auf Dekubitusentstehung).

Hinweis: Können die Fersen nicht frei gelegt werden, muss der Einsatz einer druckverteilenden Matratze erwogen werden.

Ergebnisqualität

Der Klient befindet sich unverzüglich auf einem für ihn geeigneten Hilfsmittel
Entscheidend ist, dass dies unbedingt unverzüglich geschehen muss, da der Zeitfaktor bei der Dekubitusprophylaxe einen zentralen Aspekt darstellt.

Lösungen für die Praxis und das Management

Management
- Fortbildungsangebote zur Auswahl von Hilfsmitteln
- Entscheidung, welche Hilfsmittel vorgehalten werden müssen und welche je nach Setting geeignet sind
- Festlegen, wer ein individuelles Hilfsmittel auswählt ggf. Rezeptbeschaffung
- Verfahrensanweisung zur Entscheidung und unverzüglichen Beschaffung von Pflegehilfsmitteln

Formularwesen
- Entscheidung, wo der Einsatz von Pflegehilfsmitteln dokumentiert wird und was dokumentiert wird (Beispiel: Einstellung von Wechseldruckmatratzen)
- Anforderungsformular für Pflegehilfsmittel nach Setting (Muster Antrag auf Versorgung mit einem Antidekubitussystem ▶ **Anhang 13**)

5.4 Ausführungen zur Handlungsebene 4

Die Beratungsebene stellt die vierte Handlungsebene dar (▶ Tab. 5.7).

Struktur (S)	Prozess (P)	Ergebnis (E)
Handlungsebene 4	*Informieren, beraten, schulen, anleiten*	*Beratungsebene*
S4 *Die Pflegefachkraft*	*P4* *Die Pflegefachkraft*	*E4*
»verfügt über Fähigkeiten sowie über Informations- und Schulungsmaterial zur Anleitung und Beratung des Patienten/Bewohners und seiner Angehörigen zur Förderung der Bewegung des Patienten/Bewohners, zur Hautbeobachtung, zu druckentlastenden Maßnahmen und zum Umgang mit druckverteilenden Hilfsmitteln« (Balzer et al., 2010, S. 21).	»erläutert die Dekubitusgefährdung und die Notwendigkeit von prophylaktischen Maßnahmen und deren Evaluation und plant diese individuell mit dem Patienten/Bewohner und seinen Angehörigen« (Balzer et al., 2010, S. 21).	»Der Patient/Bewohner und seine Angehörigen kennen die Ursachen der Dekubitusgefährdung sowie die geplanten Maßnahmen und wirken auf der Basis ihrer Möglichkeiten an deren Umsetzung mit« (Balzer et al., 2010, S. 21).

Tab. 5.7:
Inhalte
Handlungsebene 4

Strukturqualität Pflegefachkraft

Die Pflegefachkraft verfügt über Fähigkeiten sowie über Informations- und Schulungsmaterial

- zur Anleitung und Beratung des Klienten und seiner Angehörigen,
- zur Förderung der Bewegung des Klienten,
- zur Hautbeobachtung,
- zu druckentlastenden Maßnahmen,
- zum Umgang mit druckverteilenden Hilfsmitteln.

Eine effektive Dekubitusprophylaxe gelingt nur dann, wenn der Klient und seine Angehörigen sowie alle anderen an der Versorgung Beteiligten einbezogen werden. Um dies zu gewährleisten, benötigt die Pflegefachkraft Kompetenzen zur Anleitung und Beratung des Klienten und seiner Angehörigen, unter Anwendung von Informations- und Schulungsmaterialien. Durch einen höheren Autonomiegrad sowie die geförderte Selbstpflegekompetenz kann die Lebensqualität des Klienten gesteigert werden. Die Mitverantwortung an der Dekubitusprophylaxe, der Wundheilung und Rezidivprophylaxe sowie das Wissen über die Wundursache können das Selbstbewusstsein steigern und das Gefühl der Ohnmacht beseitigen.

Der Vorteil der individuellen häuslichen Beratung liegt in der Einbeziehung des Pflegebedürftigen und der Orientierung am konkreten Fall bei dekubitusgefährdeten Menschen.

Individuellzentrierte Ansätze im Rahmen von Einzelberatungen

47

Hilfreich bei der strukturierten Beratung ist der Einsatz einer Beraterta-
sche zur Dekubitusprophylaxe/Dekubitalulcus. Diese sollte standardisiert
bestückt sein, damit die jeweilige Pflegefachkraft zur Beratung alle notwendigen Formulare oder Bildtafeln dabei hat:

- Ein Informationsblatt mit Checkliste. Alle geschulten Beratungsinhal-
  te können dort entsprechend für den Adressaten angekreuzt werden,
  sodass diese Informationen jederzeit noch einmal nachgelesen werden
  können.
- Einen Hilfsmittelkatalog zum Zeigen der verschiedenen Hilfsmittel.
- Eine Auswahl an Hilfsmitteln (Kissen, Keil, Halbrollen).
- Die Informationsbroschüre »Sich regen bringt Segen«.

> Ziele der Anleitung/Beratung sind:
>
> - Die Förderung der Eigenbewegung
> - Die Befähigung zur Durchführung der Hautinspektion
> - Die Durchführung druckentlastender Interventionen
> - Der sichere und adäquate Einsatz von druckverteilenden Hilfsmitteln

Trotz der limitierten wissenschaftlichen Beweislage können die Information und Schulung von Angehörigen als wichtiger Bestandteil der Dekubitusprophylaxe gesehen werden. Insbesondere sind bei der Erstellung von
Maßnahmen und Materialien der aktuelle wissenschaftliche Stand sowie
die individuellen Bedürfnisse der Klienten und Angehörigen zu berücksichtigen.

Prozessqualität Pflegefachkraft

*Die Pflegefachkraft erläutert die Dekubitusgefährdung, prophylaktische
Maßnahmen und Evaluation, plant diese individuell mit dem Klienten
und seinen Angehörigen*

Prophylaktische
Maßnahmen

Sobald ein Klient in die Durchführung prophylaktischer Maßnahmen ein-
willigt, muss er über Art und Ausmaß der Gefährdung sowie über die
Interventionen informiert werden. Pflegerische Maßnahmen sollten nach
Möglichkeit mit dem Klienten und seinen Angehörigen gemeinsam geplant und durchgeführt werden. Dabei muss die Pflegefachkraft die Ressourcen und Kompetenzen des Klienten und seiner Angehörigen realistisch einschätzen und vorhandene Ressourcen und Kompetenzen fördern.
Die Beratung (u. a. theoretische Wissensvermittlung) sowie die Schulung
und Anleitung (praktische Umsetzung des Erlernten) erfolgen individuell,
d. h. je nach Ressourcen des jeweiligen Klienten. Mögliche Themen sind:

- Entstehung des Dekubitalulcus
- Mobilität/Immobilität mit Bewegungsförderungsplan/Zeitintervallen
- Kompressionsdrucktest

- Mikro- und Makrobewegungen
- Hohl-/Freilage einer Körperseite oder eines Körperteils
- Scherkräfte und der Einsatz von Hilfsmitteln
- Psychosoziale Beratung im Umgang mit Immobilität/Vereinsamung

Innerhalb der Schulung kann weiterer Schulungsbedarf, z. B. Beratung zu Ernährung, Schmerz oder Harninkontinenz festgestellt werden und einen Folgetermin erforderlich machen (ggf. mit Einbezug der Pflegekasse). Auch können Anleitungen und Schulungen zum Einsatz von speziellen Kissen zum Positionswechsel, Keilen und Halbrollen oder Antidekubitusmatratzen (auch hier ggf. mit Absprache der jeweiligen Pflegekasse) erforderlich sein.

Auch die Alltagsberatung während der Pflege kann strukturiert angeboten werden. Dabei sind Formulare auszuarbeiten, welche die Pflegefachkräfte eine Zeitlang bei der Pflege führen. Per Ankreuzverfahren, Datum und Unterschrift wird dokumentiert, welche Beratung durchgeführt wurde. Falls solche Formulare nicht vorhanden sind, kann die Beratung auf einem einfachen Beratungsformular dokumentiert werden. Alltagsberatung

Ergebnisqualität

Der Klient und seine Angehörigen kennen die Ursachen der Dekubitusgefährdung, die geplanten Maßnahmen und wirken auf der Basis ihrer Möglichkeiten an deren Umsetzung mit

Das Selbstbestimmungsrecht des Klienten und seiner Angehörigen wird gewahrt, indem einerseits umfassend über die Risiken und den Umgang mit Risiken informiert wird. Andererseits wird ihnen die Entscheidung freigestellt, in welchem Umfang sie sich an den Maßnahmen beteiligen wollen. So wird einer psychischen und/oder physischen Überforderung des Klienten und seiner Angehörigen entgegengewirkt. Selbstverständlich ist die Entscheidung des Klienten/Angehörigen zu dokumentieren.

Lösungen für die Praxis und das Management

- Entscheidung, wer Patientenedukation durchführen soll Management
- Entscheidung, welches Beratungskonzept die Einrichtung anbieten möchte (Gruppenschulung, individuelle Schulung)
- Konzept zur Pflegeberatung erarbeiten
- Entscheidung über einen Versorgungsvertrag über die Durchführung von Schulungen für pflegende Angehörige und ehrenamtliche Pflegepersonen nach § 45 SGB XI (ambulante Pflegedienste)
- Entscheidung über die Auswahl von Schulungsmaterial
- Netzwerkpartner (Dienstleister) zur Beratung aufbauen
- Kooperationen mit Pflegeheimen/Pflegediensten/Krankenhäusern erarbeiten, so könnten Pflegedienste auch in stationären Einrichtungen Pflegekurse anbieten

- Ggf. Beratertaschen (mit Informationsmaterial, Produktbeschreibung, Formularwesen) erstellen
- Entscheidung, wie bei Entlassung/Verlegung Informationen zu erfolgten Beratungen weitergegeben werden

Formularwesen
- Mikroschulungen (Formular Alltagsberatung ▶ **Anhang 14**)
- Individuelle Schulung (Formular Beratungsassessment ▶ **Anhang 15**)

5.5 Ausführungen zur Handlungsebene 5

Die fünfte Handlungsebene ist die Informationsebene (▶ Tab. 5.8).

Tab. 5.8:
Inhalte
Handlungsebene 5

Struktur (S)	Prozess (P)	Ergebnis (E)
Handlungsebene 5	*Sektorenübergreifende Zusammenarbeit*	*Informations-ebene*
S5 *Die Einrichtung*	*P5* *Die Pflegefachkraft*	*E5*
»stellt sicher, dass alle an der Versorgung des Patienten/Bewohners Beteiligten den Zusammenhang von Kontinuität der Intervention und Erfolg der Dekubitusprophylaxe kennen und gewährleistet die Informationsweitergabe über die Dekubitusgefährdung an externe Beteiligte« (Balzer et al., 2010, S. 21).	»informiert die an der Versorgung des dekubitusgefährdeten Patienten/ Bewohners Beteiligten über die Notwendigkeit der kontinuierlichen Fortführung der Interventionen (z. B. Personal in Arztpraxen, OP-, Dialyse- und Röntgenabteilungen oder Transportdiensten)« (Balzer et al., 2010, S. 21).	»Die Dekubitusgefährdung und die notwendigen Maßnahmen sind allen an der Versorgung des Patienten/Bewohners Beteiligten bekannt« (Balzer et al., 2010, S. 21).

Strukturqualität Einrichtung

Die Einrichtung stellt sicher, dass alle an der Versorgung Beteiligten den Zusammenhang von Kontinuität der Intervention und Erfolg der Dekubitusprophylaxe kennen und gewährleistet die Informationsweitergabe über die Dekubitusgefährdung an externe Beteiligte
Eine wirksame Dekubitusprophylaxe muss kontinuierlich erfolgen. Dazu ist es erforderlich, dass alle am Versorgungsprozess Beteiligten über Wissen hinsichtlich der Bedeutung von Kontinuität und die negativen Auswirkungen von Diskontinuität bei der Dekubitusprophylaxe verfügen. In der Einrichtung muss geregelt sein, wie andere Berufsgruppen und Institutionen informiert werden. Es sollten berufs- und sektorenübergreifende

Schulungen durchgeführt werden, mit dem Schwerpunkt Durchführung druckentlastender Maßnahmen.

> **Hinweis**
>
> Eine hausinterne Verfahrensregelung in Form eines Ablaufdiagramms bietet eine geeignete Regelung, die folgende Kriterien aufweisen sollte: Es muss die Koordinationsverantwortung der Pflegefachkraft hervorgehen. Es muss genau festgelegt werden, wann welche Schritte zu erfolgen haben.

Prozessqualität Pflegefachkraft

Die Pflegefachkraft informiert die an der Versorgung Beteiligten über die kontinuierliche Fortführung der Interventionen
Die Pflegefachkraft hat die Aufgabe, auf der Grundlage der hausinternen Verfahrensregelung, alle an der Versorgung des Klienten Beteiligten über die Dekubitusgefährdung und die notwendigen Maßnahmen zu informieren. Weiterhin sorgt die Pflegefachkraft für eine Weitergabe der erforderlichen Informationen an die beteiligten Berufsgruppen und ggf. dafür, dass notwendige Hilfsmittel für die Weiterführung der Maßnahmen vorliegen.

Ergebnisqualität

Die Dekubitusgefährdung und die notwendigen Maßnahmen sind allen an der Versorgung des Klienten Beteiligten bekannt
Entscheidend ist, dass die Pflegefachkraft die Verantwortung für die Informationsweitergabe übernimmt. Das Maß der Kontinuität in der Dekubitusprophylaxe innerhalb anderer Berufsgruppen und Sektoren als der Pflege ist nicht Gegenstand der Ergebnisqualität. So beinhaltet die Informationsweitergabe durch die Pflegefachkraft die Kenntnis über das Dekubitusrisiko und die für die jeweilige Situation notwendige Maßnahme (z. B. die Information, dass ein Klient bei einer Röntgenuntersuchung auf einer weichen Unterlage liegen muss).

Lösungen für die Praxis und das Management

- Verfahrensregelung (Ablaufdiagramm) zur Informationsweitergabe   Management
- Koordinationsverantwortung
- Dokumentation der Informationsweitergabe/Überleitung
- Kooperationen zu sektorenübergreifenden Schulungen
- Formularwesen anpassen

- Formular Informationsweitergabe (▶ **Anhang 16**)   Formularwesen

5.6 Ausführungen zur Handlungsebene 6

Bei der sechsten Handlungsebene handelt es sich um die Ergebnisebene (▶ Tab. 5.9).

Tab. 5.9:
Inhalte
Handlungsebene 6

Struktur (S)	Prozess (P)	Ergebnis (E)
Handlungsebene 6	*Beurteilung der Dekubitus-prophylaxe mit dem Ziel: kein Dekubitus*	*Ergebnisebene*
S6 *Die Pflegefachkraft*	*P6* *Die Pflegefachkraft*	*E6*
»verfügt über die Kompetenz, die Effektivität der prophylaktischen Maßnahmen zu beurteilen« (Balzer et al., 2010, S. 21).	»begutachtet den Hautzustand des gefährdeten Patienten/Bewohners in individuell zu bestimmenden Zeitabständen« (Balzer et al., 2010, S. 21).	»Der Patient/ Bewohner hat keinen Dekubitus« (Balzer et al., 2010, S. 21).

Strukturqualität Pflegefachkraft

Die Pflegefachkraft verfügt über die Kompetenz zur Beurteilung der Effektivität der prophylaktischen Maßnahmen
Die Dekubitusprophylaxe beinhaltet als ein entscheidendes Kriterium die Überprüfung der Maßnahmen hinsichtlich ihrer Wirksamkeit. Dazu benötigt die Pflegefachkraft bestimmte Kompetenzen. Sie muss in der Lage sein, Dekubitus zu erkennen und zu beurteilen. Dafür sind Kenntnisse über die entsprechenden diagnostischen Kriterien, die sie bei der Hautinspektion sicher anwenden muss, erforderlich. Die Ergebnisse müssen dann sachgerecht dokumentiert werden. Zur Dekubitusdiagnostik wird die Klassifikation der EPUAP & NPUAP empfohlen. Darin wird, je nach Beteiligung der Gewebsschichten, ein Dekubitus in vier Kategorien unterschieden (Kategorie 1 und 2 bezeichnen oberflächliche Hautschäden, Kategorie 3 und 4 bezeichnen Läsionen, die alle Hautschichten betreffen).

 Die verfügbaren Klassifikationen zur Dekubitusdiagnostik unterscheiden sich teilweise erheblich in deren Einteilung der verschiedenen Kategorien voneinander. Die Pflegefachkraft sollte um diese Unterschiede wissen, um Versorgungsbrüche zu vermeiden. Insbesondere die Identifikation eines Dekubitus Kategorie 1 gestaltet sich oft schwierig. Des Weiteren werden Dekubitus der Kategorie 1 und 2 häufig mit Läsionen anderer Ursachen verwechselt.

Hinweis

Eine Dekubitusklassifikation eignet sich nur für die Anamnese (einmalig), nie für den Heilungsverlauf. Der Dekubitus kann sich verschlechtern, aber deswegen wird der Dekubitus nicht immer neu klassifiziert. Nimmt die Pflegefachkraft einen Klienten neu auf und erfährt bei der Anamnese, dass er in der Vorgeschichte bereits einen Dekubitus Kategorie 4 hatte, ist der Klient sofort als hochgradig dekubitusgefährdet einzustufen. Denn das nach der Abheilung entstandene Ersatzgewebe/ Narbengewebe verhält sich in der Beweglichkeit anders als das ursprüngliche Gewebe.

Es ist ein Irrglaube, dass ein Dekubitus rückwärts abheilt. Eine Kategorie 4 bleibt immer eine Kategorie 4. Es wird dokumentiert: abgeheilter Dekubitus Kategorie 4 am Os sacrum. Ein Dekubitus Kategorie 1 wird definiert als eine lokal begrenzte, nicht wegdrückbare Rötung ansonsten intakter Haut. Das gerötete Areal kann schmerzhaft, fest oder weich sowie wärmer oder kälter im Vergleich zur angrenzenden Körperoberfläche sein (EPUAP & NPUAP, 2009).

Die Identifizierung eines Dekubitus Kategorie 1 erfolgt mittels Kompressionsdrucktest. Die Pflegefachkraft kann dazu zwei Verfahren anwenden:

Bei der ersten Möglichkeit drückt die Pflegefachkraft mit ihrem Finger auf die Hautrötung und lässt nach kurzer Zeit wieder los. Bleibt die Haut weiß, gilt dies als es kein Dekubitus. Bleibt die Haut rot, gilt dies als ein Dekubitus Kategorie 1. *Kompressionsdrucktest mit dem Finger*

Bei der zweiten Möglichkeit wird eine durchsichtige Platte auf die Hautrötung gedrückt. Wird die Haut unter der Platte weiß, gilt dies als kein Dekubitus. Bleibt die Haut rot, gilt dies als ein Dekubitus Kategorie 1. *Kompressionsdrucktest mit einer Plastik- oder Glasplatte*

Welche Methode wirksamer ist, ist nicht bekannt. Entscheidend ist, dass die Pflegefachkraft die Symptome und ihre Bedeutung kennt und in der Dekubitusdiagnostik geübt ist. Schulungen sollten, im Hinblick auf die Dekubitusdiagnostik, strukturiertes Wissen und Fertigkeiten in folgenden Bereichen beinhalten:

- Dekubitusdefinition
- Durchführung der Hautinspektion
- Diagnostische Beurteilung von Dekubitus
- Die Anwendung muss geübt werden

Zusätzlich zur Dekubitusdiagnostik ist bei der Überprüfung der Wirksamkeit der Dekubitusprophylaxe auch die wiederholte Dekubitusrisikoeinschätzung zu beachten. Dadurch sollen vorliegende Risikofaktoren überprüft werden. Eine weitere entscheidende Rolle bei der Evaluation der Maßnahmen spielt die Akzeptanz des Klienten sowie ungünstige Nebenwirkungen (z.B. Schmerzen), durch die die Wirksamkeit der Prophylaxe beeinträchtigt werden kann. Die Pflegefachkraft sollte daher in der Lage sein, diese Probleme zu erkennen.

Prozessqualität Pflegefachkraft

Die Pflegefachkraft begutachtet den Hautzustand des gefährdeten Klienten in individuell zu bestimmenden Zeitabständen

Die Hautinspektion muss sich auf die gesamte Hautfläche erstrecken. Die vorrangig betroffenen Stellen (Prädilektionsstellen) müssen besonders genau untersucht werden. Dies sind Areale über Knochenvorsprüngen mit besonders dünner Hautschicht:

Prädilektionsstellen

- Kreuzbein (Os sacrum)
- Fersenbein (Calcaneus)
- Großer Rollhügel (Trochanter major)
- Außenknöchel (Malleolus lateralis)
- Innenknöchel (Malleolus medialis)
- Steißbein (Os coccygis)
- Sitzbein (Os ischii)
- Regionen, die aufgrund medizinischer Hilfsmittel erhöhtem Druck und/oder Scherkräften ausgesetzt sind
- Regionen, die auf Gegenständen/Falten lagen

Die Beurteilung vorhandener Dekubitalulcerationen wird nach der EPUAP & NPUAP-Klassifikation und hinsichtlich Lokalisation, Größe und Schmerzen vorgenommen. Liegt ein Dekubitus der Kategorie 3 oder 4 vor, müssen außerdem die beteiligten Gewebeschichten, Aussehen des Wundrandes und der Wundumgebung sowie das Vorliegen von Exsudat, Wundgeruch und Entzündungszeichen beurteilt werden (s. auch Bauernfeind & Strupeit, 2011). Bei Auftreten eines Dekubitus sind das Dekubitusrisiko sowie angewandte prophylaktische Maßnahmen zu überprüfen.

Hinweis

Bei unklarer Abgrenzung von Läsionen anderer Ursachen (z. B. Pilzinfektionen, inkontinenzbedingte Wunden), bei schwer zu klassifizierendem Dekubitus und bei einer ersten Beurteilung von Dekubitus Kategorie 3 und 4 sollten pflegerische Fachexperten und/oder Ärzte in die Diagnostik einbezogen werden.

Die Intervalle der Hautinspektion dekubitusgefährdeter Klienten richten sich nach den Intervallen der Dekubitusrisikoeinschätzung (siehe P1). Bei bisher nicht dekubitusgefährdeten Klienten sind Hautinspektionen vorzunehmen, sobald erhöhter Druck und/oder Scherkräfte auftreten. Bei der Evaluation der Dekubitusprophylaxe muss das aktuelle Dekubitusrisiko einbezogen werden. Bei Erhöhung des Risikos sind die Maßnahmen möglicherweise nicht mehr ausreichend; bei Verringerung des Risikos müssen die Maßnahmen hinsichtlich einer möglichen Belastung überprüft werden. Des Weiteren muss die Pflegefachkraft kontinuierlich und aktiv auf unerwünschte Wirkungen achten (z. B. Schmerzen) und bei Bedarf die Maßnahmen anpassen.

Ergebnisqualität

Der Klient hat keinen Dekubitus. Ziel der Dekubitusprophylaxe ist es, das Auftreten von Dekubitus zu vermeiden
Die Ergebnisse der Hautinspektionen und mögliche Anpassungen müssen so dokumentiert werden, dass sie von allen an der Versorgung Beteiligten eingesehen und nachvollzogen werden können. Weiterhin sind der aktuelle Risikostatus, ungünstige Nebenwirkungen prophylaktischer Maßnahmen und andere Gründe für eine Nichtanwendung bestimmter Maßnahmen zu dokumentieren.

Lösungen für die Praxis und das Management

- Verfahrensregelung zur Evaluierung   Management
- Entscheidung, wer in der Einrichtung die Evaluierung übernimmt
- Wie und von wem werden die individuellen Evaluierungszeiträume geplant

- Evaluierung eines Dekubitusrisikos (drei Musterbeispiele ▶ **Anhang 17**)   Formularwesen

5.7   Zusammenfassung

Neuerungen zur 1. Aktualisierung des Expertenstandards auf einen Blick

Handlungsebene 1	Wissen zur Dekubitusentstehung und Risikoeinschätzungskompetenz	Einschätzungsebene
Handlungsebene 2	Bewegungsförderung	Planungsebene
Handlungsebene 3	Druckreduzierende Hilfsmittel	Organisationsebene
Handlungsebene 4	Gezielte Maßnahmen	Durchführungsebene
Handlungsebene 5	Informieren, beraten, schulen, anleiten	Beratungsebene
Handlungsebene 6	Sektorenübergreifende Zusammenarbeit	Informationsebene
Handlungsebene 7	Beurteilung der Dekubitusprophylaxe	Ergebnisebene

Tab. 5.10: Die sieben Handlungsebenen des Expertenstandards Dekubitusprophylaxe bis Dezember 2010

Tab. 5.11:
Die sechs
Handlungsebenen des
Expertenstandards
Dekubitusprophylaxe
seit Dezember 2010

Handlungsebene 1	Wissen zur Dekubitusentstehung und Risikoeinschätzungskompetenz	Einschätzungsebene
Handlungsebene 2	Bewegungsförderung	Planungsebene
Handlungsebene 3	Druckverteilende Hilfsmittel	Organisationsebene
	🚫	
Handlungsebene 4	Informieren, beraten, schulen, anleiten	Beratungsebene
Handlungsebene 5	Sektorenübergreifende Zusammenarbeit	Informationsebene
Handlungsebene 6	Beurteilung der Dekubitusprophylaxe	Ergebnisebene

Aktualisierung

Spätestens alle fünf Jahre erfolgt eine Aktualisierung des Expertenstandards mit erneuter Literaturanalyse. Seit Dezember 2010 steht die erste Aktualisierung des Expertenstandards »Dekubitusprophylaxe in der Pflege« Pflegefachkräften zur Verfügung. Die wichtigsten Neuerungen des Expertenstandards sind nachfolgend aufgeführt.

Handlungsebenen

Der »alte« Expertenstandard umfasste noch sieben Handlungsebenen, der »neue« wurde auf sechs Handlungsebenen reduziert. Die vierte Handlungsebene, die der gezielten Maßnahmen zur Förderung der Gewebetoleranz gewidmet war, wurde mit der Begründung der fehlenden Beweise (Evidenz) gestrichen. Außerdem gelten diese Maßnahmen wie Wahrnehmungsförderung, Förderung der Ernährung und Hautpflege als allgemeine Regeln des pflegerischen Handelns. Dekubitusgefährdete Menschen haben meistens einen erhöhten Pflegebedarf, einen verschlechterten Gesundheitszustand und Mehrfacherkrankungen (multimorbid), sodass Mangelernährung und ein verschlechtertes Hautbild daraus zu begründen sind. Außerdem weist das DNQP auf den Expertenstandard »Ernährungsmanagement zur Sicherstellung und Förderung der oralen Ernährung in der Pflege« explizit hin. Auf den Einsatz von Dekubitusrisikoskalen (z. B. Braden-Skala oder Norton-Skala) wurde verzichtet, vielmehr müssen alle Risikofaktoren erfasst werden. Dabei sollte die Pflegefachkraft ihren Fokus nicht auf eine Skala richten, sondern alle relevanten Risikofaktoren berücksichtigen. In der ersten Aktualisierung des ersten Expertenstandards im Jahr 2004 wurde der Begriff Lagerungsplan von Bewegungsplan abgelöst. In der Aktualisierung 2010 erfolgte eine weitere Modifizierung zu Bewegungsförderungsplan. Im Jahr 2000 wurde noch empfohlen, dass Dekubitusgefährdete mit fehlender Makro- und Mikrobewegung und unzureichender Druckentlastung innerhalb von 12 Stunden auf einer druckreduzierenden Unterlage liegen sollen. In der Aktualisierung heißt es, dass der Klient unverzüglich, also ohne zeitlichen Verzug, auf einer druckverteilenden Unterlage liegen soll.

Der Begriff druckreduzierende Unterlage wurde durch druckverteilende Unterlage ersetzt, da die Hilfsmittel den Druck nicht reduzieren, sondern durch eine Vergrößerung der Auflagefläche verteilen. Auch nach der Aktualisierung verfolgt der Expertenstandard das Ziel: Jeder dekubitusgefährdete Klient erhält eine Prophylaxe, die die Entstehung eines Dekubitus verhindert. Im Ergebniskriterium soll der Klient keinen Dekubitus haben.

Nachfolgend sind die wichtigsten Neuerungen zur 1. Aktualisierung des Expertenstandards Dekubitusprophylaxe in der Pflege aufgezeigt (▶ Tab. 5.12):

Tab. 5.12: Wichtigste Neuerungen zur 1. Aktualisierung des Expertenstandards

Stichwort	Hinweise/Empfehlungen/Informationen aus dem Expertenstandard »Dekubitusprophylaxe in der Pflege« (DNQP)
Braden-Skala	Braden-Skala (Cut off Punkt < 17) hat keine Vorteile gegenüber einer regelmäßigen Hautinspektion.
Dekubitus-entstehung	Starker Zusammenhang mit den Risikofaktoren »Aktivität« und »Mobilität«.
Dekubitus-gefährdung	Pflegebedürftige und gesundheitlich eingeschränkte Menschen sind in der Regel dekubitusgefährdet.
Dekubitus im Sitzen	Zur Vermeidung sollen akut Erkrankte nicht länger als zwei Stunden sitzen und nach zwei Stunden mindestens eine Stunde nicht sitzen.
Dekubitus-Risikoskalen	Es existieren mehr als 30 Skalen zur Dekubitusrisikoeinschätzung. Sie messen die Wahrscheinlichkeit, dass ein Dekubitus auftreten kann. Die Dekubitusentstehung kann nicht vorhergesagt werden.
Druckverteilende Unterlage	Vierstündiger Wechsel der Seitenlage auf einer viscoelastischen Auflage ist genauso effektiv wie der zweistündige Wechsel auf einer Standardmatratze.
Einsatz von Fellen	Im Expertenstandard wird jeglicher Einsatz von Fellen (synthetisch oder Schaffell) zur Dekubitusprophylaxe nicht empfohlen. In der Leitlinie EPUAP & NPUAP (2009) werden hingegen Schaffelle empfohlen.
Ernährungs-bezogene Maßnahmen	Es gibt keinen Beleg, dass spezielle Maßnahmen zur Ernährung Dekubitus verhindern können.
Ernährungsdefizit	Es ist unklar, ob Ernährungsdefizite die individuelle Dekubitusgefahr erhöhen.
Ernährungs-supplemente	Die Rate (Anzahl) der neu auftretenden Dekubitalulcerationen kann gesenkt werden. Ein Wirksamkeitsnachweis steht allerdings noch aus.

Stichwort	Hinweise/Empfehlungen/Informationen aus dem Expertenstandard »Dekubitusprophylaxe in der Pflege« (DNQP)
Ernährungszustand	Zusammenhang zur Dekubitusentstehung wurde weder belegt noch widerlegt.
Fersen Dekubitus	Freilage ist die effektivste Methode. Ist die Freilage nicht möglich, muss der Einsatz einer druckverteilenden Matratze berücksichtigt werden.
Gewebetoleranz	Feuchtigkeitspflege der Haut im Sakralbereich kann die Gewebetoleranz fördern.
Hautfeuchtigkeit	Zusammenhang zur Dekubitusentstehung wurde weder belegt noch widerlegt.
Hautpflegemaßnahmen	Es gibt keinen Beweis dafür, dass spezielle Hautpflegemaßnahmen Dekubitalulcerationen verhindern können.
Hautzustand	Hautfeuchtigkeit verursacht keine tiefen Dekubitalulcerationen.
Hydrokolloide zur Reduktion von Reibungskraft	Die Frage: Können Hydrokolloide die Reibungskraft an Fersen senken? Die Ergebnisse müssen aufgrund methodisch schwacher Datenlage zurückhaltend interpretiert werden.
Hyperämisierende Salben	Durchblutungsfördernde Salben können nicht empfohlen werden.
Informationsweitergabe	Die Effektivität der Informationsweitergabe an andere beteiligte Berufsgruppen bei einem bestehenden Dekubitusrisiko ist nicht ausreichend untersucht.
Kälte-/Wärmebehandlung	Zum Beispiel »Eisen« mittels Eiswürfel und anschließend »Föhnen« mittels Föhn kann nicht empfohlen werden.
Kategorie 1	Da die Kategorie 1 stark von der Erhebungsmethode abhängt, wird empfohlen, die Prävalenz (Anteil Erkrankte zur Gesamtpopulation) und Inzidenz (Neuentstehung) erst ab der Kategorie 2 zu beginnen. Die wegdrückbare Rötung ist für Pflegefachkräfte schwer zu diagnostizieren, erhebliche Fehler treten insbesondere bei feuchtigkeitsbedingten Hautschäden auf.
Kategorie 2	Diese Kategorie sollte nicht benutzt werden, um Blasen, verband- oder pflasterbedingte Hautschädigungen, feuchtigkeitsbedingte Läsionen, Mazerationen oder Abschürfungen zu beschreiben.
Kompressionsdrucktest	Es gibt keinen Vorteil, ob der Kompressionsdrucktest als Fingertest oder mit einer transparenten Plastikscheibe durchgeführt wird.
Lagerungsringe	Gelten als ungeeignetes Hilfsmittel, da sie zu erhöhten Druckeinwirkungen an den Seitenrändern führen.

Stichwort	Hinweise/Empfehlungen/Informationen aus dem Expertenstandard »Dekubitusprophylaxe in der Pflege« (DNQP)
Massage	Kann nicht empfohlen werden.
Mobilität	Der Grad der Mobilität stellt im Zusammenhang mit der Dekubitusentstehung eine Hauptursache für einen lang anhaltenden Druck im Gewebe dar.
Risikofaktoren	Es sind mehr als 100 Risikofaktoren bekannt.
Viscoelastische oder dynamische Matratzen	Können im Vergleich zur Standardmatratze die Dekubitusentstehung senken. Es gibt keinen Beleg, dass spezielle Matratzen anderen überlegen wären.
Waterlow-Skala	Die Items »Ernährung«, »Hautzustand« und »Mobilität« weisen hohe Beurteilungsdifferenzen auf.
Watteverbände	Gelten als nicht geeignet, da sie zu keiner Druckreduktion oder Druckverteilung führen.
Wegdrückbare und nicht wegdrückbare Rötung	Die Identifizierung beider Rötungen ist effektiv zur Vermeidung von Dekubitus Kategorie 2 und höher.

Tab. 5.12:
Wichtigste Neuerungen zur 1. Aktualisierung des Expertenstandards – Fortsetzung

Bewegung/Positionierung statt Lagerung

Bereits in der ersten Auflage des nationalen Expertenstandards »Dekubitusprophylaxe in der Pflege« (DNQP, 2000) wurde hingewiesen, dass der Begriff Lagerung unangebracht ist. Daher wird hier versucht, auf den Begriff Lagerung völlig zu verzichten. Stattdessen halten die Autoren den Begriff Positionswechsel für angemessen. Auch in der Überarbeitung (DNQP, 2004) und in der 1. Aktualisierung des Expertenstandards (DNQP, 2010b) wurde ebenfalls auf den Begriff Lagerung verzichtet. Allerdings nur weitestgehend – stellenweise findet der Begriff dennoch Anwendung. Anstelle der Bezeichnung Lagerungsplan wurde entsprechend verfahren; dieser wurde durch Bewegungsplan (DNQP, 2000) bzw. Bewegungsförderungsplan (DNQP, 2010) ersetzt, wobei darauf hingewiesen wird, dass Bewegungsförderungsplan der bessere Begriff ist. Der Begriff Wechsellagerung wird durch den Begriff Wechselpositionierung ersetzt. Die Begründung findet sich darin, dass Lagerung eine Bezeichnung ist, die eher mit technischen Dingen assoziiert wird. Sie ist verbunden mit Begriffen wie Passivität oder Objekt. Beispielsweise können Konserven, Obst oder Kartoffeln gelagert werden. Da wir es aber in der Pflege mit Menschen, nicht mit Gegenständen, zu tun haben, erscheinen derartige Begriffe als ungeeignet. Durch die Verwendung von Bezeichnungen, die der Individualität und der Würde des Menschen nicht gerecht werden, wird, wenn vielleicht auch nur unbewusst, eine funktionalistische technisch-medizinische Sichtweise geprägt. Um dem entgegenzuwirken, halten die Autoren ein Umdenken und verändertes Dokumentieren in der

Pflegepraxis für notwendig. Im Folgenden wird statt des Begriffs Lagerungsplan der Begriff Bewegungsförderungsplan verwendet. Insbesondere während der pflegerischen Ausbildung sind korrekte Schreibweisen und korrekte Kommunikation unerlässlich, um den Prozess des Wissenschaft-Praxis-Transfers voranzubringen.

6 Implementierung von Expertenstandards

Damit ein Expertenstandard regelmäßig in einer Einrichtung umgesetzt werden kann, muss er zunächst einmal eingeführt (= implementiert) werden. Die Implementierung eines Standards ist ein relativ aufwendiger und langwieriger Prozess, der nach gewissen Regeln ablaufen sollte. Es hat keinen Sinn, einen Expertenstandard »einfach so«, ohne ein geeignetes Konzept einzuführen (z. B. indem lediglich die Dokumentation angepasst wird). Die Umsetzung in der Praxis erfordert eine entsprechende Vorbereitung, eine inhaltliche Auseinandersetzung, die Einübung der Prozesse und die Überprüfung des Erfolges, unter Einbeziehung aller Beteiligter. Dazu bedarf es einer entsprechenden Planung und Umsetzung. Das DNQP hat zur Implementierung seiner Expertenstandards ein Modell entwickelt, welches im folgenden Kapitel vorgestellt wird.

6.1 Umsetzung des Phasenmodells des DNQP

Für die Implementierung der Expertenstandards empfiehlt das DNQP für alle Einrichtungen (nicht nur die Modelleinrichtungen) ein vierstufiges Phasenmodell. Dieses Modell umfasst die Fortbildung der Pflegenden, die Anpassung von Standardkriterien an besondere Anforderungen, die Einführung und Anwendung des Expertenstandards und eine abschließende Datenerhebung anhand eines standardisierten Audits (Überprüfung). Anhand des Audits soll überprüft werden, inwieweit Ziele erreicht wurden. Insgesamt dauert die Einführung mitsamt Überprüfung etwa sechs Monate. Die einzelnen Phasen sollen hier zunächst einmal beschrieben werden, um anschließend, anhand eines Beispiels, die Umsetzung des Modells zu erläutern.

Phase 1 Fortbildungen zum Expertenstandard (ca. vier Wochen)

Das DNQP empfiehlt, vor der eigentlichen Einführung des Expertenstandards, sogenannte Kick-off-Veranstaltungen anzubieten. Damit sind Fortbildungen gemeint, die zu Beginn (Kick-off) eines Projektes o. ä. durchgeführt werden, um den Beteiligten das nötige Wissen zu vermitteln. Das Fortbildungsangebot sollte sich an möglichst viele Beteiligte richten. Dazu gehören das Pflegeteam (einschließlich Pflegedienstleitung, Pflegemanager auf Abteilungs- und Betriebsebene) der beteiligten Pflegeeinheit (z. B. ambulanter Dienst), Pflegeexperten, die für das jeweilige Thema (z. B. Dekubitusprophylaxe) verantwortlich sind und Angehörige anderer Gesundheitsberufe, die fachlich relevant sind oder Interesse an dem Thema haben.

Wie viele Fortbildungen angeboten werden, richtet sich nach dem individuellen Bedarf des Pflegeteams. Gleiches gilt für die Fortbildungsinhalte. Das DNQP geht davon aus, dass zu den Themen Assessment und Beratung/Schulung fast immer ein Fortbildungsbedarf besteht. Auch wenn das Angebot von Fortbildungen nur in der ersten Phase erwähnt wird, kann es notwendig werden, dass sie auch in anderen Phasen der Implementierung angeboten werden. So können organisatorische Gründe oder Erfahrungen im Laufe des Prozesses dazu führen, dass auch in späteren Phasen Fortbildungen notwendig werden. Das Management hat in dieser Phase die Aufgabe, die nötigen strukturellen Voraussetzungen zu schaffen.

Phase 2 Anpassung einzelner Standardkriterien an die besonderen Anforderungen der Zielgruppe oder der Einrichtung im Sinne einer Konkretisierung (ca. acht Wochen)

Anpassung der
Standardkriterien

Es kann durchaus vorkommen, dass eine Einrichtung die ursprünglichen Standardkriterien für ihre Zwecke anpassen muss, weil z. B. räumliche Voraussetzungen nicht gegeben sind. In dieser Phase ist es daher notwendig, sich intensiv mit verschiedenen Kriterienebenen, aber auch mit den Standardkommentierungen auseinanderzusetzen. Darüber hinaus sollten einzelne Fragen zur Umsetzung geklärt werden. Das DNQP empfiehlt, immer dann Anpassungen vorzunehmen, wenn in einer Einrichtung bestimmte Klientengruppen (mit besonderen Diagnosen oder kulturellen Besonderheiten) gepflegt werden oder wenn die Einrichtung selbst Besonderheiten aufweist (räumliche oder organisatorische Voraussetzungen). Entscheidend bei der Anpassung von Standardkriterien ist, dass die Kernaussage des jeweiligen Kriteriums bestehen bleibt und das angestrebte Qualitätsniveau des gesamten Expertenstandards nicht unterschritten wird.

Phase 3 Einführung und Anwendung des Expertenstandards (ca. acht Wochen)

Kick-off-
Veranstaltung

Zu Beginn der dritten Phase sollte eine weitere Kick-off-Veranstaltung angeboten werden. Die Leitungskräfte der Einrichtung sind daran zu beteiligen. Zweck dieser Veranstaltung ist es, allen Beteiligten zu signalisieren, dass der Expertenstandard zu diesem Zeitpunkt eingeführt wird und die Einführung für alle verbindlich ist. Zudem können die Pflegefachkräfte diese Phase dazu nutzen, die im Expertenstandard empfohlenen Handlungsschritte zu üben. Im Rahmen der Einführung sollte eine Prozessbegleitung zur Verfügung stehen, die für Rückfragen und Feedback zuständig ist. Bei der Durchführung der Implementierung ist es wichtig, darauf zu achten, dass die Fachpflegekräfte ausreichend Anleitung erhalten. Dafür sollten dann auch genügend personelle und zeitliche Ressourcen zur Verfügung gestellt werden. Weiterhin ist die Akzeptanz der Pflegefachkräfte zu berücksichtigen.

Phase 4 Datenerhebung mit standardisiertem Audit-Instrument (ca. vier Wochen)

Mit dem Audit-Instrument werden alle Kriterienebenen des Expertenstandards überprüft, um den Erfolg der Umsetzung festzustellen. Die Datenerhebung umfasst drei Elemente: die Erhebung von Daten aus der Pflegedokumentation, die Befragung der Klienten und die Befragung des Personals. Die Antworten sind vorgegeben und können zwischen »Ja«, »Nein« und »NA« (nicht anwendbar) gewählt werden. Zusätzlich gibt es die Möglichkeit, einen Kommentar einzufügen. Die Durchführung des Audits wird von Personen durchgeführt, die nicht in der betreffenden Pflegeeinheit arbeiten. Bevor das Audit durchgeführt wird, sollten alle Beteiligten über Ziel, Audit-Instrument und einzelne Schritte der Erhebung (einschließlich Zeitplan) informiert werden. Das DNQP empfiehlt, dass in einer Einrichtung eine Stichprobe von 40 Klienten anzustreben ist (DNQP, 2011).

6.2 Umsetzung am Beispiel des Expertenstandards Dekubitusprophylaxe

Bevor der Prozess der Implementierung beginnen kann, werden Arbeitsgruppen gebildet und eine Projektleitung (z. B. eine Mitarbeiterin des Qualitätsmanagements) benannt. Diese Entscheidung wird von der Leitung der Einrichtung getroffen. Sie hat auch die Aufgabe, einen Projektplan zu erstellen, in dem unter anderem der Zeitplan (in der Regel etwa sechs Monate) des Projekts der Implementierung festgelegt ist. Die Projektleitung hat die Aufgabe, das Projekt zu koordinieren und die Arbeitsgruppen zu moderieren. Es ist außerdem sinnvoll, ein Konzept zu entwerfen, in dem die Kommunikation zwischen allen Beteiligten geregelt ist, wer wen wann über was informiert.

Aufgabenverteilung

Phase 1 Fortbildungen zum Expertenstandard

Die Durchführung und Planung der Fortbildungen sind Aufgabe der Projektleitung. Im Vorfeld der Kick-off-Veranstaltung sollten die Beteiligten frühzeitig über den Termin informiert werden (z. B. in Form von Aushängen in der Einrichtung). Inhaltlich sollte die Veranstaltung wenigstens die folgenden Themen behandeln (Bölicke, 2007, S. 124):

- Vorstellung des DNQP
- Entstehungsgeschichte der Expertenstandards
- Vorstellung des Expertenstandards »Dekubitusprophylaxe in der Pflege«
- Erläuterung des Projektplans
- Einbindung der Mitarbeiter

Weitere Inhalte sollten (laut Empfehlung des DNQP) die Themen

- Assessment und
- Beratung/Schulung

umfassen.

Je nach Einrichtung kann es notwendig sein, andere Themen zu behandeln, wenn dort ein Bedarf besteht. Dies ist jedoch abhängig von den besonderen Voraussetzungen in der Einrichtung. Im Rahmen der Kick-off-Veranstaltung wird eine Arbeitsgruppe gebildet, die mit der Anpassung des Expertenstandards betraut wird. Idealerweise sollte die Gruppe aus Mitarbeitern aus jedem Bereich der Einrichtung (z. B. von jeder Station) gebildet werden. Die Teilnahme an der Arbeitsgruppe sollte jedoch freiwillig erfolgen, um sicherzustellen, dass die Mitglieder auch motiviert sind (Bölicke, 2007).

Phase 2 Anpassung einzelner Standardkriterien an die besonderen Anforderungen der Zielgruppe oder der Einrichtung im Sinne einer Konkretisierung

Da die Mitglieder der Arbeitsgruppe ihre Aufgabe »nebenbei«, zusätzlich zu ihrer pflegerischen Tätigkeit, ausüben, ist es sinnvoll, die Arbeit innerhalb der Gruppe zeitsparend zu planen und umzusetzen. Die Projektleitung sollte die Treffen so planen und vorbereiten, dass die Arbeit effektiv und rasch verläuft. Aufgaben können verteilt werden (z. B. sichtet jedes Arbeitsgruppenmitglied einen Teil der Literaturstudie des Expertenstandards; die Projektleitung kümmert sich um die Beschaffung von zusätzlicher Literatur) und die Ergebnisse auf den Treffen zusammengefasst und verglichen werden. Aufbauend auf den Recherchen der Arbeitsgruppe und den eigenen Erfahrungen der Mitglieder können bei Bedarf bestimmte Kriterienebenen angepasst werden (Bölicke, 2007).

Beispiele für die Anpassung einer Kriterienebene

Beispiel 1 – keine Anpassung notwendig
In einem Pflegeheim wird der Expertenstandard »Dekubitusprophylaxe in der Pflege« implementiert. In Phase 2 des Implementierungsprozesses prüft die Arbeitsgruppe die dritte Handlungsebene des Standards

64

im Hinblick auf mögliche Anpassungen. Im Laufe der Arbeitsgruppensitzung gelangt die Gruppe zu der Entscheidung, dass eine Anpassung an die Einrichtung nicht notwendig ist, weil die Kompetenz der Pflegefachkräfte durch Schulungsmaßnahmen gesichert (S3a) und Hilfsmittel unverzüglich zugänglich sind, da sie in der Einrichtung vorhanden sind oder diese unverzüglich beschafft werden können (S3b).

Beispiel 2 – Anpassung notwendig

Die gleiche Ausgangssituation ereignet sich nun in einem ambulanten Pflegedienst. Auch hier überprüft die Arbeitsgruppe, im Rahmen der Implementierung des Standards, die Handlungsebene 3 auf mögliche Anpassungen. Als das Strukturkriterium S3b diskutiert wird, kommt es zu einem Widerspruch zwischen der Standardaussage und der Ansicht der Mitglieder. Denn die Mitarbeiter des Pflegedienstes wissen, dass eine unverzügliche Bereitstellung von druckverteilenden Hilfsmitteln in einem ambulanten Pflegedienst nicht unbedingt zu gewährleisten ist. Denn die Einrichtung hält in den seltensten Fällen Hilfsmittel vor. Die Aufgabe der Pflegefachkraft ist hier, die Pflegekasse bzw. (falls die Krankenversicherung zuständig ist) den behandelnden Arzt über Notwendigkeit und Dringlichkeit des Hilfsmitteleinsatzes zu informieren und eine Verordnung bzw. Bereitstellung aufzuzeigen (DNQP, 2010, S. 32). Auch das Ergebniskriterium E3 ist davon betroffen, da dieses ebenfalls die unverzügliche Bereitstellung beinhaltet.

Die Pflegefachkraft	Die Pflegefachkraft	
»S3a – verfügt über die Kompetenz, die Notwendigkeit und die Eignung druckverteilender Hilfsmittel zu beurteilen. S3b – Dem Risiko des Klienten entsprechende druckverteilende Hilfsmittel (z. B. Weichlagerungskissen und -matratzen, Spezialbetten) sind unverzüglich zugänglich« (Bienstein et al., 2004, S. 39).	»P3 – wendet zusätzlich zu druckentlastenden Maßnahmen die geeigneten druckverteilenden Hilfsmittel an, wenn der Zustand des Klienten eine ausreichende Bewegungsförderung nicht zulässt« (Bienstein et al., 2004, S. 39).	»E3 Der Klient befindet sich unverzüglich auf einer für ihn geeigneten druckverteilenden Unterlage« (Bienstein et al., 2004, S. 39).

Tab. 6.1: Ursprüngliche Handlungsebene 3

Daher entscheidet sich die Arbeitsgruppe für eine Anpassung des Standardkriteriums S3b. Sie nehmen folgende Anpassung des Kriteriums S3b und des damit zusammenhängenden Ergebniskriteriums E3 vor.

65

Tab. 6.2:
Anpassung der Handlungsebene 3 am Beispiel eines ambulanten Pflegedienstes

Die Pflegefachkraft	Die Pflegefachkraft	
»S3a – verfügt über die Kompetenz, die Notwendigkeit und die Eignung druckverteilender Hilfsmittel zu beurteilen. S3b – Die Bereitstellung bzw. Verordnung von dem Risiko des Klienten entsprechende druckverteilende Hilfsmittel (z. B. Weichlagerungskissen und -matratzen, Spezialbetten) sind unverzüglich, unter Angabe der Notwendigkeit und Dringlichkeit der Verordnung, bei der Pflegekasse bzw. dem behandelnden Arzt aufzuzeigen« (Bienstein et al., 2004, S. 39).	»P3 – wendet zusätzlich zu druckentlastenden Maßnahmen die geeigneten druckverteilenden Hilfsmittel an, wenn der Zustand des Klienten eine ausreichende Bewegungsförderung nicht zulässt« (Bienstein et al., 2004, S. 39).	»E3 Der Klient befindet sich auf einer für ihn geeigneten druckverteilenden Unterlage« (Bienstein et al., 2004, S. 39).

Phase 3 Einführung und Anwendung des Expertenstandards

Auch vor der eigentlichen Einführung sollte eine Kick-off-Veranstaltung durchgeführt werden. Zur Umsetzung der konkreten Maßnahmen in der Praxis werden Mitarbeiter eingesetzt, die als Anleiter fungieren. Das können z. B. Pflegefachkräfte aus der Arbeitsgruppe oder die Projektleitung sein. Bei der Anleitung werden die Maßnahmen (z. B. Positionierung) von der anleitenden Person und der Pflegefachkraft gemeinsam durchgeführt.

Phase 4 Datenerhebung mit standardisiertem Audit-Instrument

Die Überprüfung des Erfolgs der Implementierung erfolgt anhand des Audits. Im Folgenden sind die dafür erforderlichen Erhebungsbögen und die dazugehörigen Hinweise des DNQP am Beispiel des Expertenstandards »Dekubitusprophylaxe in der Pflege« aufgeführt.

Patienten-/bewohnerbezogenes Audit – Hinweise zum Vorgehen beim patienten-/bewohnerbezogenen Audit (DNQP, 2010a):

• Es sollte ausreichend Zeit für die Befragung eingeplant werden (ca. 45 Min.).
• Alle Beteiligten der Pflegeeinheit sollten vor dem Audit über Ziel, Inhalte und Vorgehen informiert werden.

- Klienten können unmittelbar vor der Befragung informiert werden.
- Befrager und verantwortliche Pflegefachkräfte sollten (bei der Information der Kollegen und beim Audit selbst) den Expertenstandard heranziehen, wenn Fragen oder Unklarheiten auftreten.
- Die Akten von Klienten mit Risikoausschluss (es liegt kein Dekubitusrisiko vor) sollten vor der Befragung weggelegt werden, da nur Akten von Klienten bearbeitet werden, bei denen ein Risiko nicht ausgeschlossen werden konnte. Wurden die Ausschlüsse nicht dokumentiert, sollte das Pflegepersonal befragt werden.
- Es sollten die Anzahl aller Klienten (I.) und die Anzahl von Klienten mit Risiko (Ia.) und ohne Risiko (Ib.) vermerkt und am Schluss zusammengefasst werden.
- Es sollte zuerst die Datenerhebung aus der Pflegedokumentation, dann die Personalbefragung und zuletzt die Klientenbefragung erfolgen.
- Jeder Klient sollte nur einmal befragt werden. Daher sollte eine Liste geführt oder in der Akte ein Vermerk eingetragen werden.
- Bei der Befragung der zuständigen Pflegekraft sollten die Bezugspflegekräfte des jeweiligen Klienten befragt werden. Ergänzend können ggf. andere Pflegende befragt werden.
- Die Klienten bzw. Angehörigen sollten in einer diskreten Atmosphäre befragt werden (die Befrager sollten z.B. Dienstkleidung und Namensschilder tragen).
- Bei der Befragung von Klienten bzw. Angehörigen können Fragen sprachlich und individuell angepasst werden.
- Gewertet werden nur »Ja«- und »Nein«-Antworten. Andere Antworten (»Nein« oder »Nicht anwendbar«) sollten begründet werden.

Hinweise zu den einzelnen Items des Fragebogens 1 (DNQP, 2010a, S. 2)

E 0   Bitte vermerken Sie, ob bei Aufnahme bzw. bei Beginn der pflegerischen Versorgung des Klienten ein Dekubitus vorlag. Geben Sie die Lokalisation in der Kommentarspalte und den Grad in der Tabelle an. Liegt die Aufnahme länger zurück (z.B. in Einrichtungen der Altenhilfe), gilt der Zeitpunkt der Einführung des Standards. Bei mehreren Dekubitus sollte die Tabelle kopiert und die jeweilige Lokalisation des Dekubitus auf ihr vermerkt werden.

E 1.1   Aus erhebungspraktischen Gründen gelten die ersten 24 Stunden nach Aufnahme als »unmittelbar zu Beginn«.

E 1.2   Die Hautinspektion ist Teil der differenzierten Einschätzung des Dekubitusrisikos. Bitte geben Sie an, ob ihre Durchführung dokumentiert ist.

E 1.3   Eine Einschätzung ist dann aktuell, wenn sie entweder im festgelegten Zeitabstand und/oder nach jeder das Dekubitusrisiko betreffenden Veränderung der Pflegesituation erneut durchgeführt wurde.

E 2   Bitte geben Sie an, ob ein Bewegungsförderungsplan vorliegt, der die individuellen Risikofaktoren des Patienten/Bewohners ebenso berücksichtigt wie Interventionen, besondere Vorlieben (»Einschlafseite«) oder Zeitintervalle.

E 3.1   Gemeint sind druckverteilende Hilfsmittel wie z. B. Spezialmatratzen, Polsterungen oder andere Hilfsmittel. Falls keine entsprechenden Hilfsmittel benötigt werden, ist die Frage nicht anwendbar. Nicht gemeint sind Hilfsmittel wie z. B. Kissen.

E 4.1   In der Dokumentation sollte vermerkt sein, dass dem Patienten/ Bewohner (alternativ seinen Angehörigen) Informationen und Beratung angeboten wurden. Sollten die Angebote von dem Patient/Bewohner abgelehnt worden sein, gilt das Kriterium als erfüllt und muss mit »Ja« beantwortet werden. Ablehnung der Angebote bitte in der Kommentarspalte vermerken.

E 4.2   Diese Fragen beziehen sich auf arbeitsorganisatorische Bedingungen. Hat der Patient Beratungsangebote

E 4.3   oder die Beteiligung an der Maßnahmenplanung abgelehnt oder aus anderen Gründen nicht wahrnehmen können (z. B. kognitive Einschränkungen), gilt das jeweilige Kriterium trotzdem als erfüllt und muss mit »Ja« beantwortet werden. Ablehnung oder andere Gründe sollten in der Kommentarspalte vermerkt werden.

E 5.1   Bei dieser Frage geht es um die Informationsweitergabe über prophylaktische Maßnahmen an andere Berufsgruppen.

E 4.4   Bei diesen Fragen ist es möglich, dass die Antworten des Patienten/Bewohners im Widerspruch zu den Ergeb-

E 4.5   nissen der Dokumentenanalyse (E 4.1) und der Personalbefragung (E 4.2/E 4.3) stehen.

E 4.6   Die Fragen können zum besseren Verständnis den befragten Personen und dem individuellen Fall entsprechend sprachlich angepasst werden.

E 6   Die Hautbeobachtung sollte durch einen in der Dekubituseinschätzung erfahrenen Auditor oder ggf. eine weitere Pflegefachkraft erfolgen, die nicht zum Pflegeteam der auditierten Pflegeeinheit gehört. Das Ergebnis ist in der Tabelle einzutragen. Bei mehreren Dekubitus sollte die Tabelle kopiert und die jeweilige Lokalisation des Dekubitus auf ihr vermerkt werden.

Name der Einrichtung und Pflegeeinheit:

_____

Datum: _____   Benötigte Zeit: _____

Nummer: _____

Quelle	Frage		Antwort	Kommentare
Dokumentenanalyse	E 0	Lagen bei Aufnahme des Patienten/Bewohners in der Pflegeeinheit ein oder mehrere Dekubitus vor?		Wenn ja: Lokalisation: _____ Bitte vermerken Sie den Dekubitusgrad auf der folgenden Seite.

Abb. 6.1: Fragebogen 1: Klientenbezogene Daten (DNQP, 2010a, S. 3)

Quelle	Frage		Antwort	Kommentare
	E 1.1	Wurde unmittelbar zu Beginn der pflegerischen Versorgung eine systematische Einschätzung des Dekubitusrisikos vorgenommen?		
	E 1.2	Wurde eine Hautinspektion vorgenommen?		
	E 1.3	Liegt eine aktuelle, systematische Risikoeinschätzung vor?		
	E 2	Erfolgt die Bewegungsförderung nach einem individuellen Bewegungsplan?		
	E 3.1	Wenn individuell benötigte druckverteilende Hilfsmittel in der Pflegeplanung vorgesehen waren, wurden sie unverzüglich eingesetzt?		
	E 4.1	Wurde dem Patienten/Bewohner Beratung über sein Dekubitusrisiko angeboten?		
Befragung der zuständigen Pflegefachkraft	E 4.2	War es Ihnen möglich, den Patienten/Bewohner oder ggf. Angehörige in Bezug auf sein Dekubitusrisiko zu beraten?		
	E 4.3	War es Ihnen möglich, den Patienten/Bewohner oder ggf. Angehörige an der Planung der Maßnahmen zu beteiligen?		
	E 5.1	Wurden alle an der Versorgung beteiligten Berufsgruppen über die notwendigen prophylaktischen Maßnahmen informiert?		Wenn ja: auf welche Weise?
Befragung von Patient/Bewohner (alternativ Angehörige)	E 4.4	Hat jemand mit Ihnen über die Gefahr des Wundliegens gesprochen?		
	E 4.5	Waren die Informationen für Sie verständlich und ausreichend?		

Abb. 6.1:
Fragebogen 1: Klientenbezogene Daten (DNQP, 2010a, S. 3) – Fortsetzung

Quelle	Frage		Antwort	Kommentare
	E 4.6	Sind Ihnen Möglichkeiten zur Vermeidung des Wundliegens gezeigt worden?		
Beobachten	E 6	Hat der Patient/Bewohner einen oder mehrere Dekubitus, der oder die seit Aufnahme in der Pflegeeinheit neu entstanden sind?		Wenn ja: Lokalisation: _____ Bitte vermerken Sie den Dekubitusgrad auf der folgenden Seite.

Ausfüllhinweis: J: ja   N: nein   NA: nicht anwendbar

Abb. 6.1:
Fragebogen 1: Klientenbezogene Daten (DNQP, 2010a, S. 3) – Fortsetzung

---

Name der Einrichtung und Pflegeeinheit:

_____

Datum: _____   Benötigte Zeit: _____
Nummer: _____

Bitte vermerken Sie jeweils das Ergebnis der Dokumentenanalyse und der Hautbeobachtung durch den Auditor.

	EO (Dokumentenanalyse)	E6 (Beobachtung)
Kategorie/Stufe/Grad I: Nicht wegdrückbare Rötung Nicht wegdrückbare, umschriebene Rötung bei intakter Haut, gewöhnlich über einem knöchernen Vorsprung. Bei dunkel pigmentierter Haut ist ein Verblassen möglicherweise nicht sichtbar, die Farbe kann sich aber von der umgebenden Haut unterscheiden. Der Bereich kann schmerzempfindlich, verhärtet, weich, wärmer oder kälter sein als das umgebende Gewebe. Diese Symptome können auf eine (Dekubitus-)Gefährdung hinweisen.		
Kategorie/Stufe/Grad II: Teilverlust der Haut Teilzerstörung der Haut (bis zur Dermis), die als flaches, offenes Ulcus mit einem rot bis rosafarbenen Wundbett ohne Beläge in Erscheinung tritt. Kann sich auch als intakte oder offene/rupturierte, serumgefüllte Blase darstellen. Manifestiert sich als glänzendes oder trockenes, flaches Ulcus ohne nekrotisches Gewebe oder Bluterguss. Diese Kategorie sollte nicht benutzt werden, um Blasen, verbands- oder pflasterbedingte Hautschädigungen, feuchtigkeitsbedingte Läsionen, Mazerationen oder Abschürfungen zu beschreiben.		

Abb. 6.2:
Dekubitusgrade (EPUAP & NPUAP, 2009, deutsche Übersetzung S. 9, zit. n. DNQP, 2010a, S. 4)

	EO (Dokumentenanalyse)	E6 (Beobachtung)
Kategorie/Stufe/Grad III: Verlust der Haut Zerstörung aller Hautschichten. Subkutanes Fett kann sichtbar sein, jedoch keine Knochen, Muskeln oder Sehnen. Es kann ein Belag vorliegen, der jedoch nicht die Tiefe der Gewebsschädigung verschleiert. Es können Tunnel oder Unterminierungen vorliegen. Die Tiefe des Dekubitus der Kategorie/Stufe/Grad III variiert je nach anatomischer Lokalisation. Der Nasenrücken, das Ohr, der Hinterkopf und das Gehörknöchelchen haben kein subkutanes Gewebe, daher können Kategorie 3 Wunden dort auch sehr oberflächlich sein. Im Gegensatz dazu können an besonders adipösen Körperstellen extrem tiefe Kategorie 3 Wunden auftreten. Knochen und Sehnen sind nicht sichtbar oder tastbar.		
Kategorie/Stufe/Grad IV: Vollständiger Haut- oder Gewebeverlust Totaler Gewebsverlust mit freiliegenden Knochen, Sehnen oder Muskeln. Belag und Schorf können vorliegen. Tunnel oder Unterminierungen liegen oft vor. Die Tiefe des Kategorie 4 Dekubitus hängt von der anatomischen Lokalisation ab. Der Nasenrücken, das Ohr, der Hinterkopf und der Knochenvorsprung am Fußknöchel haben kein subkutanes Gewebe, daher können Wunden dort auch sehr oberflächlich sein. Kategorie 4 Wunden können sich in Muskeln oder unterstützenden Strukturen ausbreiten (Faszien, Sehnen oder Gelenkkapseln) und können dabei leicht Osteomyelitis oder Ostitis verursachen. Knochen und Sehnen sind sichtbar oder tastbar.		

Abb. 6.2: Dekubitusgrade (EPUAP & NPUAP, 2009, deutsche Übersetzung S. 9, zit. n. DNQP, 2010a, S. 4) – Fortsetzung

Personalbezogenes Audit – Hinweise zum Vorgehen beim personalbezogenen Audit (Fragebogen 2: Befragung der Pflegefachkräfte zum Fortbildungsbedarf (DNQP, 2010a)):

1. Die Befragung erfolgt schriftlich und anonym (ggf. muss der Betriebs-/Personalrat einbezogen werden).
2. Die Pflegefachkräfte sollten über den Zweck der Befragung (Teil des Implementierungsprozesses und wichtig für die Evaluation) informiert werden.
3. Der Auditor sollte die Fragebögen persönlich verteilen und anonymisiert (z. B. in einer Box) wieder einsammeln.
4. Fragebogen 2 kann mündlich durch Beispiele ergänzt werden. Dabei dürfen Überschrift und Themengebiet nicht geändert werden.

71

Ergebnisprotokoll 1: Patienten/Bewohner

Standard:	Dekubitusprophylaxe, 1. Aktualisierung	Stichprobe:	
Ziel des Audits:	Feststellen, ob jeder dekubitusgefährdete Patient/Bewohner eine geeignete Prophylaxe erhält.	Patienten/Bewohner/Angehörige:	40 Patienten mit Risiko (sowie alle übrigen Patienten/Bewohner zwecks Risikoausschluss)
		Personal:	Alle Pflegefachkräfte der Pflegeeinheiten
		Zeitrahmen:	4 Wochen

Name der Einrichtung und Pflegeeinheit: ....

Funktion/Position des Auditors: ....

Zeitraum des Audits: von: .... bis: ....
Gesamtaufwand des Auditors: .... (in Stunden)
(inkl. Wegezeiten und telefonischen Absprachen):

I. Gesamtzahl der Patienten/Bewohner: ....
davon
a) Zahl der dekubitusgefährdeten Patienten/Bewohner: ....
b) Zahl der Patienten/Bewohner mit Risikoausschluss: ....

II. Kommentar (Besonderheiten, Probleme, Auffälligkeiten): ....

Code	Patienten-/bewohnerbezogene Stichprobe																																								Summe			
	1	2	3	4	5	6	7	8	9	10	11	12	13	14	15	16	17	18	19	20	21	22	23	24	25	26	27	28	29	30	31	32	33	34	35	36	37	38	39	40	gültig	J	N	in %
E0																																												
E1.1																																												
E1.2																																												
E1.3																																												
E2																																												
E3.1																																												
E4.1																																												
E4.2																																												
E4.3																																												
E5.1																																												
E4.4																																												
E4.5																																												
E4.6																																												
E6																																												

J = ja   N = nein   NA = nicht anwendbar

© Deutsches Netzwerk für Qualitätsentwicklung in der Pflege (DNQP) 2010

Abb. 6.3:
Ergebnisprotokoll 1:
Klient (DNQP, 2010a,
Auditinstrument)

5. In Ergebnisprotokoll 2 sollte die Anzahl der ausgegebenen Fragebögen angegeben werden. Diese sollte der Anzahl aller Pflegefachkräfte entsprechen.

6. Die Ergebnisse werden in das Ergebnisprotokoll 2 eingetragen.

7. Es werden nur »Ja«- und »Nein«-Antworten gewertet. Das Ergebnis errechnet sich aus den »Ja«-Antworten geteilt durch alle Antworten, die mit »Ja« oder »Nein« beantwortet wurden.

Befragung der Pflegefachkräfte zum Fortbildungsbedarf (DNQP, 2010a, S. 7):

Liebe Kollegin, lieber Kollege aus dem Pflegedienst,

in Ihrer Pflegeeinheit wurde der Expertenstandard »Dekubitusprophylaxe in der Pflege« eingeführt. Sie sind unter Umständen bereits über die Qualitätsbewertung (Audit) informiert und zu von Ihnen betreuten Klienten befragt worden. Zur Auswertung des Erfolgs der Standardeinführung und -anwendung ist es wichtig, die Selbsteinschätzung des Pflegepersonals zum Wissensstand bezüglich der Standardkriterien zu erfassen. Wir bitten Sie daher, den folgenden kurzen Fragebogen ohne Angabe Ihres Namens auszufüllen, damit Ihre Anonymität gewahrt bleibt.

Da es Sinn und Zweck von Expertenstandards ist, neues Wissen zu verbreiten, besteht bei ihrer Einführung grundsätzlich Fortbildungsbedarf. *Wir möchten von Ihnen wissen, zu welchen Themen Sie in den vergangenen 24 Monaten an Schulungs- oder Fortbildungsmaßnahmen teilgenommen haben und zu welchen Themen Sie weiteren Schulungs-/Fortbildungsbedarf sehen.* Als Fortbildungen gelten auch

Informationen durch Kolleginnen im Rahmen von Dienstbesprechungen oder Übergaben. Ebenso gehören dazu praktische Übungen und Trainings (z. B. Schulungen für Hilfsmittel).

Fortbildungsthemen	Teilnahme		Weiterer Bedarf	
	Ja	Nein	Ja	Nein
Dekubitusentstehung, Risikofaktoren und Einschätzung von Dekubitus (S1a)				
Durchführung der systematischen Risikoeinschätzungen zur Erfassung des Dekubitusrisikos (S1b)				
Gewebeschonende Bewegungs-, Lagerungs- und Transfertechniken (S2)				
Auswahl geeigneter Hilfsmittel, z. B. geeignete druckverteilende Lagerungshilfsmittel (S3)				
Beratung/Anleitung zu Dekubitusrisiko und prophylaktischen Maßnahmen, z. B. Bewegungsförderung (S4)				
Beurteilung und Dokumentation der Effektivität der prophylaktischen Maßnahmen, z. B. Begutachtung des Hautzustandes (S6)				

Tab. 6.3:
Fragebogen zu Fortbildungsbedarf (DNQP, 2010a, S. 7)

Ist die Überprüfung anhand des Audit-Instruments abgeschlossen, ergibt sich aus den erhobenen Daten, welche Standardkriterien erfolgreich und welche weniger bzw. nicht erfolgreich implementiert bzw. umgesetzt wurden. Zum Beispiel kann es sein, dass die Pflegefachkräfte in der Einschätzung des Dekubitusrisikos gut fortgebildet wurden und zunächst kein Bedarf daran besteht. Weiterhin ergibt sich aus der Dokumentation, dass die Risikoeinschätzung systematisch durchgeführt wurde und aktuelle Einschätzungen vorliegen. Damit wäre die Handlungsebene 1 des Expertenstandards erfolgreich umgesetzt. Andererseits kann die Befragung der Klienten ergeben haben, dass viele von ihnen zu wenig informiert oder beraten wurden. Damit würde dann in der Handlungsebene 4 (zumindest im Ergebnis) Verbesserungsbedarf bestehen. Wenn ein Kriterium nicht ausreichend erfüllt wurde, kann dies an Defiziten liegen, die behoben werden können – z. B. kann es am Mangel an Qualifikation der Pflegenden liegen. In diesem Fall könnten weitere Fortbildungen bzw. Anleitungen durchgeführt werden, um den Erfolg der Umsetzung zu verbessern. Es kann aber auch daran liegen, dass ein Kriterium schlicht nicht erfüllbar ist. In diesem Fall sollte, gemäß der Phase 2, eine Anpassung des Kriteriums vorgenommen werden (Bölicke, 2007).

Ist das Audit abgeschlossen, gilt der Expertenstandard als implementiert. Das bedeutet jedoch nicht, dass eine Überprüfung nun nicht mehr

Kontinuierliche Überprüfung

73

Ergebnisprotokoll 2: Befragung der Pflegefachkräfte zum Fortbildungsbedarf

Anzahl der ausgegebenen *Audit-Fragebögen 2: Pflegepersonal* : ....

Abb. 6.4:
Ergebnisprotokoll 2: Befragung der Pflegefachkräfte zum Fortbildungsbedarf (DNQP, 2010a)

J = ja   N = nein   NA = nicht anwendbar

© Deutsches Netzwerk für Qualitätsentwicklung in der Pflege (DNQP) 2010

notwendig ist. Im Gegenteil: Das Audit muss in regelmäßigen Abständen wiederholt werden, um zu gewährleisten, dass die Umsetzung des Standards kontinuierlich weitergeführt wird (Bölicke, 2007). Denn die Gefahr liegt darin, dass die Umsetzung eines Standards, einmal eingeführt, »einschläft«, weil vielleicht gerade andere Dinge (z. B. die Implementierung eines anderen Expertenstandards) anstehen. Diese Gefahr gilt es zu vermeiden. Eine kontinuierliche Umsetzung und Überprüfung ist unerlässlich.

6.3   Zusammenfassung

Die Implementierung eines Expertenstandards erfordert die Umsetzung eines geregelten Prozesses. Das DNQP hat dafür ein Modell entwickelt, welches vier Phasen umfasst:

- Fortbildungen zum Expertenstandard
- Anpassung einzelner Standardkriterien an die besonderen Anforderungen der Zielgruppe oder der Einrichtung im Sinne einer Konkretisierung
- Einführung und Anwendung des Expertenstandards
- Datenerhebung mit standardisiertem Audit-Instrument

Das Phasenmodell des DNQP ermöglicht eine intensive Auseinandersetzung mit dem einzuführenden Standard und eine nachhaltige Umsetzung. Dabei haben die Einrichtungen die Möglichkeit, die Standardkriterien an ihre besonderen Gegebenheiten anzupassen. Mit einer abschließenden Bewertung anhand des Audit-Instruments kann der Erfolg der Implementierung überprüft werden. Es reicht jedoch nicht aus, Expertenstandards einmalig zu implementieren. Eine kontinuierliche Umsetzung der Standards erfordert eine kontinuierliche Überprüfung der Pflegepraxis.

Praxistipps im Rahmen der Implementierung

Die Einrichtung muss Betriebsabläufe festlegen. Diese werden per hauseigenem Standard bzw. Ablaufdiagramm schriftlich festgehalten und klären auch die Zuständigkeiten und deren Vertreter in Abwesenheit (Urlaub, Krank, Frei). Ziel ist es, den Versorgungsprozess für den Klienten ohne Versorgungsbrüche zu sichern.

Verfahrensregelung

Beispiel zur Dekubitusprophylaxe

- Wer erfasst die Risikofaktoren?
- Wer erfasst die Pflegediagnosen und beginnt den Pflegeprozess?
- Wer hat Kontakt zum Hausarzt, Facharzt?
- Wann wird die Pflegefachkraft mit Zusatzqualifikation hinzugeschaltet? Schon zur Prophylaxe oder erst zur Therapie?
- Welche Hilfsmittel sind erforderlich?
- Wie werden die Informationen der anderen Berufsgruppen zusammengeführt?
- Welche Fachdisziplinen können regional eingeschaltet werden? Hausärzte, Fachärzte, Ergotherapeuten, Krankengymnasten, Ernährungsberater, Apotheken, Sanitätshäuser, Psychologen. Wer schaltet diese anderen Berufsgruppen hinzu?
- Wer koordiniert den Gesamtversorgungsprozess?
- Wer übernimmt die Patientenedukation?

Beispiel bei Dekubitus

- Wer erstellt die Wunddokumentation (Anamnese, Heilungsverlauf, Therapieverlauf)?
- Wer holt die medizinische Diagnose ein?
- Wer legt das Versorgungsregime fest?
- Welche Verbandstoffe werden eingesetzt?

Einrichtungsinterner Standard und Schulung von Pflegefachkräften

Jede Einrichtung sollte zur Risikoeinschätzung einen eigenen, individuell auf das Setting angepassten Standard entwickeln (EPUAP & NPUAP, 2009). Dieser sollte Folgendes enthalten:

Einrichtungsinterner Standard zur Risikobeurteilung

- Medizinische Fachgebiete, die für die Einrichtung von Bedeutung sind
- Festgelegte Zeitpunkte zur Erst- und Wiederholungseinschätzung
- Dokumentation der Risikoeinschätzung

75

Die Informationen zu den Risikofaktoren sollten an alle Beteiligten anderer Gesundheitsberufe weitergeleitet werden.

Schulungen für Pflegefachkräfte zur Risikobeurteilung
Durch spezielle Schulungen im Bereich Dekubitusrisiko(-einschätzung) und -prävention erlangen Pflegefachkräfte ein größeres Wissen, welches sie in die Lage versetzt, die Einschätzung des Dekubitusrisikos möglichst genau und verlässlich durchzuführen (EPUAP & NPUAP, 2009).

Einrichtungsinterner Standard zur Einschätzung des Hautzustandes
Weiterhin sollte der Standard zur Risikobeurteilung die Einschätzung des Hautzustandes und die komplette Hautinspektion berücksichtigen. Bei der Erfassung soll ebenfalls systematisch vorgegangen werden (EPUAP & NPUAP, 2009).

Der Standard

- sollte für die Einrichtung relevant sein,
- sollte zeitliche Vorgaben für eine erstmalige/wiederholte Hautinspektion enthalten,
- sollte klare Empfehlungen zur Dokumentation der Begutachtung enthalten,
- sollte klare Empfehlungen zur Weitergabe an beteiligte Berufsgruppen enthalten.

Schulungen für Pflegefachkräfte zum Hautassessment
Diese Schulungen beinhalten Techniken (EPUAP & NPUAP, 2009):

- zum Erkennen einer Dekubitusgefahr (Kategorie 1) der Kompressionsdrucktest,
- zu lokalen Erwärmungen,
- zu Ödemen,
- zu Verhärtungen,
- zum Erkennen von Dekubitusgefahr der Kategorie 1 bei Menschen mit dunkel pigmentierter Haut.

Dokumentation der Risikoeinschätzungen
Alle Risikoeinschätzungen müssen dokumentiert werden (EPUAP & NPUAP, 2009). Dadurch wird gewährleistet:

- dass die Kommunikation im multidisziplinären Team sichergestellt ist,
- dass eine adäquate Versorgungsplanung gegeben ist
- und dass (durch die Dokumentation) ein Richtwert für die Verlaufsbeobachtung und -kontrolle vorliegt.

7 Aktuelles Wissen zu Dekubitus und Prophylaxe

7.1 Prävalenz/Inzidenz

Eine beträchtliche Zahl der pflegebedürftigen Menschen in Deutschland leidet an einem oder mehreren Dekubitus. Das Leben mit einem Dekubitus ist für die betroffenen Menschen mit erheblichen Einschränkungen in ihrer Gesundheit und Lebensqualität verbunden.

Prävalenz

> *Dekubitusprävalenz* bezeichnet die Zahl Betroffener mit einem Dekubitus zu einem bestimmten Zeitpunkt und einer bestimmten Population (Lahmann & Kottner, 2012, S. 44).

Das Auftreten von Dekubitus ist je nach Art der Einrichtung unterschiedlich. Auch sind die dafür erhobenen Prävalenzzahlen je nach der Messung leicht abweichend (▶ Tab. 7.1).

Setting	Dekubitusprävalenz	DNQP	Durchschnitt
Pflegedienst	3,2 % (Reus et al., 2005), 4,1 % (Lindenberg et al., 2003)	3–4 %	5 %
Pflegeheim	6 % (Reus et al., 2005), 4 % (Lahmann et al., 2010)	5–6 %	
Krankenhaus	5 % (Stausberg et al., 2005), 7 % (Lahmann et al., 2010)	5–7 %	

Tab. 7.1:
Dekubitusprävalenz nach Setting

Im Durchschnitt kann angenommen werden, dass die Dekubitusprävalenz in Deutschland bei ca. 5 % liegt. Die oben angegebenen Prävalenzen beziehen sich auf die sogenannte »rohe« Prävalenz, welche alle Dekubituskategorien (1 bis 4) einbezieht. Da ein Dekubitus der Kategorie 1 jedoch noch keinen eigentlichen Dekubitus darstellt, sondern ein Warnzeichen, müssten im Rahmen der Prävalenzerhebungen die Kategorien differenziert dargestellt und betrachtet werden. Untersuchungen, die nur Klienten mit Dekubitus der Kategorien 2 bis 4 einbezogen haben, kamen auf eine Prävalenz von 2,8 % in Pflegeheimen und 3,7 % in Krankenhäusern (Lahmann et al., 2010). Des Weiteren ist die Prävalenz von Dekubitus abhängig von den Risiken der Klienten in den Einrichtungen. Bei Pflegeheimbewohnern mit Dekubitus und einem Braden-Score von höchstens 20 Punkten wurde eine Prävalenz von 5,8 % (Dekubitus Kategorie 1 bis 4) bzw. von 3,8 % (Dekubitus Kategorie 2 bis 4) gemessen. Bei Krankenhauspatienten dieser Risikogruppe wurden Prävalenzen von 14,2 % (Dekubitus Kategorie 1 bis 4) bzw. 8,5 % (Dekubitus Kategorie 2 bis 4) festgestellt. Bei immobilen Menschen ergaben die Untersuchungen in Pflegeheimen eine Prävalenz von 11,7 % (Kategorie 1 bis 4) bzw. 8,5 % (Kategorie 2 bis 4) und in Krankenhäusern eine Prävalenz von 27,7 % (Kategorie 1 bis 4) bzw. 17,8 % (Kategorie 2 bis 4). Die nosokomiale Prävalenz, also die Prävalenz der Dekubitus, die in den Einrichtungen entstanden sind, wurde in Pflegeheimen mit 1,9 % (Kategorie 1 bis 4) bzw. 1,1 % (Kategorie 2 bis 4) und in Krankenhäusern mit 2,9 % (Kategorie 1 bis 4) bzw. 1,5 % (Kategorie 2 bis 4) gemessen (Lahmann et al., 2010).

Inzidenz Die Inzidenz von Dekubitalulcera in deutschen Krankenhäusern wurde vom Institut für Qualität und Patientensicherheit (BQS) zwischen 1,2 und 1,3 % (BQS, 2008) gemessen. An anderer Stelle wurde eine Inzidenz von 4 % ermittelt (Lahmann & Kottner, 2011). Für das Pflegeheimsetting liegen derzeit nur regionale Ergebnisse vor. So wurde für den Hamburger Raum eine Inzidenz von ca. 2 % pro Quartal festgestellt (Leffmann et al., 2002).

Dekubitusinzidenz bezeichnet die Anzahl an Betroffenen einer bestimmten Population, bei denen innerhalb eines bestimmten Zeitraums ein Dekubitus neu aufgetreten ist (Lahmann & Kottner, 2012, S. 44).

Die Autoren halten die Erhebung der Dekubitusprävalenz und Inzidenz erst ab der Kategorie 3 als sinnvoll, denn bei der Kategorie 1 besteht lediglich eine Dekubitusgefahr und bei der Kategorie 2 handelt es sich meist um mechanische Verletzungen aufgrund von Feuchtigkeit und/oder Reibung.

7.2 Definition Dekubitus (EPUAP & NPUAP)

Die international konsentierte (abgestimmte) Definition von Dekubitus nach EPUAP und NPUAP (2009), welche auch vom Expertengremium des DNQP für den aktuellen Expertenstandard übernommen wurde, lautet:

Definition Dekubitus nach EPUAP & NPUAP (2009, S. 7)

»Ein Dekubitus ist eine lokal begrenzte Schädigung der Haut und/oder des darunterliegenden Gewebes, in der Regel über knöchernen Vorsprüngen, infolge von Druck oder von Druck in Kombination mit Scherkräften. Es gibt eine Reihe weiterer Faktoren, welche tatsächlich oder mutmaßlich mit Dekubitus assoziiert sind; deren Bedeutung ist aber noch zu klären.«

Die lokal begrenzte Schädigung der Haut und/oder des darunterliegenden Gewebes bedeutet, dass

- die Haut noch intakt sein kann,
- die Haut geschädigt sein kann,
- das darunterliegende Gewebe intakt sein kann,
- das darunterliegende Gewebe geschädigt sein kann oder
- die Haut und das darunterliegende Gewebe geschädigt sein können.

Mit der neuen Definition von Dekubitus des EPUAP & NPUAP (2009) ergaben sich wesentliche Änderungen im Vergleich zur vorherigen Definition. Von 2000 bis 2009 galt in Deutschland die Definition laut dem Expertenstandard »Dekubitusprophylaxe in der Pflege« (DNQP, 2002): »Dekubitus ist eine durch länger anhaltenden Druck (Druck x Zeit) entstandene Schädigung der Haut und des darunter liegenden Gewebes.« Allein schon durch die Änderung der Definition hat sich das aktuelle Wissen von »damals« verändert. So ist man bis dahin davon ausgegangen, dass ein geringer Druck über eine längere Zeit genauso schädlich ist wie ein hoher Druck über kurze Zeit. Es konnte wissenschaftlich belegt werden, dass dies eine falsche Annahme war (Linder-Ganz et al., 2006, Gefen, 2009). Damals beinhaltete die Definition eine Schädigung der Haut und des darunterliegenden Gewebes. Aktuell wird ein Dekubitus als eine lokal begrenzte Schädigung der Haut und/oder des darunterliegenden Gewebes beschrieben. Denn die Haut kann trotz einer tiefen Gewebeschädigung zunächst noch intakt sein.

Definition vor 2009	Definition seit 2009
Dekubitus ist eine durch *länger anhaltenden Druck (Druck x Zeit)* entstandene Schädigung der Haut und des darunterliegenden Gewebes.	Dekubitus ist eine *lokal begrenzte Schädigung* der Haut *und/oder* des darunterliegenden Gewebes, in der Regel über *knöchernen Vorsprüngen*, infolge von *Druck oder von Druck in Kombination mit Scherkräften*. Es gibt eine Reihe weiterer Faktoren, welche tatsächlich oder mutmaßlich mit Dekubitus assoziiert sind; deren Bedeutung ist aber noch zu klären.

Tab. 7.2: Gegenüberstellung alte und neue Definition von Dekubitus

7.3 Ätiologie für die Entstehung von Dekubitalulcerationen

Entstehung von Dekubitus

Der Dekubitus entwickelt sich infolge interner Reaktionen auf externe mechanische Belastungen. Um die Entstehung des Dekubitus verstehen zu können, ist es von entscheidender Bedeutung, dass Pflegefachkräfte die internen Reaktionen auf externe Belastungen kennen. Bei einem Dekubitus handelt es sich nicht um eine eigenständige Grunderkrankung, sondern vielmehr um eine Folge von Immobilität, die in Kombination mit anderen Krankheitsbildern bzw. Risikofaktoren auftritt. Bewegungseinschränkungen bei akuten Erkrankungen wie Apoplexie, Herzinfarkt, durch Multimorbidität (Mehrfacherkrankungen) und bei pflegebedürftigen Klienten spielen eine große Rolle.

Ursache von Dekubitus

Um die Ursache (Ätiologie) klären zu können, sollen hier zunächst die Begriffe Reibung, mechanische Belastung, Druck und Scherkraft geklärt werden.

Reibung/Reibungskraft
Reibung ist das gegeneinander Schieben von Oberflächen und wird synonym mit dem Begriff *Reibungskraft* verwendet. EPUAP & NPUAP verwenden den Begriff Reibung als Kontaktkraft, die parallel zur Hautoberfläche auftritt. Bei Reibung kann ein Abrieb der Epidermis (Oberhaut) oder der gesamten Dermis (Lederhaut) mit Blasenbildung entstehen. Es handelt sich um eine Abschürfung (Schürfwunde) der Haut und damit um eine mechanische Verletzung (Lippert, 2006).

Schürfwunde

Eine Schürfwunde durch Abrieb ist jedoch *kein Dekubitus*! In der EPUAP & NPUAP Definition der Kategorie 2 wird explizit darauf hingewiesen, dass Druck die Ursache sein muss und diese Kategorie nicht benutzt werden soll, um Abschürfungen zu beschreiben. Wenn die Entstehungsursache nicht klar ist (Druck oder Abschürfung aufgrund von Unruhezuständen), kann diese Schürfwunde optisch zunächst wie ein Dekubitus erscheinen.

Reibung stört die Barrierefunktion der Hornschicht und diese ist dann bei zusätzlich auftretendem Druck nicht so widerstandsfähig wie intakte Haut. Reibung stellt damit lediglich einen Risikofaktor für die Entstehung eines Dekubitus dar.

Klient ist unruhig

- Er reibt mit der Ferse auf der Unterlage.
- Epidermis wird abgerieben.
- Durch den Abrieb entsteht Wärme und Blasenbildung.

Mechanische Verletzung (Schürfwunde) = Kein Dekubitus!

Mechanische Belastung

Eine externe mechanische Belastung umfasst alle Arten von äußeren Kräften. Diese externen mechanischen Belastungen treten auf als

- Druck => normal wirkende Kraft => stehende Kraft => pro Oberflächeneinheit => senkrecht zur Hautoberfläche
- Scherkraft => Verzerrung => parallel zur Hautoberfläche
- Zugkraft => Dehnungen => wird in der Literatur ebenfalls als Scherkraft bezeichnet

Im komprimierten Gewebe insbesondere über Knochenvorsprüngen wirken Druck, Scher- und Zugkräfte.

Druck

Druck entspricht der »normalen Kraft« (senkrecht zur Hautoberfläche) pro Oberflächeneinheit (NPUAP & EPUAP, 2009). Die einwirkende Kraft auf einer kleinen Fläche erzeugt einen höheren Druck als die gleiche Krafteinwirkung verteilt auf einer größeren Fläche.

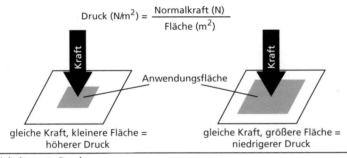

$$\text{Druck (N/m}^2\text{)} = \frac{\text{Normalkraft (N)}}{\text{Fläche (m}^2\text{)}}$$

Anwendungsfläche

gleiche Kraft, kleinere Fläche = höherer Druck

gleiche Kraft, größere Fläche = niedrigerer Druck

Einheiten von Druck
1 N/m^2 = 1 Pa = 0,0075 mmHg   1 000 N/m^2 = 1 kPa = 7,5 mmHg
N/m^2 = Newton pro Quadratmeter; Pa = Pascal; mmHg = Millimeter Quecksilbersäule

Abb. 7.1: Krafteinwirkung (Takahashi et al. 2010, © Wounds International, 2010)

Ein gemessener Druck an der Schnittstelle zwischen Körper und Unterlage ist keine verlässliche Grundlage für das Ausmaß der Gewebeschädigung, denn der Druck, der in den tieferen Gewebeschichten auftritt, ist höher (Bader & Oomens, 2006). Daher ist ein Schwellenwert, der allein auf dem Schnittstellendruck beruht, nicht relevant bei der Entstehung von Dekubitus.

Scherkraft

Scherkräfte wirken parallel zur Hautoberfläche und treten auf, wenn Gewebe komprimiert wird. Hohe Scherkräfte bei normaler Belastung an der Schnittstelle zwischen Körper und Unterlage können allein schon Schädigungen verursachen oder verschlimmern. Zugkräfte durch Dehnung der Haut und des Gewebes werden auch als Scherkraft bezeichnet (Kamps, 2012).

Tab. 7.3: Gewebeveränderung durch Druck und Scherkräfte	Verdeutlichung anhand einer Rinderbeinscheibe	Was passiert im menschlichen Körper?
	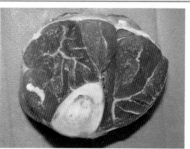 **Abb. 7.2:** Physiologisch, ohne Kompression	• Gewebe ohne Kompression (im unbelasteten Zustand), ohne Druck, ohne Gegendruck
	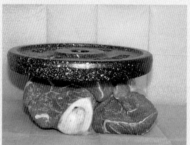 **Abb. 7.3:** Mit Kompression	In sitzender/liegender Position: • Gewicht des Körpers (Druck) und der Gegendruck (Sitzfläche) komprimieren das Gewebe
	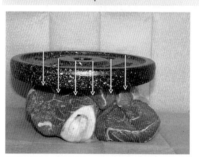 **Abb. 7.4:** Wirkung der Kompression auf Gewebe	• Durch die Kompression wird Gewebe senkrecht zusammengedrückt, gequetscht
	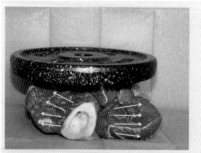 **Abb. 7.5:** Scherkraft	• Das Gewebe wird parallel zu den Seiten hin komprimiert = *Scherkraft*

82

Verdeutlichung anhand einer Rinderbeinscheibe	Was passiert im menschlichen Körper?

Es gibt keine Scherung ohne Kompression.

Reaktion von Gewebe auf mechanische Belastung

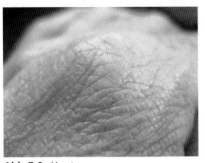

Abb. 7.6: Haut

Haut

- schützt den menschlichen Körper vor pathologischen Mikroorganismen, vor Strahlung und vor Austrocknung
- ist sehr widerstandsfähig und stabil
- enthält Kollagen und elastische Fasern

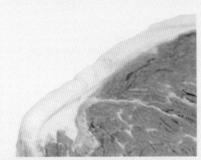

Abb. 7.7: Subkutanes Fettgewebe

Subcutis (Subkutangewebe)

- »schwimmt« auf der Faszie (Muskelhaut)
- dient in erster Linie als Verschiebeschicht zwischen der eigentlichen Haut und der Körperfaszie
- weniger durchblutet
- relativ druckempfindlich
- bei Traumen, z. B. durch Entzündungen oder Verletzungen, reagiert die Subkutis mit einer Nekrose der betroffenen Fettzellen. Dadurch werden Fettsäuren freigesetzt, die wiederum einen Entzündungsreiz darstellen

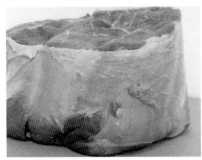

Abb. 7.8: Faszie

Faszie

- nahezu unverwüstlich
- sehr stabil (reißfest)
- im Gegensatz zum Muskelgewebe selbst sind Faszien passive Strukturen, die dem Muskel Form und Festigkeit geben
- sie sind ein Widerlager, welches verhindert, dass die Fasern des Muskels während seiner Funktion ihren morphologischen (Form) Zusammenhalt verlieren
- darüber hinaus dienen sie der Abgrenzung der Muskeln untereinander und verhindern so, dass eng zusammenliegende Muskeln sich bei der Kontraktion gegenseitig beeinflussen

Tab. 7.3:
Gewebeveränderung
durch Druck und
Scherkräfte –
Fortsetzung

Verdeutlichung anhand einer Rinder-beinscheibe	Was passiert im menschlichen Körper?
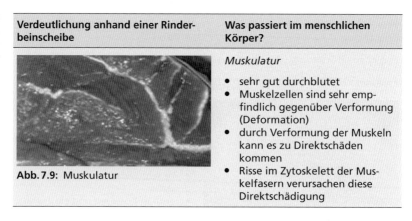**Abb. 7.9:** Muskulatur	*Muskulatur* • sehr gut durchblutet • Muskelzellen sind sehr empfindlich gegenüber Verformung (Deformation) • durch Verformung der Muskeln kann es zu Direktschäden kommen • Risse im Zytoskelett der Muskelfasern verursachen diese Direktschädigung

7.4 Entstehung und Ausbreitung des Dekubitus

Nachfolgend sollen die Entstehungstheorien und die Annahmen zur Ausbreitung des Dekubitus dargestellt werden.

7.4.1 Entstehungstheorien

Theorie der Ischämie

Lange Jahre wurde bei der Dekubitusentstehung nur eine Theorie der Pathogenese (Krankheitsentstehung) gelehrt – die Theorie der Ischämie

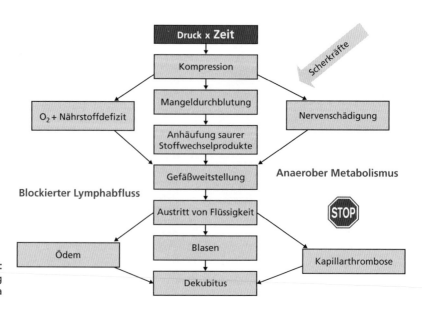

Abb. 7.10:
Dekubitusentstehung
Stufenschema

(Minderdurchblutung). Bei der Minderdurchblutung wurden auch ein gestörter Lymphabfluss mit Ödembildung, Mikrothrombosen und die Anhäufung von sauren Stoffwechselprodukten (Azidose) erwähnt. Diese Erklärung für die Entstehung wurde über lange Jahre als Kaskade hintereinander dargestellt. Betrachtet man in der Gesamtschau die pathogenetischen Theorien, ist es allerdings nicht so, dass alle Prozesse nacheinander ablaufen.

Derzeit überwiegt die Meinung, dass alle pathogenetischen Phänomene mehr oder weniger gemeinsam an der Dekubitusentstehung mitwirken. Dies sind:

Dekubitusentstehung

- Ischämie
  - Die Ischämie tritt als Folge einer anhaltenden Deformation des weichen Gewebes auf.
  - Sie führt zu einer Hypoxie (Sauerstoffmangelversorgung), der Blockierung der Nährstoffversorgung, und zur Blockierung des Abbaus von Abfallprodukten.
  - Der Nährstoffmangel und die Veränderung des pH-Wertes können zu Gewebeschäden führen.
  - Die Zeitdauer, in der Gewebe die Phase einer Ischämie aushalten kann, ist für Muskeln, Fett und Haut unterschiedlich (NPUAP & EPUAP, 2009).
  - Ischämie galt lange Zeit als Hauptgrund für die Dekubitusentstehung. Diese Theorie spielt aktuell nur noch eine untergeordnete Rolle. Ischämische Prozesse spielen erst nach längerer Unterbrechung eine Rolle, denn zunächst wird die Mangeldurchblutung kompensiert (Kottner, 2012).
- Deformation der Muskelzellen
  - Deformationen des Muskelgewebes führen bei einer Belastung von mehr als 50 % fast unmittelbar (innerhalb von weniger als zwei Stunden) zu Gewebeschäden (EPUAP & NPUAP, 2009).
  - Diese Direktschäden werden verursacht durch Risse im Zytoskelett der Muskelfasern, *nicht* durch Ischämie (EPUAP & NPUAP 2009).
  - Derzeit steht in der Theorie zur Dekubitusentstehung eine Initialschädigung durch Muskeldeformation mit Rissen im Zytoskelett im Vordergrund (EPUAP & NPUAP, 2009).
  - Muskelgewebe ist potenziell anfälliger für Schädigungen als Hautgewebe (EPUAP & NPUAP, 2009).
  - Insbesondere die Verteilung von Nährstoffen, Abbauprodukten und Hormonen, die den Muskelstoffwechsel regulieren, kann durch mechanische Belastung behindert werden.
  - Zelltod und Gewebenekrose verursachen lokale Veränderungen der mechanischen Eigenschaften des verletzten Gewebes, die wiederum die Verteilung von Deformation und Beanspruchung verzerren können und wahrscheinlich die Verletzung verschlimmern (EPUAP & NPUAP, 2009).

- Deformation der Haut und des subkutanen Gewebes über einen bestimmten individuellen Schwellenwert führen ebenfalls zu Gewebeschädigungen (EPUAP & NPUAP, 2009).
- Anaerober Stoffwechsel
  - In Folge einer länger anhaltenden Ischämie tritt die Wiederdurchblutung ein.
  - In Folge einer länger anhaltenden Ischämie kann es zur Freisetzung schädlicher freier Radikale kommen. Tritt die Wiederdurchblutung ein, werden diese toxischen freien Radikale ins mangeldurchblutete Gebiet eingeschwemmt.
  - Das Ausmaß der Gewebeschädigung kann dadurch erhöht werden (EPUAP & NPUAP, 2009).
  - Durch Druck entsteht im Gewebe eine anaerobe Stoffwechselsituation mit Anhäufung toxischer Stoffwechselprodukte. Diese toxischen Stoffe (freie Radikale) werden freigesetzt. Bei Druckentlastung findet eine Reperfusion (erneute Durchblutung) statt und die toxischen Stoffe werden ins Kapillargebiet eingeflutet. Durch die Giftstoffe beginnt die Zellschädigung mit anschließendem Zelluntergang.
  - Eine Wiederdurchblutung nach einer Phase anhaltender Ischämie kann, durch die Freisetzung freier Radikale im Gewebe, die Gewebeschädigung erhöhen (EPUAP & NPUAP, 2009).
- Blockierter Lymphabfluss
  - Die Balance im Interstitium (Zellzwischenraum), wo der Transport von Nährstoffen und Abbauprodukten stattfindet, ist entscheidend für die gesunde Homöostase.
  - Besonders die Verbreitung von Nährstoffen, Abfallstoffen und Hormonen, die den Muskelstoffwechsel regulieren, kann durch eine mechanische Belastung behindert werden (EPUAP & NPUAP, 2009).
  - Durch die Gefäßweitstellung und die Anhäufung der sauren Stoffwechselprodukte werden die Kapillaren zunehmend geschädigt. Es tritt Flüssigkeit mit Stoffwechselprodukten in das Interstitium aus mit der Folge eines Ödems.
  - Die Lymphgefäße werden aufgrund der Ischämie und Hypoxie geschädigt, sodass die Stoffwechselprodukte aus dem Interstitium nicht mehr genügend abtransportiert werden können.
- Zelltod und Gewebenekrose
  - Zelltod und Gewebenekrosen verursachen lokale Veränderungen der mechanischen Eigenschaften des verletzten Gewebes.
  - Das verletzte Gewebe kann umgekehrt die mechanischen Eigenschaften des umgebenden Gewebes verändern und die Verletzung ausbreiten (EPUAP & NPUAP, 2009).
  - Mechanische Belastung führt zu kleinen Nekrosen im Gewebe.
  - Diese Nekrosen beeinflussen die mechanische Funktion des Gewebes. Hält die Belastung weiter an, breiten sich die nekrotischen

Bereiche auf das umliegende Gewebe aus (EPUAP & NPUAP, 2009).

- Trauma, Thrombosen, Kapillarthrombosen
  - Wenn Scherkräfte auf das Gewebe einwirken, werden die Blutgefäße langgezogen, wodurch sie sich im Lumen verringern oder gar reißen können.
  - Als Folge eines kleineren Lumens können Mikrothrombosen entstehen.
  - Durch Kapillarabriss kommt es zu Einblutungen in das Gewebe.
  - Bei Einsetzen der Blutgerinnung entstehen ebenfalls Mikrothrombosen. Viele dieser Mikrothrombosen können zum Verschluss eines gesamten Gebietes führen (Lowthian, 2005).

Es kann davon ausgegangen werden, dass alle oben genannten Theorien zur pathologischen Entstehung der Gewebeschädigung/Zellzerstörung eine Bedeutung haben. Allerdings ist es wahrscheinlich, dass hier die Theorie der Direktschädigung aufgrund von Deformation der Muskeln vor allem am Anfang der Einwirkung von Druck und Scherkräften relevant ist, während beispielsweise die Theorie der Ischämie eher dann zum Tragen kommt, wenn die mechanische Belastung länger andauert (Kottner, 2012).

Da angenommen wird, dass diese Prozesse mehr oder weniger gemeinsam bei der Dekubitusentstehung mitwirken, wäre ein Erklärungsansatz für die Entstehung eines Dekubitus folgender: Es kann zu einer Gewebebelastung kommen, wenn der Körper mit einer festen Unterlage (z.B. Stuhl, Rollstuhl, Matratze, Sitzkissen) in Kontakt gerät. Dabei werden nicht nur normale Kräfte (Druck), sondern auch Scherkräfte zwischen dem Körper und der Unterlage erzeugt. Sowohl durch die Belastung, die vom Körpergewicht ausgeht, als auch durch den

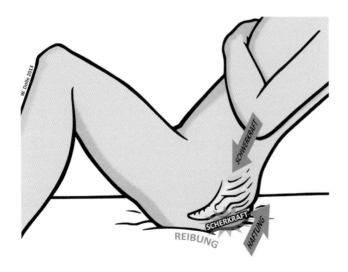

Abb. 7.11:
Schematische Darstellung der Gewebebelastung (Grafik © W. Dolle, 2013)

87

Gegendruck der Unterlage wird das Weichteilgewebe einschließlich der Haut und des tiefer liegenden Gewebes (Fettgewebe, Bindegewebe und Muskelgewebe) zusammengepresst (komprimiert). Es entsteht eine Gewebedeformation, einhergehend mit einer erhöhten Belastung im Gewebe. In der Folge kommt es zur Einschränkung der Durchblutung, einer Beeinträchtigung des Transports im Interstitium oder des Transports durch Zellmembranen.

In welchem Maß das Gewebe durch diese externe mechanische Belastung beeinträchtigt wird, ist abhängig von der Morphologie (Größe und Form der verschiedenen Gewebeschichten), den mechanischen Eigenschaften des betroffenen Gewebes (z. B. Steifheit, Festigkeit, Diffusionseigenschaften) und der Kontaktstelle zur Unterlage. Inwieweit das Gewebe Schaden nimmt, hängt von der Haut- und Gewebealterung, dem Lebensstil, chronischen Verletzungen oder Krankheiten ab (NPUAP & EPUAP, 2009). Durch die externe mechanische Belastung kommt es zu einer uneinheitlichen Gewebereaktion (d. h. verschiedene Reaktionen an verschiedenen Stellen). Wenn zur Positionsunterstützung oder zur Freilage Kissen verwendet werden, entstehen erhöhte »normale Kräfte« (Druck) an den Körperstellen, die punktuell aufliegen, Scherkräfte treten zusätzlich auf.

Dauer des einwirkenden Drucks Lange wurde angenommen, dass die Zeit (die Dauer des einwirkenden Drucks) ein wichtiger Faktor bei der Entstehung von Dekubitus ist. Die Theorie lautete: Je länger die Zeit der Druckeinwirkung, umso weniger Druck braucht es, damit das Gewebe geschädigt wird. Das bedeutet, dass auch bei geringem Druck ein Gewebeschaden entsteht, wenn die Einwirkzeit lang genug ist. Hinsichtlich der Druckauswirkung galt die Formel:

> Viel Druck über kurze Zeit = Wenig Druck über längere Zeit

Diese Verhältnismäßigkeit entspricht jedoch nicht den aktuellen wissenschaftlichen Erkenntnissen. Die originale Kurve von Reswick & Rogers (1976) bezog sich auf den Druck von außen (zwischen Hautoberfläche und Unterlage). Sie sagt aus, dass ein hoher Druck über eine kurze Zeit genauso schädlich ist wie ein geringer Druck über längere Zeit. Dabei muss ein Druck immer über eine gewisse Zeit ausgeübt werden. Die aktualisierte s-förmige Kurve von Linder-Ganz et al. (2006) hingegen berücksichtigt, dass es einerseits sofort zu Schäden kommen kann. Andererseits wird der Faktor Zeit auf einen bestimmten Schwellenwert begrenzt: Ist der Druck so gering, kann es, auch über lange Zeit, zu keinen Schäden kommen.

Die Fläche über den Kurven stellt die Dauer und Intensität von Druck dar, die wahrscheinlich zu Gewebeschäden führen; die Fläche unter den Kurven stellt Dauer und Intensitäten dar, die wahrscheinlich nicht zu Gewebeschäden führen. Tierversuche und klinische Erfahrung haben gezeigt, dass hohe Drücke in relativ kurzer Zeit Druckschäden verursachen können, während niedrige Drücke auch über längere Zeit ausgeübt wer-

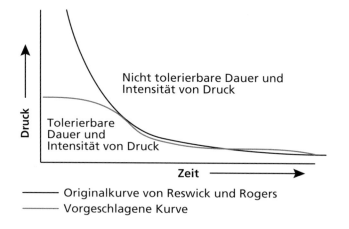

Abb. 7.12:
Neuer Vorschlag für die Druck/Zeit-Kurve (MEP, 2010, S. 4, © Wounds International, 2010)

den können, ohne dass es zu Gewebeschäden führt (MEP, 2010). Zelldeformation und Gewebszerreißung können bereits nach 15 Minuten (Linder-Ganz et al., 2006) oder sogar nahezu unmittelbar auftreten (NPUAP & EPUAP, 2009). Gewebe ist durchaus in der Lage, relativ geringen Druckbelastungen über relativ lange Zeit stand zu halten (Gefen, 2009). Wenn denkbar ungünstige Bedingungen vorherrschen wie z. B. Herz-/Kreislaufstillstand, Wiederbelebung auf der Straße oder lange Transportwege, sollte bereits auf dem Krankentransport sofort mit einer Druckentlastung/Druckverteilung begonnen werden.

Tab. 7.4:
Übersicht: Auswirkung von Druck

Zeit bei der Originalkurve von Reswick & Rogers (1976)		Zeit bei der aktualisierten s-förmigen Kurve von Linder-Ganz et al. (2006)	
bezieht sich auf den Schnittstellendruck zwischen Hautoberfläche und Unterlage (Reswick & Rogers, 1976)		bezieht sich auf den Druck von innen zwischen Knochen und tiefem Gewebe (Gefen, 2009).	
hoher Druck über kurze Zeit	geringer Druck über lange Zeit	hoher Druck über kurze Zeit	niedrige Drücke unterhalb eines Schwellenwerts auch über längere Zeit
⬇	⬇	⬇	⬇
führt zu Schäden	*führt zu Schäden*	*führt zu Schäden*	*führt zu keinen Schäden*

7.4.2 Exkurs: Anaerober Metabolismus

Um die Entstehung des Dekubitus besser verstehen zu können, wird an dieser Stelle noch einmal auf die Mikrozirkulation eingegangen. Die Mikrozirkulation ist für die Versorgung von Organen, Geweben und Zellen verantwortlich. Über den großen Blutkreislauf wird sauerstoffreiches Blut in den Organismus gebracht. Dabei verzweigen sich große Gefäße, die sauerstoffreiches Blut transportieren (Arterien), immer weiter zu Arteriolen. Hinter den Arteriolen befinden sich Austauschgefäße (Kapillaren). Die Kapillaren stellen die Verbindung zwischen arteriellem und venösem Schenkel des Blutkreislaufes dar. Hier findet der Stoffaustausch statt. Die Kapillaren sind von Gewebsflüssigkeit (Lymphe) umgeben. Der Blutdruck in den Kapillaren beträgt ca. 30 mmHg im arteriellen und ca. 15 mmHg im venösen Schenkel (gemessen in Herzhöhe und Ruhe) (Pschyrembel, 2011). Hinter dem Kapillarbett nehmen Venolen das sauerstoffarme Blut auf und transportieren es über das venöse System wieder zurück zum Herzen. Das sauerstoffarme Blut wird über das Herz in den Lungenkreislauf zurückgeleitet.

Für die Mikrozirkulation sind verantwortlich:

1. Terminale Arteriolen (Widerstandsgefäße vor den Kapillaren)
2. Kapillaren (Austauschgefäße)
3. Venolen (Widerstandsgefäße nach den Kapillaren)
4. Initiale Lymphbahnen (zur Gewebsdrainage)

Eine physiologische Reaktion der Gefäße mit Verringerung des Gefäßquerschnitts und der damit verbundenen Drosselung der Durchblutung wird als Vasokonstriktion bezeichnet. Durch Vasokonstriktion der Widerstandsgefäße (Venolen/Arteriolen) verändert sich die Durchblutung in den Kapillaren. Zellen werden durch die Mikrozirkulation im Kapillarbett mit Nährstoffen und Sauerstoff versorgt und zugleich werden Stoffwechselendprodukte entsorgt. Durch Druck/Scherkräfte wird die Durchblutung erheblich herabgesetzt. Das Kapillargebiet wird ungleichmäßig mit Sauerstoff versorgt, das Verhältnis zwischen sauerstoffreichem Blutfluss und dem Austausch von Metaboliten (Abbauprodukte von Stoffwechselvorgängen) wird gestört. Der aerobe (sauerstoffreiche) Zellstoffwechsel wird als Folge des verminderten Sauerstoffangebots auf anaerobe (sauerstoffarme) Energiegewinnung umgestellt. Es fallen vermehrt saure Stoffwechselprodukte an, die sich aufgrund des gestörten Abflusses im Gewebe anhäufen können. Die Fließeigenschaften des Blutes verschlechtern sich, es kann zur Stase (Blutstau) kommen, wobei Mikrothrombosen entstehen können. Bleibt die Sauerstoffunterversorgung bestehen, werden die Arteriolen durch eine zunehmende Gewebsazidose gegenüber Katecholaminen unempfindlich. Stoffwechselprodukte der Zellen bleiben im Gewebe, der CO_2-Gehalt steigt an; Laktat (Milchsäure) als Endprodukt des anaeroben Stoffwechsels bleibt im Gewebe. Die Arteriolen stellen sich weit (dilatieren), die Venolen verschließen sich weiterhin.

Die Folge ist eine vermehrte Durchblutung nach der Druckentlastung bei schlechterem Abtransport der Stoffwechselendprodukte. Durch die vermehrte Durchblutung »versackt« Blut mit der Folge von Kapillarthrombosen (Kapillarverschlüssen). Durch die Weitstellung der Arteriolen tritt Flüssigkeit aus dem Intravasalraum (Flüssigkeit in den Blutgefäßen) in das Interstitium, dem Zwischenzellraum (außerhalb der Blutgefäße). In der Folge wird ein Ödem sichtbar. Durch die Anoxie (Sauerstoffmangel) und Azidose werden Radikale freigesetzt, welche einen Zelluntergang herbeiführen können.

7.4.3 Ausbreitung eines Dekubitus

Auch hierzu gibt es mehrere Theorien bzw. Modelle. Kottner (2012, S. 18 ff.) beschreibt drei Modelle der Dekubitusentstehung: Das Innen-nach-außen-Modell, das Außen-nach-innen-Modell und das Mitte-Modell.

Bei dem Innen-nach-außen-Modell geht man davon aus, dass ein Gewebedefekt (Nekrose) im Muskelgewebe bzw. im subkutanen Fettgewebe entsteht. Wenn eine Person durch ihr Körpergewicht Druck ausübt (Gesäß), entsteht die größte Belastung durch die Kompression zwischen dem Knochen und dem anliegenden Gewebe (Bader and Oomens, 2006) – nicht zwischen der Hautoberfläche und der Unterlage. Ebenso treten Scherkräfte am stärksten im Muskelgewebe, nahe der Schnittstelle zum subkutanen Fettgewebe auf (Then et al., 2008). Beachtet man in diesem Zusammenhang die zuvor erwähnten Unterschiede in der Beschaffenheit der verschiedenen Gewebeschichten, erscheint diese Annahme sinnvoll, da Muskel- und Fettgewebe, im Vergleich zur Haut und zur Faszie, am anfälligsten für mechanische Belastungen durch Druck und Scherkräfte sind. Im Rahmen dieser Theorie gibt es im weiteren Verlauf des Modells zwei Möglichkeiten:

Innen-nach-außen-Modell

1. Der Gewebedefekt ist so gering, dass dieser resorbiert werden kann und es kommt zu keinerlei weiteren Schäden. Voraussetzung für diesen Verlauf ist eine gute Durchblutung und eine Druckentlastung des betreffenden Areals (Aoi et al., 2009).
2. Die Gewebeschädigung schreitet fort und in der Folge entwickelt sich ein Dekubitus. Wenn der Defekt zu groß ist, es zu weiteren Belastungen kommt bzw. Risikofaktoren vorliegen, breitet sich die Nekrose aus, was zur Unterminierung des umliegenden Gewebes und zum Ausbrechen des Dekubitus durch die oberen Hautschichten führen kann (Kottner, 2012).

Ergebnisse aus der Forschung, bei der tiefere Gewebeschichten per Ultraschall untersucht wurden, untermauern die Theorie des Innen-nach-außen-Modells. Es wurden keine Ödeme in der Dermis festgestellt, wenn nicht auch gleichzeitig ein Ödem im tieferen Gewebe vorlag (Quintavalle et al., 2006). Die Ergebnisse aus der Forschung sprechen dafür, dass Dekubitus der Kategorie 3 oder 4 vorher nicht die Kategorien 1 oder 2 durchlaufen. Sie beginnen als tiefe Gewebeschädigungen (Kottner, 2012). Auf der Grundlage des Innen-nach-außen-Modells stellen sich Dekubitus der Kategorie 3 oder 4 zunächst als geschlossene Wunden, also verdeckt von den oberen Hautschichten, dar.

Aufgrund der verfügbaren Studienergebnisse ist es sehr wahrscheinlich, dass sich Druck und/oder Scherkräfte am stärksten auf das tiefer liegende Gewebe auswirken und demzufolge dort zuerst eine Gewebeschädigung entsteht, die sich im weiteren Verlauf zu den oberen Hautschichten hin ausbreitet (Kottner et al., 2009a, Berlowitz & Brienza, 2007).

Außen-nach-innen-Modell Die Annahme bei dem Außen-nach-innen-Modell ist, dass ein Dekubitus in den oberen Hautschichten entsteht und sich dann in die tieferen Gewebeschichten ausbreiten kann. Bei dieser Theorie kommen Faktoren wie Reibung und Feuchtigkeit hinzu, welche die Entstehung eines Dekubitus begünstigen. In der Folge kann es zu oberflächlichen Hautschäden kommen. Im weiteren Verlauf können Entzündungsprozesse dazu führen, dass sich der Gewebeschaden in tiefere Gewebeschichten ausbreitet (Anders et al., 2010). Dafür gibt es allerdings wenig Belege (Kottner, 2012). Auch das Mikroklima (Feuchtigkeit, Temperatur) wird in einen Zusammenhang mit der Dekubitusentstehung gebracht. Auch darüber lassen sich derzeit jedoch keine eindeutigen Aussagen treffen (Kottner, 2012). Ist die Haut bereits gereizt oder entzündet, z. B. durch Aufweichung, inkontinenzassoziierte Dermatitis oder Infektion, kommt es leichter zu oberflächlichen Schäden durch Reibung. Reibung auf der Hautoberfläche kann auch zur Scherbeanspruchung in tieferen Gewebsschichten wie Muskeln führen (MEP, 2010).

Mitte-Modell Eine weitere Möglichkeit der Entstehung wird im Mitte-Modell gesehen. Dabei geht man davon aus, dass ein Dekubitus zwischen der Haut und den tieferen Gewebeschichten entsteht. Wenn beide oben genannten Modelle nicht greifen, kann das Mitte-Modell zum Tragen kommen. So geht man davon aus, dass beispielsweise das Mitte-Modell bei der Entstehung von Fersendekubitus eine Rolle spielt. Die Ferse verfügt über eine einzigartige Haut und Gewebestruktur. Es ist daher anzunehmen, dass aufgrund dessen ein Fersendekubitus eher in den mittleren Gewebeschichten (Subcutis) entsteht (Cichowitz et al., 2009).

Im Expertenstandard werden nach Studienlage zwei Arten von Dekubitalulcerationen diskutiert (Kottner & Tannen, 2010, S. 49).

1. Lang anhaltender Druck und/oder Scherkräfte verursachen Verletzungen und Schäden im subkutanen Fettgewebe oder in der Muskulatur. Da die darüberliegenden Hautschichten intakt sind, ist diese Artder Gewebeschädigung vorerst mit dem bloßen Auge nicht sichtbar. Je nach Schwere und Größe des betroffenen Gebiets kann sich das geschädigte Gewebe wieder regenerieren oder es entwickeln

sich nach Tagen oder Wochen Dekubituswunden, welche nach gängigen Klassifikationen einem Grad 3 oder 4 entsprechen (tiefer Dekubitus).

2. Mechanische Reize wie Reibung oder Nässe führen zur Schädigung oberflächlicher Hautschichten, welche Grad 2 Dekubitus entsprechen (oberflächlicher Dekubitus).

Beide Schädigungen kommen in der Praxis vor. Leider gibt es bisher kaum Studien, die die oberflächlichen Läsionen getrennt von den tieferen Gewebeschädigungen betrachten (Kottner & Tannen, 2010, S. 49). Die erste Art von Dekubitus entspricht dem Außen-nach-innen-Modell und die zweite Art dem Innen-nach-außen-Modell. Auf der Grundlage der zuvor dargestellten Ätiologie und Pathogenese von Dekubitus kann festgehalten werden, dass sich in der Praxis ein wesentlich komplexeres Bild zeigt, als es in der Theorie den Anschein hat. So gibt es eine Vielzahl weiterer Faktoren, die die Entstehung beeinflussen. Die Anatomie und Physiologie, die betroffenen Areale, die Form der Knochen oder die Körperhaltung können individuell ganz verschieden sein, sodass die Gefahr – abseits allgemeiner Aussagen – von Klient zu Klient sehr unterschiedlich sein kann. Hinzu kommen zahlreiche potenzielle Risikofaktoren (Medikamente, Ernährung, Durchblutung usw.), die eine Rolle spielen können. Und auch wenn sich die Entstehungsmodelle theoretisch leicht getrennt voneinander betrachten lassen, gibt es in der Realität oftmals ein Zusammenspiel der Modelle – oberflächliche Schädigungen können gleichzeitig mit tiefen Gewebeschädigungen auftreten (Kottner, 2012).

Die Autoren halten den Hinweis, dass es zwei Arten von Dekubitalulcerationen gibt, für die Pflegepraxis als irreführend, zumal in den Definitionen in der Kategorie 2 zu finden ist, dass Hautfeuchtigkeitsschäden nicht kategorisiert werden sollen.

7.5   Dekubitusklassifikation

Dekubitus ist nicht gleich Dekubitus. Dekubitusklassifikationen sind im deutschsprachigen Raum in jedem medizinischen und pflegerischen Bereich zu finden. Bisher fehlt jedoch eine verbindliche Regelung für eine einheitliche Klassifikation in allen Sektoren und Versorgungsformen. In der Praxis kommen verschiedene Klassifikationen mit unterschiedlichen Kategorien zum Einsatz. So existieren mehr als 40 unterschiedliche Dekubitusklassifikationen. Häufig fehlt in der (Wund-)Dokumentation ein Hinweis auf das verwendete System. Deshalb kann es bei einem Wechsel des Versorgungssettings zu unterschiedlichen Aussagen über die Dekubituskategorie bzw. den Dekubitusgrad kommen.

7.5.1 Klassifikation nach EPUAP und NPUAP

Die umfassendste und aktuellste Klassifikation, die an dieser Stelle empfohlen wird, liefert die Klassifikation des EPUAP & NPUAP (2009), welche auch im aktuellen Expertenstandard (DNQP, 2010b) herangezogen wird. Die Klassifikation nach EPUAP und NPUAP (2009, S. 9 f.) wird wie folgt beschrieben:

Kategorie 1 – Nicht wegdrückbare Rötung
Definition: »Nicht wegdrückbare, umschriebene Rötung bei intakter Haut, gewöhnlich über einem knöchernen Vorsprung. Bei dunkel pigmentierter Haut ist ein Abblassen möglicherweise nicht sichtbar, die Farbe kann sich aber von der umgebenden Haut unterscheiden. Der Bereich kann schmerzempfindlich, verhärtet, weich, wärmer oder kälter sein als das umgebende Gewebe. *Diese Symptome können auf eine (Dekubitus-)Gefährdung hinweisen*« (EPUAP & NPUAP, 2009, S. 9).

> **Hinweis**
>
> Nicht wegdrückbare, umschriebene Rötung wird durch *Kompressionsdrucktest mit Finger oder Plastikplatte festgestellt.* Mit dem Finger wird auf die Hautrötung gedrückt. Nach kurzer Zeit los lassen. Bleibt die Haut weiß, spricht man von einer wegdrückbaren Rötung; bleibt die Haut rot spricht, man von einer nicht wegdrückbaren Rötung.

Kategorie 2 – Teilverlust der Haut
»Teilzerstörung der Haut (bis zur Dermis), die als flaches, offenes Ulcus mit einem rot bis rosafarbenen Wundbett ohne Beläge in Erscheinung tritt, kann sich auch als intakte oder offene/rupturierte, serumgefüllte Blase darstellen. Manifestiert sich als glänzendes oder trockenes, flaches Ulcus ohne nekrotisches Gewebe oder Bluterguss*. *Diese Kategorie sollte nicht benutzt werden, um Blasen, Verbands- oder pflasterbedingte Hautschädigungen, feuchtigkeitsbedingte Läsionen, Mazerationen oder Abschürfungen zu beschreiben.*

* Blutergüsse weisen auf eine tiefe Gewebsschädigung hin« (EPUAP & NPUAP, 2009, S. 9).

> **Hinweis**
>
> Bei der Teilzerstörung der Haut muss klar sein, dass Druck die Ursache war. Es muss ausgeschlossen werden, dass diese Teilzerstörung eine andere Ätiologie (Ursache) hat wie z. B. Mazerationen oder Abschürfungen.

Kategorie 3 – Verlust der Haut
»Zerstörung aller Hautschichten. Subkutanes Fett kann sichtbar sein, jedoch keine Knochen, Muskeln oder Sehnen. Es kann ein Belag vorliegen, der jedoch nicht die Tiefe der Gewebsschädigung verschleiert. Es können Tunnel oder Unterminierungen vorliegen. Die Tiefe des Dekubitus der Kategorie/Stufe/Grad 3 variiert je nach anatomischer Lokalisation. Der Nasenrücken, das Ohr, der Hinterkopf und das Gehörknöchelchen haben kein subkutanes Gewebe, daher können Kategorie 3 Wunden dort auch sehr oberflächlich sein. Im Gegensatz dazu können an besonders adipösen Körperstellen extrem tiefe Kategorie 3 Wunden auftreten. Knochen und Sehnen sind nicht sichtbar oder tastbar« (EPUAP & NPUAP, 2009, S. 9).

Kategorie 4 – Vollständiger Haut- oder Gewebeverlust
»Totaler Gewebsverlust mit freiliegenden Knochen, Sehnen oder Muskeln. Belag und Schorf können vorliegen. Tunnel oder Unterminierungen liegen oft vor. Die Tiefe des Kategorie 4 Dekubitus hängt von der anatomischen Lokalisation ab. Der Nasenrücken, das Ohr, der Hinterkopf und der Knochenvorsprung am Fußknöchel haben kein subkutanes Gewebe, daher können Wunden dort auch sehr oberflächlich sein. Kategorie 4 Wunden können sich in Muskeln oder unterstützende Strukturen ausbreiten (Faszien, Sehnen oder Gelenkkapseln) und können dabei leicht Osteomyelitis oder Ostitis verursachen. Knochen und Sehnen sind sichtbar oder tastbar« (EPUAP & NPUAP 2009, S. 9).

Neben diesen vier Kategorien hat die NPUAP zwei zusätzliche Kategorien definiert.
Selbstverständlich können Einrichtungen in Deutschland diese ebenfalls im Rahmen der Dokumentation und Kommunikation benutzen.

Kategorie – Uneinstufbar/nicht klassifizierbar: Vollständiger Haut- oder Gewebeverlust – unbekannte Tiefe
»Ein vollständiger Haut- oder Gewebeverlust, bei der die tatsächliche Tiefe der Wunde von Belag (gelb, dunkelgelb, grau, grün oder braun) und Wundkruste/Schorf (dunkelgelb, braun oder schwarz) im Wundbett verdeckt ist. Ohne ausreichend Belag oder Wundkruste/Schorf zu entfernen, um zum Grund des Wundbettes zu gelangen, kann die wirkliche Tiefe der Wunde nicht festgestellt werden, aber es handelt sich entweder um Kategorie/Stufe/Grad III oder IV. Stabiler Wundschorf (trocken, festhaftend, intakt ohne Erythem und Flüssigkeit) an den Fersen dient als ›natürlicher biologischer Schutz‹ und sollte nicht entfernt werden« (EPUAP & NPUAP 2009, S. 10).

Kategorie – Vermutete tiefe Gewebsschädigung – unbekannte Tiefe
»Violetter oder rötlichbrauner, umschriebener Bereich verfärbter, intakter Haut oder blutgefüllte Blase aufgrund einer Schädigung des darunterliegenden Weichgewebes durch Druck und/oder Scherkräfte. Dem Effekt vorausgehen kann eine Schmerzhaftigkeit des Gewebes, das von derber, breiiger oder matschiger Konsistenz sein kann und wärmer oder kälter

als das angrenzende Gewebe ist. Vermutete tiefe Gewebsschädigungen sind bei Individuen mit dunkel pigmentierter Haut schwer zu erkennen. Bei der Entstehung kann es zu einer dünnen Blase über einem schwarzen Wundbett kommen. Die Wunde kann sich weiter entwickeln und mit Wundschorf bedeckt sein. Es kann zu einem rasanten Verlauf unter Freilegung weiterer Gewebeschichten auch unter optimaler Behandlung kommen« (EPUAP & NPUAP, 2009, S. 10).

7.5.2   Dekubitusklassifikationen im Vergleich

Neben den Klassifikationen nach EPUAP & NPUAP gibt es weitere Klassifikationen, wie die Dekubitusstadien nach SHEA, Dekubitusstadien nach Daniel, Dekubitusstadien nach Seiler oder auch die Dekubituseinteilung nach den DRGs. Diese unterscheiden sich jedoch bezüglich ihrer Kategorien/Grade teilweise gravierend. So betrifft beispielsweise die Kategorie 1 nach Daniel die Epidermis, während in der Klassifikation nach SHEA die Kategorie 1 zusätzlich die Dermis betrifft. Bei der Anwendung von Dekubitusklassifikationen – gleich welchen Ursprungs – sind diese Unterschiede unbedingt zu beachten. Nachfolgend sind die verschiedenen Dekubitusklassifikationen im Vergleich entsprechend gegenübergestellt (▶ Abb. 7.13).

Die verschiedenen Dekubitusklassifikationen sollten in der Praxis bekannt sein. Damit können die Versorgungsqualität verbessert und Versorgungsbrüche vermieden werden. Darüber hinaus dient die Vertiefung des Wissens über Klassifikationen einer besseren Kommunikation zwischen den verschiedenen Sektoren und allen beteiligten Berufsgruppen und der Vermeidung von Dokumentationsfehlern mit der Folge einer Beweislastumkehr. Alle an der Versorgung beteiligten Akteure sollten erkennen können, nach welcher Klassifikation der Dekubitus eingeteilt und dokumentiert wurde. Insbesondere im Rahmen der sektorenübergreifenden Kommunikation ist es entscheidend, sich über eventuell unterschiedliche Klassifikationen im Klaren zu sein (z. B. kann ein Krankenhaus eine andere Klassifikation anwenden als ein Pflegeheim). Nur so können Versorgungsdefizite aufgrund von Missverständnissen bezüglich der Dekubitusklassifikation vermieden werden.

Generell kann keine Klassifikation empfohlen werden. Um jedoch eine (national und international) einheitliche Fachsprache zu entwickeln, wäre es sinnvoll, wenn alle medizinischen und pflegerischen Einrichtungen nach den Kategorien der EPUAP & NPUAP klassifizieren würden. Dabei ist freigestellt, ob ausschließlich nach den vier Kategorien der EPUAP dokumentiert wird oder ob die zusätzlichen amerikanischen Einteilungen (NPUAP) der »nicht klassifizierbaren Wunden« und der »vermuteten tiefen Gewebsschädigung« hinzugezogen werden. In den verschiedenen Dekubitusklassifikationen werden die Begriffe Kategorie oder Stadium verwendet. Je nachdem, wie schwer jeweilige Gewebeteile betroffen sind, wird dies als Bemessungsgrundlage zur Einteilung der Dekubitusklassifikation verwendet (Strupeit & Bauernfeind, 2013).

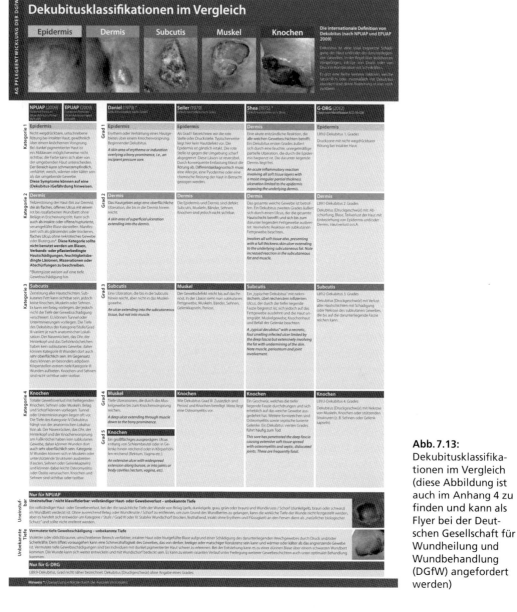

Abb. 7.13: Dekubitusklassifikationen im Vergleich (diese Abbildung ist auch im Anhang 4 zu finden und kann als Flyer bei der Deutschen Gesellschaft für Wundheilung und Wundbehandlung (DGfW) angefordert werden)

7.5.3 Dekubitus und Codierung nach ICD-10

Unter Mitarbeit von Dr. Rolf Bartkowski und Brigitte Nink-Grebe

Die ICD-10-GM ist eine Anpassung der International Statistical Classification of Diseases and Related Health Problems der Weltgesundheitsorganisation (WHO) an die Erfordernisse des deutschen Gesundheitswesens und dient zur Verschlüsselung von Diagnosen in der ambulanten und stationären Versorgung in Deutschland. Die Ziffer 10 drückt aus, dass es sich um die 10. Revision der Klassifikation handelt. Ergänzend zur amtlichen Klassifikation ICD-10-GM werden die Deutschen Kodierrichtlinien (DKR) herausgegeben. Diese werden regelmäßig überarbeitet, um den medizinischen Fortschritt, Ergänzungen der klinischen Klassifikationen, Aktualisierung des deutschen DRG-Systems und Kodiererfahrungen aus der klinischen Praxis zu berücksichtigen. Die Kodierrichtlinien tragen dazu bei, die notwendige Kodierqualität vor allem in den Krankenhäusern zu erzielen und gleiche Krankenhausfälle identisch zu verschlüsseln.

ICD-10-GM   Die ICD-10-GM ist eine wichtige Grundlage für das pauschalierende Entgeltsystem G-DRG in der stationären Versorgung. Auch die Vergütung der ambulanten Behandlung nach dem Einheitlichen Bewertungsmaßstab (EBM) und der morbiditätsorientierte Risikostrukturausgleich benötigen nach ICD-10-GM kodierte Behandlungsdiagnosen. Trotz jährlicher standarisierter Überarbeitungsprozesse gelingt es nicht immer, klinisch orientierte Klassifikationen im ICD-10-GM bzw. in den deutschen Kodierrichtlinien zeitnah abzubilden, weil mit der Verschlüsselung von Diagnosen in erster Linie die Erlöse für erbrachte Leistungen erzielt und nicht klinische Fakten dokumentiert werden. Die Merkmale im ICD-10-GM sind vor allem *ökonomisch* ausgerichtet.

Für die medizinische und pflegerische Dokumentation gibt es wissenschaftlich-medizinisch orientierte Einteilungen. Sie ermöglichen den direkten Vergleich von Krankheiten oder Symptomen. So ist zum Beispiel die Einteilung des Dekubitus nach EPUAP & NPUAP rein medizinisch-wissenschaftlich ausgerichtet. Mit ihr soll der Dekubitus an sich und nicht der Aufwand zu seiner Versorgung beschrieben werden.

Die nicht vollständige Abbildung der Kategorien nach EPUAP & NPUAP im ICD-10-GM erschwert die Verschlüsselung. Mit der nachfolgenden Kodierhilfe (▶ Tab. 7.5) sollen entsprechende Anregungen für eine korrekte Dokumentation und Kodierung gegeben werden. In der ICD-10 wird von Gradeinteilung gesprochen, welches synonym zu Kategorie verwendet wird.

Tab. 7.5:
Kodierhilfe für die Kategorien nach EPUAP & NPUAP im ICD-10-GM

Kategorie 1 (EPUAP & NPUAP)
»Nicht wegdrückbare, umschriebene Rötung bei intakter Haut, gewöhnlich über einem knöchernen Vorsprung. Bei dunkel pigmentierter Haut ist ein Abblassen möglicherweise nicht sichtbar, die Farbe kann sich aber von der umgebenden Haut unterscheiden. Der Bereich kann schmerzempfindlich, verhärtet, weich, wärmer oder kälter sein als das umgebende Gewebe. *Diese Symptome können auf eine (Dekubitus-)Gefährdung hinweisen*« (EPUAP & NPUAP, 2009, S. 9).

ICD-10-GM (2013) L 89.0	Erläuterung/Begründung
Dekubitus 1. Grades Druckzone mit nicht wegdrückbarer Rötung bei intakter Haut	Wenn ein Druckschaden mit nicht wegdrückbarer Rötung bei intakter Haut vorhanden ist, kann die L 89.0 kodiert werden. Die Anmerkung der EPUAP & NPUAP, dass diese Symptome auf eine (Dekubitus-)Gefährdung hinweisen können, bleibt unberücksichtigt, da die Merkmale der Kodierung erfüllt sind.

Kategorie 2 (EPUAP & NPUAP)

»Teilzerstörung der Haut (bis zur Dermis), die als flaches, offenes Ulcus mit einem rot bis rosafarbenen Wundbett ohne Beläge in Erscheinung tritt. Kann sich auch als intakte oder offene/ruptierte, serumgefüllte Blase darstellen. Manifestiert sich als glänzendes oder trockenes, flaches Ulcus ohne nekrotisches Gewebe oder Bluterguss*.

Diese Kategorie sollte nicht benutzt werden, um Gewebezerreißung, Blasen, verbands- oder pflasterbedingte Hautschädigungen, feuchtigkeitsbedingte Läsionen, Mazerationen oder Abschürfungen zu beschreiben.

* Blutergüsse weisen auf eine tiefe Gewebsschädigung hin« (EPUAP & NPUAP, 2009, S. 9).

ICD-10-GM (2013) L 89.1	Erläuterung/Begründung
Dekubitus 2. Grades Dekubitus (Druckgeschwür) mit: • Abschürfung • Blase • Teilverlust der Haut mit Einbeziehung von Epidermis und/oder Dermis • *Hautverlust o. n. A.*	Wenn die Merkmale (Abschürfung, Blase etc.) erfüllt sind, kann die L 89.1 kodiert werden, auch wenn es sich um *keinen Dekubitus im Sinne der Kategorie 2 nach EPUAP & NPUAP handelt*, weil 1. die Merkmale der Kodierung erfüllt sind, 2. die Versorgung der Hautschäden einen ähnlichen Versorgungsaufwand erfordert wie ein Dekubitus der Kategorie 2 und 3. keine andere adäquate Kodierung für diese Hautschäden zur Verfügung steht. Aus qualitätssichernden und haftungsrechtlichen Gründen ist jedoch zu beachten, dass Hautschäden wie Gewebezerreißung, Blasen, verbands- oder pflasterbedingte Hautschädigungen, feuchtigkeitsbedingte Läsionen, Mazerationen oder Abschürfungen in der Pflegedokumentation als »mechanische Wunde aufgrund von . . .« dokumentiert werden. In diesen Fällen erfolgt dann auch keine Erfassung als Dekubitus im Sinne der externen Qualitätssicherung.

Kategorie 3 (EPUAP & NPUAP)

»Zerstörung aller Hautschichten. Subkutanes Fett kann sichtbar sein, jedoch keine Knochen, Muskeln oder Sehnen. Es kann *ein Belag vorliegen*, der jedoch nicht die Tiefe der Gewebsschädigung verschleiert. Es können Tunnel oder Unterminierungen vorliegen.

Die Tiefe des Dekubitus der Kategorie/Stufe/Grad III variiert je nach anatomischer Lokalisation. Der Nasenrücken, das Ohr, der Hinterkopf und das Gehörknöchelchen haben kein subkutanes Gewebe, daher können Kategorie 3 Wunden dort auch sehr oberflächlich sein. Im Gegensatz dazu können an besonders adipösen Körperstellen extrem tiefe Kategorie 3 Wunden auftreten. Knochen und Sehnen sind nicht sichtbar oder tastbar« (EPUAP & NPUAP, 2009, S. 9).

ICD-10-GM (2013) L 89.2	Erläuterung/Begründung
Dekubitus 3. Grades Dekubitus (Druckgeschwür) mit Verlust aller Hautschichten mit Schädigung oder Nekrose des subkutanen Gewebes, die bis auf die darunterliegende Faszie reichen kann.	Keine, denn Kodiermerkmale und Kategorie nach EPUAP & NPUAP stimmen überein.

Tab. 7.5: Kodierhilfe für die Kategorien nach EPUAP & NPUAP im ICD-10-GM – Fortsetzung

Kategorie 4 (EPUAP & NPUAP)

»Totaler Gewebsverlust mit freiliegenden Knochen, Sehnen oder Muskeln. Belag und Schorf können vorliegen. Tunnel oder Unterminierungen liegen oft vor. Die Tiefe des Kategorie 4 Dekubitus hängt von der anatomischen Lokalisation ab. Der Nasenrücken, das Ohr, der Hinterkopf und der Knochenvorsprung am Fußknöchel haben kein subkutanes Gewebe, daher können Wunden dort auch sehr oberflächlich sein. Kategorie 4 Wunden können sich in Muskeln oder unterstützende Strukturen ausbreiten (Faszien, Sehnen oder Gelenkkapseln) und können dabei leicht Osteomyelitis oder Ostitis verursachen. Knochen und Sehnen sind sichtbar oder tastbar« (EPUAP & NPUAP, 2009, S. 9).

ICD-10-GM (2013) L 89.3	Erläuterung/Begründung
Dekubitus 4. Grades Dekubitus (Druckgeschwür) mit Nekrose von Muskeln, Knochen oder stützenden Strukturen (z. B. Sehnen oder Gelenkkapseln)	Keine, denn Kodiermerkmale und Kategorie nach EPUAP & NPUAP stimmen überein.

Kategorie Vermutete, tiefe Gewebeschädigung (NPUAP)

»Violetter oder rötlichbrauner, umschriebener Bereich verfärbter, intakter Haut oder blutgefüllte Blase aufgrund einer Schädigung des darunterliegenden Weichgewebes durch Druck und/oder Scherkräfte. Dem Effekt vorausgehen kann eine Schmerzhaftigkeit des Gewebes, das von derber, breiiger oder matschiger Konsistenz sein kann und wärmer oder kälter als das angrenzende Gewebe ist. Vermutete tiefe Gewebsschädigungen sind bei Individuen mit dunkel pigmentierter Haut schwer zu erkennen. Bei der Entstehung kann es zu einer dünnen Blase über einem schwarzen Wundbett kommen. Die Wunde kann sich weiter entwickeln und mit Wundschorf bedeckt sein. Es kann zu einem rasanten Verlauf unter Freilegung weiterer Gewebeschichten auch unter optimaler Behandlung kommen« (EPUAP & NPUAP, 2009, S. 10).

ICD-10-GM (2013) L 89.3	Erläuterung/Begründung
Dekubitus 4. Grades Dekubitus (Druckgeschwür) mit Nekrose von Muskeln, Knochen oder stützenden Strukturen (z. B. Sehnen oder Gelenkkapseln)	Wenn die Merkmale Nekrose von Muskeln, Knochen oder stützenden Strukturen erfüllt sind, kann die L 89.3 kodiert werden. Dies ist bei Vorliegen eines violett oder rötlichbraunen, umschriebenen Bereiches verfärbter, intakter Haut oder blutgefüllter Blase aufgrund einer Schädigung des darunterliegenden Weichgewebes durch Druck und/oder Scherkräfte der Fall, weil

1. von einer tiefen Gewebsschädigung, welche durch die intakte Haut durchscheint, ausgegangen werden muss,
2. keine adäquate Kodierung für die vermutete tiefe Gewebeschädigung verfügbar ist und
3. das Ausmaß der Gewebeschädigung nicht mit einem Druckschaden mit nicht wegdrückbarer Rötung bei intakter Haut vergleichbar ist.

Kategorie Nicht klassifizierbarer Dekubitus

»Ein vollständiger Haut- oder Gewebeverlust, bei dem die tatsächliche Tiefe der Wunde von *Belag (gelb, dunkelgelb, grau, grün oder braun)* und Wundkruste/Schorf (dunkelgelb, braun oder schwarz) im Wundbett verdeckt ist.

Ohne ausreichend Belag oder Wundkruste/Schorf zu entfernen, um zum Grund des Wundbettes zu gelangen, kann die wirkliche Tiefe der Wunde nicht festgestellt werden, aber es handelt sich entweder um Kategorie/Stufe/Grad III oder IV. Stabiler Wundschorf (trocken, festhaftend, intakt ohne Erythem und Flüssigkeit) an den Fersen dient als »natürlicher biologischer Schutz« und sollte nicht entfernt werden« (EPUAP & NPUAP 2009, S. 10).

ICD-10-GM (2013) L 89.2	**Erläuterung/Begründung**
Dekubitus 3. Grades Dekubitus (Druckgeschwür) mit Verlust aller Hautschichten mit Schädigung oder Nekrose des subkutanen Gewebes, die bis auf die darunterliegende Faszie reichen kann.	Aufgrund des Hinweises: »Kann der Grad eines Dekubitalgeschwüres nicht sicher bestimmt werden, ist der niedrigere Grad zu kodieren« kommt es in diesen schweren Fällen trotzdem zum Downgrade, da die Schwere des Dekubitalgeschwüres nicht sicher bestimmt werden kann. *Dekubitus 3. Grades* Die Kodierung erfolgt deshalb in L 89.2, wenn ein Hautverlust/Gewebeschaden bis zur Faszie vermutet wird.
ICD 10 GM (2013) L 89.3	
Dekubitus 4. Grades Dekubitus (Druckgeschwür) mit Nekrose von Muskeln, Knochen oder stützenden Strukturen (z.B. Sehnen oder Gelenkkapseln)	*Dekubitus 4. Grades* Die Kodierung erfolgt deshalb in L 89.2, wenn eine Beteiligung von Muskeln, Knochen oder stützenden Strukturen vermutet wird. *Begründung:* Wenn die tatsächliche Tiefe der Wunde und somit der Haut- oder Gewebeverlust, durch avitales Gewebe/Nekrosen oder Schorf verdeckt ist, muss anhand von Kriterien der Gewebeschaden beurteilt und die vermutete Gewebeschädigung klassifiziert werden. *Anmerkung:* Beim Kode L 89. fehlt die sogenannte Restklasse »Sonstige«, die immer dann verwendet werden kann, wenn eine genau bezeichnete Krankheit vorliegt, für die es aber in der ICD-10 keine eigene Klasse gibt. Dies erschwert die Klassifikation der NPUAP-Kategorien »Vermutete, tiefe Gewebeschädigung« und »Nicht klassifizierbarer Dekubitus«.
ICD-10-GM (2013) L 89.9	**Erläuterung/Begründung**
Dekubitus, Grad nicht näher bezeichnet Modifikatoren-Hinweis Dekubitus (Druckgeschwür) ohne Angabe eines Grades	Die Kodierung L 89.9 stellt keine eigenständige Einteilung dar. Sie wird verwendet, wenn der Grad aufgrund einer verlorengegangenen Dokumentation oder sonstiger Umstände nicht mehr eindeutig nachvollziehbar ist. *Hinweis:* Diese Kodierung geht mit Erlöseinbußen einher.

Tab. 7.5:
Kodierhilfe für die Kategorien nach EPUAP & NPUAP im ICD-10-GM – Fortsetzung

7.5.4 Klassifikation EPUAP & NPUAP im Kontext der Entstehungstheorien und Ausbreitung des Dekubitus

Die Klassifikation nach EPUAP & NPUAP (2009) soll an dieser Stelle noch einmal im Rahmen der Entstehungstheorien und der Modelle zur Ausbreitung des Dekubitus entsprechend diskutiert werden. Denn je nach Kategorie entstehen dabei Problematiken für die Anwendung in der Praxis.

Kategorie 1
In der Definition EPUAP & NPUAP wird darauf hingewiesen, dass das Symptom »nicht wegdrückbare Rötung« erst einmal noch keinen Dekubitus im eigentlichen Sinne darstellt, sondern auf eine (Dekubitus-)Gefährdung hinweisen kann. Personen mit einer nicht wegdrückbaren Rötung haben eine mindestens 2,4-fach höhere Wahrscheinlichkeit, einen Dekubitus der Kategorie 2, 3 oder 4 zu entwickeln als Personen, die eine wegdrückbare Rötung aufweisen (DNQP, 2010). Dies fanden Nixon et al. (2007) in einer Studie an älteren Krankenhauspatienten heraus. Allerdings waren dies zum größten Teil Dekubitus der Kategorie 2 und die Anzahl der Patienten, die überhaupt einen Dekubitus entwickelten, war insgesamt sehr gering (▶ Tab. 7.6). Auf der anderen Seite stellten Konishi et al. (2008) fest, dass Personen mit einer wegdrückbaren Rötung gefährdet sind, einen Dekubitus der Kategorie 1 oder 2 zu entwickeln. Beide Formen der Hautrötung können als ein Warnsignal für eine Dekubitusentwicklung angesehen werden. Dabei scheinen die wegdrückbaren Rötungen eher bei der Entstehung von Dekubitus der Kategorie 2 zu sein.

Tab. 7.6: Dekubitus als Folge von wegdrückbaren und nicht wegdrückbaren Rötungen (modifiziert nach Nixon et al., 2007)

	Kein **Dekubitus höherer Kategorie**	**Dekubitus höherer Kategorie**
Wegdrückbare Rötung	55 Personen	3 Personen
Nicht wegdrückbare Rötung	21 Personen	11 Personen

Ebenfalls wird im Expertenstandard darauf hingewiesen, dass sich die Feststellung von nicht wegdrückbaren Rötungen in Verbindung mit Druck in der Praxis aufgrund der verschiedenen Hauterscheinungen und Ursachen als äußerst schwierig darstellt. Nach Definition des EPUAP und NPUAP (2009) erfüllt ein Dekubitus der Kategorie 1 grundsätzlich die umschriebenen Kriterien: nicht wegdrückbare Rötung und in der Regel über knöchernen Vorsprüngen. Beurteilt man diese Kategorisierung vor dem Hintergrund der Ätiologie und Pathogenese von Dekubitus, so stellen sich einige Schwierigkeiten heraus. Die wahrscheinlich häufigste Form der Entstehung verläuft von innen nach außen. Nun wäre es im Sinne dieses Modells allerdings wenig sinnvoll, bei einem Dekubitus der Kategorie 1 überhaupt von einem Dekubitus zu sprechen. Denn nach dem Innen-nach-außen-Modell wirkt sich die mechanische Belastung durch Druck und Scherkräfte zu allererst auf die tieferen, empfindlicheren Gewebeschichten aus (Muskeln, subkutanes Fettgewebe), bevor die vergleichsweise stabile Haut geschädigt wird. Wenn die oberflächliche Haut infolge von Druck und Scherkräften geschädigt würde, was durchaus möglich ist (Arao et al., 1998), dann müsste auch das darunterliegende Gewebe bereits Schädigungen aufweisen (Kottner, 2012). Folglich kann eine Rötung der Haut genau genommen nicht als ein Dekubitus erster Kategorie bezeichnet werden (DNQP, 2010b).

Die Kategorie 1 Dekubitus sollte in Studien zur Messung von Dekubitushäufigkeiten ausgeschlossen werden (EPUAP, 2005), denn es besteht noch kein Dekubitus aber eine sehr hohe Wahrscheinlichkeit, dass sich ein Dekubitus daraus entwickelt.

Kategorie 2

Ähnlich wie bei der Kategorie 1 verhält es sich mit der Klassifizierung von Dekubitus der Kategorie 2. Diese werden beschrieben als Teilzerstörung (bis zur Dermis), flach, offen, Wundbett ohne Beläge, glänzend oder trocken, ohne Nekrosen, können als intakte oder offene/rupturierte serumgefüllte Blase auftreten. Weiterhin wird betont, dass mit der Kategorie 2 *keine* Blasen, verbands- oder pflasterbedingten Hautschädigungen, feuchtigkeitsbedingten Läsionen, Mazerationen oder Abschürfungen beschrieben werden sollen.

Bei dem Außen-nach-innen-Modell stehen Faktoren wie Reibung, Mazeration und die daraus resultierende Entzündung im Vordergrund. Jedoch wird in der Dekubitusklassifikation EPUAP & NPUAP explizit darauf hingewiesen, dass feuchtigkeitsbedingte Läsionen, Mazerationen oder Abschürfungen nicht darin erfasst werden sollen. Dabei liegt gerade darin die Problematik. Zwar gibt es wahrscheinlich einen Unterschied zwischen oberflächlichen Gewebeschäden infolge von Druck im Vergleich zu feuchtigkeitsbedingten Schädigungen (Kottner, 2012). Doch in der Praxis ist es schwierig, beides zu unterscheiden, da schließlich – auch bei einem druckbedingten Schaden – Faktoren wie Reibung und Feuchtigkeit eine Rolle spielen können.

In einer Studie von Kottner und Halfens (2010), in der die sogenannte Interrater-Reliabilität (= der Grad an Übereinstimmung einer Einschätzung eines Merkmals zwischen zwei unabhängig voneinander agierenden Beurteilern; Polit & Beck, 2008) der Einschätzung von Feuchtigkeitsläsionen untersucht wurde, war die Übereinstimmung zwischen den Anwendern gering. Offensichtlich herrscht Unsicherheit in der Praxis hinsichtlich der Frage, woran sich ein Dekubitus der Kategorie 2 festmachen lässt. In der Praxis ist es sinnvoll, zunächst die feuchtigkeitsbedingten Läsionen auch als solche zu beschreiben und Interventionen zum Feuchtigkeitsmanagement einzuleiten. Zeitgleich gilt eine feuchte, abgeriebene Haut als Risiko dafür, dass diese geschädigte Haut auftretenden Druckeinwirkungen, Zug- und Scherkräften nicht standhalten kann. Deshalb sind bei Hautschäden je nach Mobilität und Aktivität des Klienten sofort Interventionen zur Druckentlastung, Druckreduktion und Druckverteilung einzuleiten.

Erst wenn Druck zusätzlich hinzukommt und/oder tiefe Schäden zu erkennen sind, kann ein Dekubitus klassifiziert werden. Laut DNQP (2010) verursacht Hautfeuchtigkeit keine tiefen Dekubitalulcerationen. Es muss also Druck hinzukommen oder es müssen bereits tiefe Gewebeschäden vorliegen, die aufgrund der Entzündung noch nicht zu erkennen sind.

Es wäre wünschenswert, wenn alle an der Versorgung Beteiligten Akteure (Ärzte, Pflegefachkräfte, Krankenkassenmitarbeiter und MDK) das entsprechende Wissen hätten, dass eine Kategorie 1 lediglich eine Dekubitusgefahr darstellt und die Kategorie 2 ebenfalls noch unklar ist.

Dekubitus Kategorie 3 und 4
Laut DNQP (2010) verursachen lang anhaltender Druck und/oder Scherkräfte Gewebeschäden. Das ist aufgrund der wissenschaftlichen Erkenntnisse nicht mehr haltbar. Vielmehr müsste es heißen: lang anhaltender Druck oberhalb eines individuellen Schwellenwerts. Die Klassifizierung von Kategorie 3 und 4 Dekubitus – den tiefen Gewebeschädigungen – ist im Gegensatz zu denen der oberflächlichen Schädigungen sinnvoll, legt man das Innen-nach-außen-Modell zugrunde. Hierbei handelt es sich zweifellos um *echten* Dekubitus, entstanden durch Einwirkungen von Druck und Scherkräften im tiefer liegenden Gewebe. Sie lassen sich somit auch leichter zuordnen, auch wenn sich Kategorie 3 teilweise schwer von Kategorie 4 Dekubitus abgrenzen lässt (Kottner, 2012).

Kategorie – Uneinstufbar/nicht klassifizierbar: Vollständiger Haut- oder Gewebeverlust – unbekannte Tiefe
Bei einem nicht klassifizierbaren Dekubitus handelt es sich entweder um einen Dekubitus der Kategorie 3 oder der Kategorie 4. Diese Kategorisierung nach Kategorie 3 oder 4 gestaltet sich jedoch in der Praxis als sehr unvorteilhaft und wird sicherlich häufig falsch eingeteilt. Es macht keinen Sinn, bei avitalem Gewebe entscheiden zu müssen, ob der Gewebeschaden bis zur Faszie oder über die Faszie hinweg reicht. Innerhalb der Kodierung ist sogar die jeweils niedrigere Kategorie zu kodieren, wenn die Tiefe nicht bestimmt werden kann, was somit auch zu einer niedrigeren Vergütung führt. Aufgrund dieser Problematiken halten die Autoren die Einteilung nach NPUAP-Kategorie *Uneinstufbar/nicht klassifizierbarer Dekubitus* als sinnvoll.

Kategorie – Vermutete tiefe Gewebsschädigung – unbekannte Tiefe
Auch die vermutete tiefe Gewebeschädigung ist anhand des Innen-
nach-außen-Modells erklärbar. Allerdings kann eine solche Schädigung
fälschlicherweise auch zunächst für einen Dekubitus der Kategorie 1
gehalten werden, da die tiefer liegenden betroffenen Gewebeanteile
nicht sichtbar sind. Eine Fehleinschätzung ist leicht möglich (Kottner,
2012).

Co-Existenzen
Bei einer oberflächlichen Hautschädigung mit Blasenbildung kann zusätzlich eine tiefe Ulceration vorhanden sein. Es können also beide Gewebeschädigungen gleichzeitig auftreten (Kottner & Tannen, 2010). Es
handelt sich dann um eine Co-Existenz von unterschiedlicher Ursache.

Ein Klient hat Feuchtigkeitsläsionen aufgrund einer Inkontinenz. Durch
einen Entzündungsprozess kann diese Läsion fortschreiten. Allerdings
gibt es keine Belege dafür, dass Hautfeuchtigkeit tiefe Dekubitus (Kategorie 3 oder 4) verursachen (Kottner & Tannen, 2010). Für die Pflegepraxis wäre es vorteilhafter, eine Klassifizierung zu verwenden, die nicht auf
komplexen Ursachen von Dekubitus basiert, sondern eine einfache und
eindeutige Klassifizierung ermöglicht. So könnte man nach einem Vorschlag von Kottner et al. (2009) die zwei Arten von Dekubitus in oberflächliche und tiefe Gewebeschädigungen einteilen und nur zwischen diesen beiden Klassifikationen unterscheiden. Dies würde die Unsicherheit
bei der Abgrenzung von Dekubitus und anderen Läsionen mildern.

Im ambulanten Setting besteht die Problematik, dass die Krankenkassen auf den Verordnungen die Kategorien fordern, weil die Vergütung
danach ausgerichtet ist und die Hausärzte bzw. die Sachbearbeiter der
Krankenkasse sich mit den aktuellen Einteilungen nicht auskennen. Es
gibt keine Vergütung bei unbekannter Tiefe bzw. dem nicht klassifizierbaren Dekubitus. In der Akutpflege ist die ICD-Kodierung einschlägig,
die von EPUAP & NPUAP abweicht und die Dokumentation erschwert.

7.5.5 Klassifikation nach Strupeit und Bauernfeind

Strupeit und Bauernfeind schlagen aufgrund der in Kapitel 7.5.4 dargestellten Zusammenhänge (Klassifikation EPUAP & NPUAP im Kontext der Entstehungstheorien und Ausbreitung des Dekubitus) vor, die
Kategorien von Dekubitus und Hautschädigung nach den zugrunde liegenden beobachtbaren Merkmalen einzuordnen, nach denen sich die
Pflegemaßnahmen richten sollten. Demnach wäre eine nicht wegdrückbare Hautrötung einer Dekubitusgefährdung zuzuordnen. Unter diese
Klasse würden auch jene Personen fallen, die eine wegdrückbare Rötung aufweisen und ebenfalls als dekubitusgefährdet einzustufen sind.
Für diese neue Kategorie schlagen die Autoren die Bezeichnung Kategorie 0 vor.

Der Kategorie 1 sollten alle mechanischen, oberflächlichen Verletzungen (Hautschäden durch Reibung oder Hautfeuchtigkeit) zugeordnet werden.

Alle tiefen Gewebeschäden sollten in einer neu zusammengefassten Kategorie 2 erfasst und eingestuft werden, da diese Schädigungen am eindeutigsten mit der Dekubitusentstehung durch Druck/Scherkräfte in Zusammenhang stehen. Ebenfalls ermöglicht dies eine eindeutige Prävalenzerhebung. Gleichzeitig würden Problematiken innerhalb der Kodierung und Abrechnung abgebaut werden.

Tab. 7.7: Übersicht: Klassifikation von Dekubitus und Hautschädigung, Kategorien nach Strupeit & Bauernfeind im Vergleich mit den Kategorien EPUAP & NPUAP

Kategorie nach Strupeit & Bauernfeind	Merkmale/Beschreibung	Entspricht der EPUAP & NPUAP-Kategorisierung
Kategorie 0 – Dekubitusgefährdung	Hautrötung aufgrund von Druckexposition	Kategorie 1
Kategorie 1 – Mechanische oberflächliche Verletzung	Hautschäden durch Reibung, Hautfeuchtigkeit	Kategorie 2
Kategorie 2 – Dekubitus	Tiefe Gewebeschäden	• Kategorie 3 • Kategorie 4 • Kategorie Vermutete tiefe Gewebeschädigung • Kategorie Nicht klassifizierbar

7.5.6 Zusammenfassung

Es existieren verschiedene Klassifikationssysteme und so kommen auch in der Praxis unterschiedliche Systeme zum Einsatz. Das Problem dabei ist, dass dies zu Schwierigkeiten in der Kommunikation zwischen den Berufsgruppen und Sektoren führen kann. Die umfassendste Klassifikation wurde vom NPUAP & EPUAP entwickelt. Aus der Klassifizierung ergeben sich jedoch einige Probleme für die Praxis. Aufgrund der Entstehungstheorien sollten generell die oberflächlichen Dekubitus (Kategorie 1 und 2) von den tieferen Gewebeschäden (Kategorie 3 und 4) unterschieden werden. Das Klassifikationssystem suggeriert ein Fortschreiten von Kategorie 1 zu Kategorie 4 und eine Rückwärtsentwicklung bei der Heilung. Darüber hinaus sind insbesondere Dekubitus der Kategorie 1 und 2 nur schwer von anderen Rötungen oder Wunden zu unterscheiden. Dass beide Formen der Gewebeschädigung oft gemeinsam auftreten, erschwert die Situation zusätzlich. Die Autoren schlagen daher eine alternative Klassifikation vor: Kategorie 0 – Dekubitusgefährdung (Hautrötung aufgrund von Druckexposition), Kategorie 1 – Mechanische oberflächliche Verletzungen (Hautschäden durch Reibung, Hautfeuchtigkeit), Kategorie 2 – Dekubitus (tiefe Gewebeschäden). Wenn die Diagnose Dekubitus nun gestellt wäre, würde im Heilungsverlauf die Gewebeart und das Ausmaß beschrieben werden.

7.6 Risikofaktoren

Im Rahmen der Dekubitusprävention wird von Dekubitusrisiko gesprochen, wenn es darum geht, einzuschätzen, in welchem Maße ein Mensch gefährdet ist, einen Dekubitus zu entwickeln. Anders gesagt, die Pflegefachkraft stellt bei der Risikoeinschätzung fest, wie hoch die Wahrscheinlichkeit ist, dass ein Klient einen Dekubitus entwickelt (Kottner, 2012).

Die erfahrene Pflegefachkraft, möglichst mit Zusatzqualifikation, setzt ihre gesamte pflegerische Kompetenz ein, damit die Wahrscheinlichkeit eines Dekubitus so gering wie möglich gehalten wird. Je höher ihre Kompetenz ist, desto eher ist sie in der Lage, die Wahrscheinlichkeit zu senken. Die Kunst der Risikoerfassung liegt in der pflegediagnostischen Kompetenz. Durch die Informationssammlung aus Pflegeanamnese, Assessment, Screening und vorhandenen Pflegediagnosen (bspw. NANDA-I Pflegediagnosen oder Sammlung von pflegerelevanten Ressourcen und Problemen) werden Risikofaktoren erfasst. Auf dieser Basis leitet die Pflegefachkraft individuelle prophylaktische Maßnahmen ein, um die Wahrscheinlichkeit, dass ein Klient einen Dekubitus entwickelt, möglichst gering zu halten. Auch wenn es die Zielsetzung sein sollte, jeden Dekubitus zu vermeiden, so scheint es aus multiplen Gründen nicht immer realisierbar, jeden Dekubitus zu 100 % zu vermeiden. Denn es gibt immer wieder Situationen in der Versorgung von pflege- und hilfsbedürftigen Menschen, in denen andere Prioritäten zu setzen sind (z. B. in Notfallsituationen oder im Rahmen der Palliativversorgung) (DNQP, 2010b).

7.6.1 Risikogruppen

Insbesondere ältere, multimorbide Menschen (Mehrfacherkrankte) mit Mobilitätseinschränkungen sind gefährdet, einen Dekubitus zu entwickeln. Mangelernährung, eine mangelnde Durchblutung und Komorbiditäten (Begleiterkrankungen) können ein Risiko darstellen. Ältere Menschen, die an Krankheiten leiden, die mit Mobilitätseinschränkung zusammenhängen (wie z. B. Schlaganfall), stellen die größte Gruppe an Dekubitusgefährdeten dar (Eberhardt et al., 2005). Hinzu kommt, dass die altersbedingte Atrophie der Haut, der Blutgefäße und anderer Organe die Entstehung begünstigt (Leffmann et al., 2002). Demzufolge kommt es bei diesen Klienten im Schlaf zu vergleichsweise wenigen Positionswechseln. Darüber hinaus leiden multimorbide ältere Menschen häufiger unter

Ältere, multimorbide Menschen

107

Komorbiditäten (Anders et al., 2010). Auch Klienten, die einen Dekubitus der Kategorie 1 aufweisen und unter Hypotonie oder Kontrakturen leiden bzw. einmal einen Schlaganfall erlitten, sind besonders gefährdet, einen Dekubitus (Kategorie 2–4) zu entwickeln (Vanderwee et al., 2009). Je höher die Pflegeabhängigkeit, umso dekubitusgefährdeter sind Klienten (Balzer et al., 2007).

Damit gehören zu den vulnerablen (besonders anfälligen) Gruppen, die einen Dekubitus erleiden können:

- Schwererkrankte Menschen
- Neurologisch Beeinträchtigte
  - z.B. Menschen mit Rückenmarksverletzungen
- Menschen mit einer eingeschränkten Mobilität
- Immobile Menschen
- Menschen mit Prothesen, Stützkorsett oder Gips
- Menschen mit Ernährungsstörungen
  - Adipositas
  - Unterernährung
- Menschen, die Hilfsmittel zur Druckverteilung benötigen, allerdings keine haben oder benutzen
- Menschen, die Ausstattung benutzen (Sitze, Betten), welche keine angemessene Druckentlastung bietet
- Menschen im höheren Lebensalter
- Schwangere
- Demenziell erkrankte Menschen (Einschränkungen im Verstehen und sensorische Wahrnehmungsstörungen)

7.6.2 Risikofaktoren

Dekubitusrisikofaktoren sind Faktoren, die die Wahrscheinlichkeit erhöhen können, einen Dekubitus zu entwickeln (Kottner, 2012). Dazu zählen ebenso offensichtliche Faktoren (z.B. Immobilität) als auch andere Faktoren, deren Zusammenhang mit der Dekubitusentstehung nicht geklärt ist (z.B. Ernährungszustand).

Die meisten Risikofaktoren, die heute in der Literatur beschrieben sind, wurden im Rahmen epidemiologischer Studien ermittelt. Dabei werden Personengruppen über einen bestimmten Zeitraum (z.B. 4 oder 16 Wochen) beobachtet und eine Reihe von Merkmalen dokumentiert (z.B. Geschlecht, Alter, bestimmte Krankheiten u.v.m.). Im Anschluss daran wird erfasst, welche Personen einen Dekubitus entwickeln. Daraus werden dann bestimmte Faktoren abgeleitet: Zum Beispiel waren es Personen über einer bestimmten Altersgrenze, Personen weiblichen Geschlechts oder Personen mit bestimmten Krankheiten, die einen Dekubitus entwickelten. Die Ergebnisse werden in Studien veröffentlicht. Da im Laufe der Jahre eine Vielzahl dieser Studien veröffentlicht wurde, jedoch darin keine Entstehungstheorien herangezogen wurden (wodurch die Menge der Risikofaktoren eingeschränkt worden wäre), wurden insgesamt sehr viele Faktoren benannt, welche als gefährdend gelten. Es wird beispielsweise innerhalb einer anderen Zielgruppe bzw. in einem anderen Versorgungsbereich (Setting) untersucht. Im Rahmen von unterschiedlichen Studien kommen jedes Mal andere vergleichende oder auch nicht vergleichende Faktoren hinzu. Daraus ergibt sich eine heterogene Studienlage. So wird bspw. eine Studie in der Geriatrie, die andere auf einer Intensivstation, die nächste in einem ambulanten Pflegedienst oder in einer Rehabilitationseinrichtung durchgeführt. Dies erschwert eine klare Aussage bzgl. der Risikofaktoren.

In der Literatur wird erwähnt, dass bis zu 126 Risikofaktoren beschrieben werden. Um welche es sich dabei jedoch im Einzelnen handelt, wird nicht genauer erwähnt (Gosnell, 1989). Im aktualisierten Expertenstandard (DNQP, 2010b) wird von über 100 Risikofaktoren gesprochen.

Druck bzw. Druck in Kombination mit Scherkräften steht in einem kausalen (ursächlichen) Zusammenhang mit der Entstehung von Dekubitus. Die Bedeutung weiterer Risikofaktoren bleibt noch zu klären – so steht es sinngemäß in der Definition von Dekubitus nach EPUAP und NPUAP (2009). Es gibt keine eindeutigen Belege für die Rolle mutmaßlicher Risikofaktoren bei der Dekubitusentstehung. Zwei in diesem Zusammenhang häufig diskutierte Risikofaktoren sind der Ernährungszustand und die Gewebetoleranz.

Die vierte Handlungsebene im ersten Expertenstandard (DNQP, 2002), die den gezielten Maßnahmen zur Förderung der Gewebetoleranz gewidmet war, wie die Wahrnehmungsförderung, Förderung der Ernährung und Hautpflege, wurde mit der Begründung der fehlenden Beweise (Evidenz) bei der 1. Aktualisierung 2010 ersatzlos gestrichen. Außerdem gelten diese Maßnahmen als allgemeine Regeln des pflegerischen Handelns. Dekubitusgefährdete Menschen haben meistens einen erhöhten Pflegebedarf, einen schlechteren Gesundheitszustand und Mehrfacherkrankungen, sodass Mangelernährung und ein verschlechtertes Hautbild daraus zu begründen sind.

Was man sicher weiß ist, dass der Hauptrisikofaktor für die Entstehung eines Dekubitus Druck oder Druck in Kombination mit Scherkräften ist. Das Ausmaß und die Dauer dieser Kräfte tragen entscheidend dazu bei, ob ein Dekubitus entsteht oder nicht. Daher sind Einschränkungen der Aktivität und Mobilität als maßgeblich hinsichtlich der Entstehung von Dekubitus anzusehen.

Zusätzlich spielen weitere Faktoren (biologisch, verhaltens- oder iatrogen bedingte Faktoren) eine Rolle. Es ist jedoch nach aktuellen wissenschaftlichen Erkenntnissen bisher nicht geklärt, inwieweit diese Risikofaktoren mit einem Dekubitusrisiko und einer Dekubitusentstehung in Zusammenhang stehen.

Es konnte allerdings belegt werden, dass Personen ein höheres Dekubitusrisiko aufweisen, wenn ihre Gesundheit besonders beeinträchtigt ist

Pflegebedürftige Personen

109

(reduzierter Allgemeinzustand, hohe Pflegebedürftigkeit). Je höher die Pflegebedürftigkeit, desto höher das Dekubitusrisiko (DNQP, 2010b). Daher empfiehlt auch die Leitlinie der EPUAP & NPUAP (2009), Personen, die bettlägerig sind oder nur sitzen, generell als dekubitusgefährdet zu betrachten.

Ebenfalls kann davon ausgegangen werden, dass eine Person, die einen Dekubitus Kategorie 1 aufweist, ein erhöhtes Risiko für die Entwicklung von Dekubitus höherer Kategorien besitzt (DNQP, 2010b). Klienten, die in der Vergangenheit einen Dekubitus hatten, gelten als dekubitusgefährdet. Klienten mit dunkel pigmentierte Haut sind eher als dekubitusgefährdet einzustufen, weil Hautrötungen bei diesen Klienten schlechter zu erkennen sind (EPUAP & NPUAP, 2009).

Tab. 7.8:
Risikofaktoren nach Relevanz

Gesicherte Risikofaktoren	• Knöcherne Vorsprünge
Maßgeblich assoziierte Risikofaktoren	• Hohe Pflegebedürftigkeit • Reduzierter Allgemeinzustand • Dekubitus in der Vergangenheit
Mutmaßliche Risikofaktoren	• Über 100 mögliche weitere Risikofaktoren

Da auch innerhalb der Literatur unterschiedliche Risikofaktoren beschrieben werden, sind nachfolgend die Risikofaktoren nach dem nationalen Expertenstandard »Dekubitusprophylaxe in der Pflege« (DNQP, 2010b), der Leitlinie der EPUAP & NPUAP (2009, ▶ Tab. 7.10) sowie nach den NANDA-I Pflegediagnosen (▶ Tab. 7.11) zu finden. Die Auflistungen stellen dabei keine Hierarchie innerhalb der Wertigkeit der einzelnen Risikofaktoren dar.

Ursachen für Risiko-
faktoren

Die bloße Feststellung von Risikofaktoren reicht jedoch nicht aus, um im nächsten Schritt präventive Maßnahmen planen zu können. Das Vorliegen von Risikofaktoren kann bestimmte Ursachen haben, die beeinflusst werden können. Um mögliche Ursachen zu ergründen, ist eine entsprechende Pflegediagnostik notwendig. Für jeden Risikofaktor sollten daher mithilfe der pflegediagnostischen Kompetenz entsprechende Fragen gestellt werden. So können z. B. die Gründe für eine Immobilität von unterschiedlicher Genese sein. *Gründe für eine Immobilität können sein:*

- Medikamenteneinnahme zur Sedierung
- Mobilitätseinschränkung durch Sonden? Ist die nasale Sonde korrekt fixiert, sodass diese keinen Druck am Nasenflügel ausübt?
- Ist durch einen Blasendauerkatheter die Mobilität eingeschränkt? Kann der Katheterschlauch Druck ausüben? Wissen alle Beteiligten, dass der Katheterschlauch eine Druckstelle verursachen kann? Ist die Laienpflege geschult in Bezug auf korrekte Lage des Katheterschlauchs?

Risikofaktoren nach DNQP (2010)

Ursachen für erhöhte/verlängerte Einwirkung von Druck oder Druck und Scherkräften

Einschränkungen der Aktivität
Definition: Ausmaß, in dem sich ein Klient von einem Ort zu einem anderen bewegt.

Abhängigkeit
- beim Gehen (Hilfsmittel, personelle Unterstützung)
- beim Transfer
- vom Rollstuhl (bei der Fortbewegung)
- Bettlägerigkeit/Pflegebedürftigkeit

Einschränkungen der Mobilität
Definition: Ausmaß, in dem der Klient seine Körperposition wechselt.

Personelle Abhängigkeit
- beim Positionswechsel im Bett
- kaum/keine Kontrolle über Körperposition im Sitzen oder Liegen
- Unfähigkeit zu selbstständigen kleinen Positionsveränderungen im Sitzen oder Liegen

Extrinsische/iatrogene Risikofaktoren

- *Gegenstände, die im Bett oder auf dem Stuhl auf die Körperoberfläche drücken*
  - Katheter
  - Sonden
  - Hilfsmittel
- *Tuben, die an der Nase, an den Nasenflügel drücken*
- *Zu fest/schlecht sitzende*
  - Schienen
  - Verbände
  - Prothesen
- *Unzureichend druckverteilende Hilfsmittel für die Positionsunterstützung*
- *Lang andauernde Operationen*

Tab. 7.9:
Ursachen für erhöhte und/oder verlängerte Einwirkung von Druck und/oder Scherkräften (DNQP, 2010, S. 23)

Aktivität/Mobilität

- Bettlägerige Personen
- Nur sitzende Personen

Veränderungen intakter Haut

- Trockene Haut
- Rötung
- Andere Veränderungen
- Nicht wegdrückbare Rötungen erhöhen zusätzlich das Risiko einer fortschreitenden Dekubitusentwicklung

Ernährungsindikatoren

- Hämoglobin
- Anämie
- Serumalbumin
- Menge aufgenommener Nahrung
- Körpergewicht

Tab. 7.10:
Risikofaktoren nach EPUAP & NPUAP (2009)

Tab. 7.10:
Risikofaktoren nach
EPUAP & NPUAP
(2009) – Fortsetzung

Faktoren, welche die Durchblutung und Sauerstoffsättigung beeinflussen

- Diabetes
- Kardiovaskuläre Instabilität
- Zufuhr von Adrenalin/Noradrenalin
- Niedriger Blutdruck
- Knöchel-Arm-Index
- Sauerstoffzufuhr

Hautfeuchtigkeit

- Sehr feuchte Haut

Erhöhtes Lebensalter

Weitere Risikofaktoren

- Reibungs- und Scherkräfte
- Sensorisches Empfindungsvermögen
- Allgemeiner Gesundheitszustand
- Körpertemperatur

Tab. 7.11:
Risikofaktoren der
Pflegediagnose Gefahr
einer Hautschädigung
nach NANDA-I
Pflegediagnosen
(2012/2014)

Äußere Risikofaktoren

- Chemische Substanzen
- Ausscheidungen
- Altersextreme
- Luftfeuchtigkeit
- Hyper- und Hypothermie
- Mechanische Faktoren (z. B. Scherkräfte, Druck, freiheitseinschränkende Maßnahmen)
- Feuchtigkeit
- Körperliche Immobilisierung
- Strahlung
- Sekrete

Innere Risikofaktoren

- Veränderte Pigmentierung
- Veränderungen des Hautturgors
- Entwicklungsbedingte Faktoren
- Veränderter Ernährungszustand (z. B. Fettleibigkeit, Kachexie)
- Immunologische Faktoren
- Beeinträchtigte Durchblutung
- Beeinträchtigter Stoffwechsel
- Beeinträchtigte sensorische Empfindung
- Medikamente
- Psychogene Faktoren
- Hervortretende Knochen

- Bewegt sich der Klient wegen Schmerzen weniger?
- Ist der Klient fixiert und deshalb immobil? Kann er trotz Fixierung Makro- und Mikrobewegungen durchführen?
- Leidet er unter Depression und bewegt sich deshalb weniger?
- Hat er eine Lähmung und ist dadurch immobil?
- Ist seine Bewegung durch Adipositas eingeschränkt?
- Ist der Klient komatös oder liegt er über längere Zeit in Narkose?
- Hat er Krankheitsbilder wie Arthrose, Rheuma oder Parkinson, die seine Mobilität einschränken?
- Hat der Klient Frakturen oder chirurgische Eingriffe, die seine Mobilität einschränken?
- Benötigt der Klient Hilfsmittel, die seine Position unterstützen, ist er deshalb in seiner Mobilität eingeschränkt?

Zusätzlich spielt natürlich auch die Anfälligkeit der einzelnen Person eine Rolle, denn diese kann sehr unterschiedlich ausfallen. Jede Pflegefachkraft kennt diese Anfälligkeit aus der eigenen klinischen Erfahrung. Es gibt Klienten, die einen ganzen Tag in einem Stuhl sitzen und keinen Dekubitus entwickeln und wiederum andere, die eine halbe Stunde sitzen und einen Dekubitus mit großem Ausmaß entwickeln. Deshalb ist es sehr schwierig, verbindliche Empfehlungen zu geben. Hier spielt das Wissen der Pflegefachkraft bzw. die interne Evidenz eine entscheidende Rolle. Daraus ergibt sich die Konsequenz, eine pflegerische Einschätzung vorzunehmen und eine Pflegediagnose bzw. ein Pflegeproblem zu stellen mit dem Ziel, ein Dekubitusrisiko entweder zu bestätigen oder auszuschließen. Wichtig ist, dass eine Entscheidung getroffen wird, um eine Handlungsgrundlage zu schaffen, um folgende Fragen entsprechend beantworten zu können:

- Ist eine Beratung notwendig?
- Wie häufig sollte die Haut kontrolliert werden?
- Wird der Einsatz von Hilfsmitteln notwendig?
- Welche Hilfsmittel sollten bei welchem Klient eingesetzt werden?
- Muss ein Bewegungsförderungsplan angelegt werden?
- Sollte vorerst ein Bewegungsprotokoll geführt werden?

7.6.3 Prädilektionsstellen (gefährdete Körperregionen)

Prinzipiell ist jede Region des Körpers dekubitusgefährdet – vorausgesetzt es wird Druck auf diese Region ausgeübt. Hohe Scherkräfte bei normaler Belastung an der Schnittstelle zwischen Körper und Unterlage können allein schon Schädigungen verursachen oder verschlimmern (EPUAP & NPUAP, 2009).

113

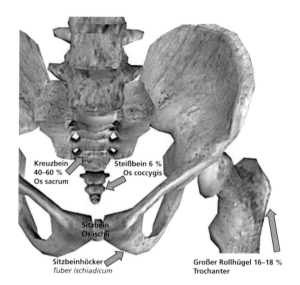

Kreuzbein
40–60 %
Os sacrum

Steißbein 6 %
Os coccygis

Sitzbein
Os ischii

Sitzbeinhöcker
Tuber ischiadicum

Großer Rollhügel 16–18 %
Trochanter

Abb. 7.14:
Prädilektionsstellen im
Bereich Gesäß

Besonders gefährdet sind jedoch die Regionen, an denen die Knochen prominent hervortreten, also Hautareale über knöchernen Vorsprüngen mit einem dünnen Unterhautfettgewebe.

1. Areale über Knochenvorsprüngen
2. Knochenvorsprünge mit dünner Weichteildecke
3. Körperstellen, die aufgrund von eingesetzten Hilfsmitteln erhöhtem Druck ausgesetzt sind

Gefährdete Körperstellen je nach Lage

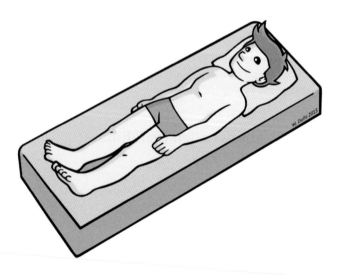

Abb. 7.15:
Rückenlage
(Grafik © W. Dolle,
2013)

114

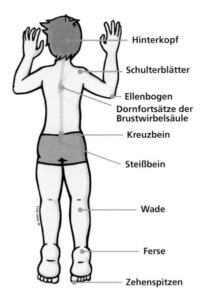

Abb. 7.16:
Rückenansicht bei
Rückenlage (Grafik
© W. Dolle, 2013)

In der Rückenlage sind folgende Körperstellen besonders gefährdet: Hinterkopf, Schulterblätter, Dornfortsätze der Brustwirbelsäule, Ellenbogen, Unterschenkel (Wade), Fersen und Zehenspitzen.

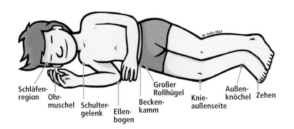

Abb. 7.17:
Seitenlage (Grafik
© W. Dolle, 2013)

In der Seitenlage sind folgende Körperstellen besonders gefährdet: Ohrmuscheln, Schläfenregion, Schultergelenk, Knie- und Knöchelaußenseite, Beckenkamm, großer Rollhügel, Außenknöchel, Zehen.

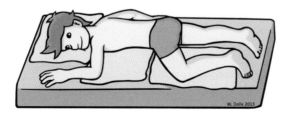

Abb. 17.8a:
135°-Bauchlage
(Grafik © W. Dolle,
2013)

115

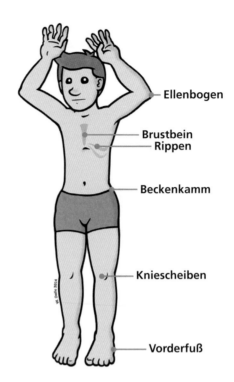

Ellenbogen

Brustbein
Rippen

Beckenkamm

Kniescheiben

Vorderfuß

Abb. 7.18b:
Bauchlage (Grafik
© W. Dolle, 2013)

In der Bauchlage sind folgende Körperstellen besonders gefährdet: Brustbein, Rippen, Ellenbogen, Beckenkamm, Kniescheiben, Vorderfuß.

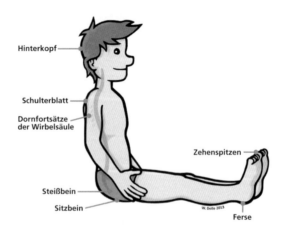

Hinterkopf

Schulterblatt

Dornfortsätze
der Wirbelsäule

Zehenspitzen

Steißbein

Sitzbein

Ferse

Abb. 7.19
Sitzen (Grafik
© W. Dolle, 2013)

Im Sitzen sind folgende Körperstellen besonders gefährdet: Hinterkopf, Schulterblätter, Steißbein, Sitzbein, Dornfortsätze der Wirbelsäule, Fersen, Zehenspitzen.

116

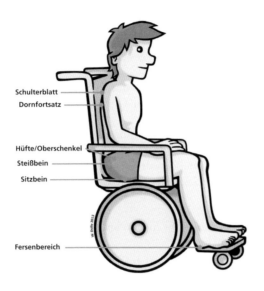

Schulterblatt

Dornfortsatz

Hüfte/Oberschenkel

Steißbein

Sitzbein

Fersenbereich

Abb. 7.20:
Sitzen im Rollstuhl
(Grafik © W. Dolle,
2013)

Beim Sitzen im Rollstuhl sind folgende Körperstellen besonders gefährdet: Schulterblätter, Dornfortsätze der Wirbelsäule, Hüfte, Oberschenkel, Steißbein, Sitzbein und Fersenbereiche.

Kyphose

Menschen mit einer Kyphose sind im Liegen oder Sitzen an den Dornfortsätzen der Brustwirbelsäule dekubitusgefährdet. Mit Schaumstoffplatten rechts und links der Wirbelsäule sind die dekubitusgefährdeten Stellen freizulegen. Die Haut ist vor dem Aufbringen von offenporigen Schaumstoffplatten mit Folien zu schützen.

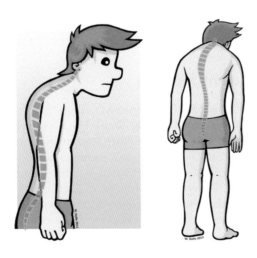

**Abb. 7.21 und
Abb. 7.22:**
Kyphose (Grafik
© W. Dolle, 2013)

117

Bei Druck durch prominente Stellen (Knochen) ist Folgendes zu beachten:

- Das Körpergewicht übt Druck durch die Schwerkraft aus.
- Der Knochen fängt das Körpergewicht ab und überträgt es an der prominentesten Stelle.
- Die Unterlage (Sitzkissen, Matratze, Hilfen zur Positionsunterstützung) oder die Kompression, der Gips oder die Schiene erzeugen den Gegendruck.
- Die Belastung durch Druck im Innern (zwischen Knochen und tiefer liegendem Gewebe) nahe eines knöchernen Vorsprungs ist wesentlich höher (drei- bis fünfmal) als der Schnittstellendruck (zwischen Hautoberfläche und Unterlage) über dem knöchernen Vorsprung (Le et al., 1984).

Ebenfalls sind folgende Gefährdungen insbesondere an den Prädilektionsstellen zu vermeiden:

Äußerliche Druckeinwirkung durch fehlerhafte medizinische/pflegerische Behandlung

- Hinterlassene Gegenstände erzeugen punktuellen Druck von außen
  - Kanülenkappen
  - Spritzen, Klemmen, Scheren
  - faltige Wäsche
  - Nahrungsreste

Äußerliche Druckeinwirkung durch unsachgemäße medizinische/pflegerische Fixierung

- Venöse Zugänge
- Sonden
- Tuben
- Katheterschlauch

7.7 Risikomanagement

7.7.1 Risikoeinschätzung

Vor der Aktualisierung des Expertenstandards war zur Erfassung des Dekubitusrisikos eine Skala Mittel der Wahl. Die Pflegefachkraft hat ihrer Sorgfaltspflicht mit dem Ausfüllen einer standardisierten Dekubitusrisikoskala genüge getan. Dieses Vorgehen ist monokausal und berücksichtigt nicht die individuellen Gegebenheiten des einzelnen Klienten. In der Aktualisierung des Expertenstandards ist die Sachlage komplexer. Eine Dekubitusrisikoskala soll nur noch unterstützend genutzt werden und die restliche Risikoerfassung muss die Pflegefachkraft mit der Hilfe von evidenzbasiertem Wissen und Intuition ableisten. Die Sorgfaltspflicht der

Pflegefachkraft dehnt sich dadurch erheblich aus. Sie ist gefordert, das Risiko individuell zu erfassen.

Es ist unbedingt zu beachten, dass bei der Einschätzung des Dekubitusrisikos in jedem Fall eine klinische Einschätzung, unter Betrachtung des gesamten Gesundheitszustands und einschließlich einer Hautinspektion, stattfinden muss – ungeachtet dessen, ob eine Risikoskala (bspw. Braden- oder Nortonskala) zusätzlich angewendet wird. Die alleinige Risikoeinschätzung anhand eines standardisierten Assessments reicht nicht aus. Die Risikofaktoren hohes Alter und Immobilität gelten als Hauptrisikofaktoren für die Entstehung von Dekubitalulcerationen (DNQP, 2010b). Dabei sollte der Status der Immobilität mit dem Erfassungsinstrument dokumentiert werden und in den Pflegeprozess einfließen. Wichtig ist, dass der Grund gesucht wird, warum sich der Klient weniger bewegt, bevor es zu einem Dekubitus kommt. Ursachen können sein:

- Schmerzen
- Alter
- Angst
- Depression
- Einsatz von Hilfsmitteln
- Medikamente
- Mangelernährung
- Unphysiologische Lage

Einschätzungsintervall

Hinsichtlich des Zeitpunkts, wann und wie häufig eine Risikoeinschätzung erfolgen sollte, gibt es keine ausreichenden wissenschaftlichen Beweise für eine Empfehlung. Hat sich ein Dekubitusrisiko im Rahmen der differenzierten Risikoeinschätzung bestätigt, so sind die Intervalle für eine wiederholte Einschätzung individuell festzulegen. Das bedeutet, dass auf der Grundlage des jeweiligen Gefährdungsausmaßes und des zu erwartenden Verlaufs der Risikofaktoren festgelegt wird, in welchen Zeitabständen eine erneute Einschätzung stattfinden muss. Darüber hinaus ist eine wiederholte Risikoeinschätzung bei Veränderungen, die mit vermehrt auftretendem Druck und/oder Scherkräften einhergehen, vorzunehmen. Eine wiederholte Einschätzung hat auch dann zu erfolgen, wenn die Veränderungen bezüglich vermehrt auftretendem Druck und/oder Scherkräfte nur für einen kurzen Zeitraum oder variabel auftreten (z.B. bei Operationen oder einer akuten Erkrankung wie Pneumonie). Daher sollte insbesondere auf Veränderungen der Mobilität und/oder Aktivität geachtet werden. Eine formelle Risikoeinschätzung ist unbedingt er-

---

Empfehlungen des Einschätzungsintervalls

- Zu Beginn eines pflegerischen Auftrags
- Individuellen Bedarf festlegen
- Sofort, wenn vermehrt Druck und/oder Scherkräfte auftreten können

forderlich und führt, im Vergleich zu einer informellen Einschätzung, zu einer besseren Prävention (Ayello & Braden, 2002).

7.7.2 Initiale Risikoeinschätzung

Die erste Einschätzung des Dekubitusrisikos sollte zu Beginn eines pflegerischen Auftrags erfolgen und beinhaltet die pflegerische Beobachtung, das Heranziehen des pflegerischen Assessments mit der pflegerischen Anamnese, das Erfassen des Notwendigsten aus dem klassischen Arztbrief und ggf. aus dem Überleitungsbogen. Die Pflegefachkraft stellt zu Beginn des pflegerischen Auftrags z. B. folgende Fragen:

- Wo kommt der Klient her?
- Wie lange lag er in der Ambulanz, im Röntgen?
- Wurde er operiert? War es eine lange Operation?
- War er intensivpflichtig? Wie viele Tage lag er auf der Intensivstation?
- Wurde er beatmet?
- Wird er von einem ambulanten Pflegedienst betreut? Sind Überleitungsformulare vorhanden?
- Ist er pflegebedürftig? In welcher Pflegestufe?
- Wie alt ist der Klient? usw.

Die Kunst eines Pflegeassessments liegt darin, das komplexe Geschehen der vorliegenden Pflegesituation entsprechend zu erfassen. Die Pflegefachkraft beobachtet den Klienten im Hinblick auf seinen momentanen körperlichen und funktionalen Zustand.

- Hat er Schmerzen?
- Kann er sich bewegen?
- Bewegt er sich auch (Kontrolle)?
- Wie bewegt er sich (Überprüfung)?
- Liegt ein Klient schmerzgekrümmt im Bett oder sieht man eine entspannte junge Frau, die nach Besuchszeiten fragt?

Die Pflegefachkraft muss mit den erfassten Daten des Klienten auch vorausschauend in die Zukunft blicken:

- Was ist geplant?
- Welche Untersuchungen sind geplant (bspw. soll ein Herzkatheter gelegt werden?)?
- Wird der Klient auf eine zehn Stunden dauernde schwere Operation vorbereitet? Muss er nach der Operation noch für ca. zwei Wochen auf der Intensivstation liegen?

Auf diese Weise sucht die Pflegefachkraft gezielt nach Anzeichen, die auf ein Dekubitusrisiko hindeuten. Dies ist zum einen dann der Fall, wenn von einer erhöhten und/oder verlängerten Einwirkung von Druck und/

oder Scherkräften auszugehen ist. Zum anderen ist jede Person, die bereits einen Dekubitus aufweist, eine wegdrückbare bzw. nicht wegdrückbare Rötung oder einen Dekubitus hatte, als dekubitusgefährdet einzustufen. Ist ein Dekubitusrisiko nicht auszuschließen, muss eine differenzierte Risikoeinschätzung erfolgen.

Treffen die genannten Risiken nicht zu, kann ein Dekubitusrisiko zunächst ausgeschlossen werden. In diesem Fall reicht der Eintrag »Dekubitusrisiko: ☒ vorerst nein« in der Pflegedokumentation aus. Bei jeder Veränderung der Mobilität, der Aktivität oder bei Einwirkung von externen Faktoren, die zu erhöhter und/oder verlängerter Einwirkung von Druck- und/oder Scherkräften führen, wird eine erneute Einschätzung notwendig.

Es ist notwendig, wenn es auch nicht explizit gefordert wird, bei der Ersterfassung eine Hautinspektion vorzunehmen und diese zu dokumentieren. So heißt es im Expertenstandard in Prozess 6, dass die Pflegefachkraft den Hautzustand in individuell zu bestimmenden Zeitabständen überprüft. Das bedeutet selbstverständlich, dass bei dekubitusgefährdeten Menschen der Pflegeprozess bei der Neuaufnahme sofort beginnt und der Hautzustand präzise beschrieben wird. Dies dient auch der zusätzlichen rechtlichen Absicherung. Insbesondere im Zusammenhang mit den Alltagsaktivitäten, die mit vermehrten Scherkräften z. B. beim Sitzen verbunden sind. Aber auch durch Sonden, Katheter, Tuben, die Hilfsmittelversorgung, Prothesen, einengende Kleidung oder durch Kompression (Kompressionsverband/-strümpfe) gefährdete Körperareale sind zu beachten.

7.7.3 Hautassessment und Hautkontrolle

Jede Pflegefachkraft sollte die Methoden zur Diagnostik kennen und beherrschen. Generell gibt es zwei Möglichkeiten, eine nicht wegdrückbare Rötung festzustellen. Welche Methode – der Fingerdrucktest oder die Anwendung einer transparenten Scheibe – die genauere ist, lässt sich nicht sagen. In einer Studie von Kottner et al. (2009b) wurden beide Methoden miteinander verglichen. Die Ergebnisse zeigten, dass bei Anwendung des Fingerdrucktests etwa doppelt so viele Dekubitus der Kategorie 1 festgestellt wurden, wie unter Anwendung einer transparenten Scheibe. Dies bedeutet nicht, dass eine Methode exakter ist, als die andere. Es wurde jedoch deutlich, wie die Diagnostik von Kategorie 1 Dekubitus variieren kann, je nachdem, welche Methode angewandt wird. Dessen sollten sich Pflegende bewusst sein (Kottner et al., 2009b). An anderer Stelle wird die Methode unter Anwendung einer transparenten Scheibe als favorisiert erwähnt, weil dadurch mehr Kategorie 1 Dekubitus festgestellt werden (Vanderwee et al., 2006).

Die Ergebnisse der Hautinspektionen und Änderungen von Maßnahmen zur Dekubitusprävention sowie die aktuelle Gefährdung und gegebenenfalls Begründungen, wenn Maßnahmen nicht durchgeführt werden können (z. B. Schmerzen oder andere Prioritäten), müssen adäquat dokumentiert werden. Das bedeutet, sie sind so zu dokumentieren, dass alle an der Versorgung Beteiligten die dokumentierten Ergebnisse einerseits einsehen und andererseits auch nachvollziehen können, was dort dokumentiert wurde.

7.7.4 Kompressionsdrucktest mit Finger bzw. Plastik- oder Glasplatte

Die Pflegefachkraft drückt mit ihrem Finger auf die Hautrötung und lässt nach kurzer Zeit wieder los. Bleibt die Haut weiß, gilt dies als kein Dekubitus. Bleibt die Haut rot, gilt dies als ein Dekubitus Kategorie 1.

Kompressionsdrucktest mit einer Plastik- oder Glasplatte

Eine durchsichtige Platte wird auf die Hautrötung gedrückt. Wird die Haut weiß, gilt dies als kein Dekubitus. Bleibt die Haut rot, spricht man vom Dekubitus der Kategorie 1.

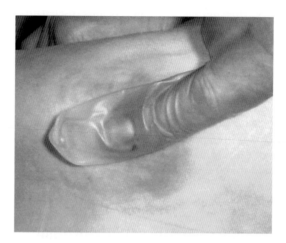

Abb. 7.23: Kompressionsdrucktest mit Finger

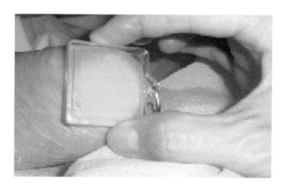

Abb. 7.24: Kompressionsdrucktest mit Plastik- oder Glasplatte

Der Kompressionsdrucktest hat in Bezug auf die Dokumentation eine hohe Relevanz. Das Ergebnis des Kompressionsdrucktests wird im Pflegebericht oder in den dafür vorgesehenen Formularen dokumentiert.

- Z. B. Kompressionsdrucktest negativ oder Kompressionsdrucktest positiv => Dekubitus Kategorie 1. Beim Durchführen des Kompressionsdrucktests, egal ob positiver oder negativer Befund, wird der Grund der Rötung eruiert.
- Welche Interventionen (Maßnahmen) werden eingeleitet?

- Völlige Druckentlastung (wie die Druckentlastung erfolgen soll, wird im Bewegungsförderungsplan geplant).
- Ggf. Druckverteilung durch Hilfsmitteleinsatz.
- Jede Pflegekraft dokumentiert bei den nächsten Pflegemaßnahmen, wie sich die Rötung im weiteren Verlauf entwickelt. Beispiel: Keine Rötung mehr vorhanden oder Rötung vorhanden oder Rötung zeigt sich als livide Hautveränderung.
- Bewegungsprotokoll ist zu führen.

Wie entstehen wegdrückbare bzw. nicht wegdrückbare Rötungen?
Wenn ein Mensch sitzt oder liegt, kommt es zwangsläufig zu einer Druckbelastung der aufliegenden Körperstellen. Dies kann zu einer Abnahme des Blutflusses (Hypoperfusion) an den betroffenen Stellen führen. Werden dann, vor der Durchführung des Kompressionsdrucktests, entsprechende Körperareale inspiziert, müssen sie freigelegt werden (z. B. wird ein Klient von einer Rückenlage in eine Seitenlage gebracht). Dadurch wird die zuvor belastete Körperstelle entlastet. In der Folge wird eine Rötung sichtbar. Die wegdrückbare Rötung ist die physiologisch normale hyperämische Körperreaktion, wenn Gewebe vorher Druck ausgesetzt war.

Wird nun der Kompressionsdrucktest durchgeführt (per Finger oder Plastik-/Glasplatte), gibt es zwei Möglichkeiten der Reaktion: Entweder lässt sich die Hyperämisierung in das umliegende Gewebe wegdrücken, weil die Durchblutung wieder hergestellt werden konnte – in diesem Fall handelt es sich nicht um einen Dekubitus der Kategorie 1. Ebenfalls können Hautrötungen aufgrund von Feuchtigkeit (Harn, Stuhl, Schweiß) entstehen, diese können ebenfalls weggedrückt werden. Oder aber die Rötung lässt sich nicht wegdrücken; die betreffende Körperstelle bleibt rot, weil Zellen bereits geschädigt wurden und in der Folge, als Reaktion des Körpers, Entzündungsprozesse ablaufen – in diesem Fall handelt es sich um einen Dekubitus der Kategorie 1. Bei der wegdrückbaren als auch der nicht wegdrückbaren Rötung sollten unverzüglich Präventionsmaßnahmen eingeleitet werden.

Die Untersuchung an der Ferse stellt sich als besonders schwierig dar, wenn Klienten währenddessen auf dem Rücken liegen. Es sollte in der Praxis darauf geachtet werden, dass Klienten vor der Untersuchung der Fersen eine seitlich liegende Position einnehmen (Vanderwee et al., 2006). Die Evaluation dekubituspräventiver Maßnahmen erfolgt zusätzlich zur Hautinspektion durch die regelmäßige Risikoeinschätzung. Bei der Hautinspektion untersucht die Pflegefachkraft die gesamte Hautoberfläche des Klienten. Insbesondere sind die Prädilektionsstellen zu beachten.

Wegdrückbare Rötung	Nicht wegdrückbare Rötung
• Physiologische Reaktion aufgrund von Druck	• In der Regel über Knochenvorsprüngen
• Hautfeuchtigkeit (Harn, Stuhl, Schweiß)	• Entzündungsprozesse

Tab. 7.12:
Wegdrückbare und nicht wegdrückbare Rötung

7.7.5 Differenzierte Risikoeinschätzung

Für Klienten, bei denen im Zuge der initialen Einschätzung (Ersteinschätzung) ein Dekubitusrisiko nicht ausgeschlossen werden kann, muss eine differenzierte Risikoeinschätzung erfolgen. Durch pflegerische Beobachtung wird dabei das Risiko festgestellt. Dazu gehören auch die subjektiven Angaben des Klienten (z. B. Aussagen über die eigene Druckwahrnehmung). Die Klienten sollten aufgefordert werden, Körperregionen zu benennen, an denen sie Schmerzen/Unbehagen empfinden. Auch wenn Assessmentinstrumente zur Risikoerfassung herangezogen werden, sind die erhobenen Risiken nur im Zusammenhang mit dem allgemeinen Gesundheitszustand und den Ergebnissen der Hautinspektion zu bewerten. Dabei ist außerdem darauf zu achten, dass keine überflüssigen Informationen erhoben werden (z. B. durch doppelte Erhebung der gleichen Information). Ist das Dekubitusrisiko eines Klienten eingeschätzt, sollte die Gefährdung an den vorhandenen Risikofaktoren festgelegt werden. Das bedeutet, dass nicht anhand einer bestimmten Risikostufe (wie bei einer Skala) die Gefährdung gemessen wird, sondern dass der Blick auf die einzelnen vorhandenen Risikofaktoren gelegt wird. Bei gefährdeten Klienten muss die Haut regelmäßig auf Rötungszeichen hin überprüft werden. Bei Verschlechterung des Gesundheitszustands ist der Hautzustand häufiger zu kontrollieren. Wird bei einem Klient ein Dekubitus festgestellt, so gilt dieser als dekubitusgefährdet – auch bei Vorliegen eines Dekubitus der Kategorie 1. Ein Dekubitus der Kategorie 1 stellt ein Risiko dar, Dekubitus höherer Kategorien zu entwickeln. Ob andere Hautveränderungen (z. B. trockene Haut) oder Läsionen das Dekubitusrisiko erhöhen, ist nicht hinreichend belegt. Jedoch sollte bei Hautveränderungen unbedingt eine differenzierte Risikoeinschätzung erfolgen. Darüber hinaus müssen Hautveränderungen mit dem behandelnden Arzt abgeklärt werden. Eine Schwierigkeit bei der Hautinspektion stellt die Unterscheidung von Dekubitus der Kategorie 1 und 2 mit anderen oberflächlichen Hautschäden (z. B. infolge von Inkontinenz) dar. Diese sind nur schwer voneinander abzugrenzen, zumal eine Inkontinenz häufig mit Dekubitus bzw. einem Dekubitusrisiko einhergeht. In diesen Fällen muss eine differenzierte diagnostische Beurteilung des Dekubitusrisikos und der Läsionen erfolgen. Denn wenn es sich auch um eine andere Hautschädigung handeln sollte, so ist diese ein Anzeichen für einen risikoreichen Hautzustand – insbesondere an Prädilektionsstellen. Speziell bei Personen mit dunkler Hautfarbe ist bei der Hautinspektion auf lokale Erwärmungen, Ödeme oder Verhärtungen zu achten, da diese als ein Warnzeichen für einen beginnenden Dekubitus anzusehen sind und Rötungen bei dieser Personengruppe nur schwer zu erkennen sind. Auch im Zuge der Hautinspektion ist das subjektive Empfinden des Klienten zu beachten und muss demzufolge erfragt werden. Eine weitere Aufmerksamkeit bei der Hautinspektion gilt möglichen Dekubitus, die durch medizinische Hilfsmittel verursacht sein können. Alle Hauteinschätzungen müssen genau dokumentiert werden. Die Dokumentation schließt Informationen zu möglichen dekubitusassoziierten Schmerzen mit ein.

Überprüfung des Hautzustands

EPUAP & NPUAP (2009) messen der Hautpflege eine besondere Bedeutung zu. So wird empfohlen, dass Hautpflegemittel (W/Ö) bei trockener Haut (Stärke der Evidenz = B) und ein Hautschutz bei Feuchtigkeit eingesetzt werden sollten (Stärke der Evidenz = C). Das DNQP hat neue Studien hinzugezogen, die Hinweise auf Hautfeuchtigkeit in Bezug auf Dekubitusentstehung geben sollten. Sie sind zu dem Resultat gekommen, dass es keine ausreichenden Beweise dafür gibt, dass spezielle Hautpflegemaßnahmen Dekubitalulcerationen verhindern können. Deshalb wurde die Hautpflege nicht besonders gewürdigt, denn sie gehört zum pflegerischen Handeln und bedarf keiner zusätzlichen Beachtung im Rahmen der Dekubitusprävention. Es gelten die allgemeinen Empfehlungen zur Hautpflege wie Wasser-in-Öl-Emulsion, Öl-in-Wasser-Emulsion oder der präventive Hautschutz vor Feuchtigkeit.

Aus Hautläsionen, die auf Feuchtigkeit zurückzuführen sind, entwickeln sich keine Dekubitalulcerationen der Kategorie 3 oder 4, denn es sind zwei verschiedene Mechanismen der Ätiologie (Ursache).

1. Entstehung durch Feuchtigkeit bis zur Dermis reichend
2. Entstehung durch Druck und Scherkraft in der Tiefe beginnend (Kategorie 3 oder 4)

7.7.6 Risikoeinschätzungsskalen

Dekubitusrisikoskalen gehören zu den standardisierten Assessmentinstrumenten. Der Begriff Assessment stammt aus dem Englischen und bedeutet so viel wie Einschätzung. Im deutschsprachigen Raum wird er, vor allem auch in der Pflege, vielfach verwendet und unterschiedlich interpretiert und genutzt. So finden denn auch Instrumente zum Assessment (z. B. zur Einschätzung des Dekubitusrisikos) in vielen Bereichen der Pflege Verwendung.

Assessmentinstrumente enthalten immer eine Beurteilung; sie sind nie auf eine reine Datensammlung reduziert. Die anhand des Instruments erhobenen Informationen werden zur pflegerischen Entscheidungsfindung herangezogen. Die Ergebnisse aus dem Assessmentinstrument sind handlungsanleitend und es können daraus eine oder mehrere Pflegediagnosen bzw. Pflegeprobleme resultieren. Mittlerweile haben sich Assessmentinstrumente in der Pflegepraxis durchgesetzt, jedoch werden die gewonnenen Informationen nicht ausreichend für die Pflegediagnostik genutzt. Dabei können durch einen angemessenen Einsatz von Assessmentinstrumenten pflegerisches Handeln begründet und Interventionen abgeleitet werden. Assessmentinstrumente lediglich regelmäßig auszufüllen, ohne die gewonnenen Erkenntnisse in die pflegerische Entscheidungsfindung zu integrieren, ist wenig sinnvoll und verbraucht unnötig Zeitressourcen; ihr Potenzial bleibt dabei unausgeschöpft (Bartholomeyczik, 2007).

Auch für die Einschätzung des Dekubitusrisikos werden üblicherweise Assessmentinstrumente herangezogen. Es existieren mehr als 30 standardisierte Assessmentinstrumente zur Einschätzung des Dekubitusrisikos.

Assessmentinstrument

Einschätzung des Dekubitusrisikos

125

Bekannte Skalen, wie die Braden-, Norton- oder Waterlow-Skala, finden spätestens seit der Veröffentlichung des ersten Expertenstandards im Jahr 2000 entsprechende Anwendung in der Pflegepraxis.

Es ist jedoch bislang nicht bewiesen, dass die Nutzung einer Risikoskala die Dekubitusinzidenz senkt. Keines der bekannten Assessmentinstrumente zur Dekubitusrisikoeinschätzung kann ausreichend Aufschluss geben über mögliche Unterschiede hinsichtlich der Bedeutung einzelner Risikofaktoren gegenüber anderen oder bezüglich des gesamten Effekts von zwei oder mehr Faktoren. Des Weiteren enthalten standardisierte Instrumente nie alle potenziellen Risikofaktoren, sodass die Gefahr besteht, dass mögliche Faktoren nicht erkannt werden (NPUAP & EPUAP, 2009).

Sämtliche Risikoskalen weisen Schwächen in Bezug auf ihre Gütekriterien auf. Ihre Validität und Reliabilität reichen nicht aus, um sie verlässlich anwenden zu können. Der klinische Nutzen von standardisierten Risikoinstrumenten ist nicht belegt. Somit ist fraglich, ob die Weiterentwicklung der entsprechenden Instrumente sinnvoll ist (Kottner & Balzer, 2010). Bei der Anwendung standardisierter Skalen zur Einschätzung des Dekubitusrisikos werden die einzelnen Risikofaktoren gleich gewichtet. Das bedeutet, dass z. B. bei der Waterlow-Skala dem Item »zeitweise inkontinent« der Wert 1 und dem Item »katheterisiert/stuhlinkontinent« der Wert 2 zugeordnet wird. Einige Faktoren sind bedeutsamer als andere und sollten daher unterschiedlich gewichtet werden. Dies ist jedoch bei den standardisierten Risikoskalen nicht der Fall, was zu einer weiteren Einschränkung führt (Papanikolaou et al., 2007). Viele Faktoren der Risikoskalen sind nicht prädiktiv (vorhersagend) für das Entstehen eines Dekubitus, während andere Faktoren, die die Skalen nicht berücksichtigen, eine bessere prognostische Qualität aufweisen. Dekubitusrisikoeinschätzung in der Praxis könnte somit auch ohne die Anwendung einer standardisierten Skala funktionieren (Papanikolaou et al., 2007).

Eine bestimmte Skala kann nicht empfohlen werden, da keine Skala nachweislich besser geeignet ist als eine andere. Will man dennoch einen Vergleich zwischen Norton-, Braden- und Waterlow-Skala herstellen, lässt sich Folgendes feststellen: Die Waterlow-Skala besitzt die beste Sensitivität (es werden die Klienten als gefährdet erkannt, die auch tatsächlich gefährdet sind), während die Norton-Skala die beste Spezifizität (es werden diejenigen, die kein Risiko haben, als nicht gefährdet erkannt) aufweist (Balzer et al., 2007). Insgesamt gesehen bietet die Braden-Skala die beste diagnostische Genauigkeit (Tannen et al., 2010). Allerdings kann genauso gut beispielsweise die Pflegeabhängigkeitsskala (PAS) für die Einschätzung des Dekubitusrisikos herangezogen werden, da diese in Bezug auf die Dekubitusrisikoeinschätzung mit der Braden-Skala vergleichbar ist. Ein Vorteil der PAS liegt in dem reduzierten Aufwand, da die Skala ohnehin bereits eingesetzt wird (Tannen et al., 2010). Eine weitere Alternative ist eine selbst erstellte und auf die Einrichtung angepasste Checkliste oder ein Risikoassessment. Mit anderen Worten: Der Nutzen einer Risikoskala zur Einschätzung des Dekubitusrisikos ist nicht erwiesen.

Dies bedeutet jedoch nicht, dass standardisierte Risikoskalen zur Einschätzung des Dekubitusrisikos nicht genommen werden dürfen. Vielmehr kommt es darauf an zu wissen, dass die alleinige Nutzung einer standardisierten Skala nicht ausreicht, um das Dekubitusrisiko eines Klienten einzuschätzen. Sofern eine standardisierte Risikoskala eingesetzt wird und die entsprechende Zielgruppe abbildet, kann diese natürlich verwendet werden, wenn ebenfalls darüber hinaus die zusätzlichen individuellen Risikofaktoren entsprechend erfasst werden. Eine standardisierte Einschätzskala als einziges Mittel eignet sich nicht zur Erfassung, sondern lediglich als ergänzendes Instrument und in Kombination mit einer klinischen Risikoeinschätzung.

Nachfolgend werden exemplarisch einige standardisierte Risikoskalen dargestellt.

Braden-Skala
Die Braden-Skala wurde im Rahmen eines Schulungsprogrammes im Pflegeheim-Setting entwickelt und tauchte erstmals 1987 in einer Veröffentlichung auf, woraufhin weitere folgten. Im Laufe der Zeit wurde das Instrument weltweit verwendet und in viele Sprachen übersetzt.

Die Braden-Skala umfasst sechs verschiedene Risikofaktoren: sensorische Wahrnehmung, Feuchtigkeit, Aktivität, Mobilität, Ernährung sowie Reibung und Scherkräfte. Jedem dieser Faktoren sind jeweils vier Items zugeordnet, die zur Einschätzung des Zustandes herangezogen werden (1. Komplett eingeschränkt, 2. Stark eingeschränkt, 3. Leicht eingeschränkt, 4. Keine Einschränkung). Die gewählten Items (z. B. keine Einschränkung) werden als Punkte vermerkt (keine Einschränkung = 4 Punkte). Die Gesamtzahl der erhobenen Punkte aller Items wird ermittelt. Beträgt dieser Wert 18 Punkte oder weniger, gilt eine Person als dekubitusgefährdet (Bergstrom, Braden & Laguzza, 1987).

> Wenn Sie bereits eine entsprechende Risikoskala in Ihrer Einrichtung implementiert haben und diese behalten möchten, dann ergänzen Sie diese durch eine erweiterte individuelle Erfassung. Dies ist hier exemplarisch für die Braden-Skala dargestellt.

Norton-Skala
Die ursprüngliche Norton-Skala wurde 1980 in Deutschland veröffentlicht (Norton, 1980). Mittlerweile wurde eine modifizierte Version der Skala entwickelt (www.evidence.de). Die modifizierte Norton-Skala umfasst neun Risikofaktoren: Bereitschaft zur Kooperation/Motivation, Alter, Hautzustand, Zusatzerkrankungen, körperlicher Zustand, geistiger Zustand, Aktivität, Beweglichkeit und Inkontinenz. Auch hier sind jedem der Faktoren jeweils vier Items zur Bewertung des Zustands zugeordnet (voll, wenig, teilweise, keine), die, wie bei der Braden-Skala, in Form von Punkten ausgewertet werden. Dabei stehen 25–24 Punkte für ein niedri-

127

ges, 23–19 Punkte für ein mittleres, 18–14 Punkte für ein hohes und 13–9 Punkte für ein sehr hohes Dekubitusrisiko (www.evidence.de).

Tab. 7.13:
Die modifizierte
Norton-Skala
(adaptiert aus
Bienstein et al., 1997)

Bereitschaft zur Kooperation/Motivation	voll	wenig	teilweise	keine
Alter	< 10	< 30	< 60	> 60
Hautzustand	in Ordnung	schuppig, trocken	feucht, Wunden	Allergie, Risse
Zusatzerkrankungen	keine	Abwehrschwäche, Fieber, Diabetes, Anämie	MS, Adipositas, Karzinom, erhöhter Hämatokrit	Arterielle Verschlusskrankheit
Körperlicher Zustand	gut	leidlich	schlecht	sehr schlecht
Geistiger Zustand	klar	apathisch, teilnahmslos	verwirrt	stupurös (stumpfsinnig)
Aktivität	geht ohne Hilfe	geht mit Hilfe	rollstuhlbedürftig	bettlägerig
Beweglichkeit	voll	kaum eingeschränkt	sehr eingeschränkt	voll eingeschränkt
Inkontinenz	keine	manchmal	meistens Urin	Urin und Stuhl
Punkte	4 Punkte	3 Punkte	2 Punkte	1 Punkt

Waterlow-Skala

Die Waterlow-Skala wurde 1985 von einer Krankenpflegelehrerin entwickelt. Das Instrument umfasst zum einen sechs grundlegende Risikofaktoren: Körperbau/Gewicht im Verhältnis zur Größe, Inkontinenz, Hauttyp/optisch feststellbar, Geschlecht/Alter, Mobilität und Ernährung/Appetit, welche ähnlich wie bei der Anwendung der Norton- und der Braden-Skala anhand von Punkten ausgewertet werden. Zusätzlich umfasst die Waterlow-Skala besondere Risiken (Mangelversorgung des Gewebes, neurologische Erkrankungen, größere chirurgische Eingriffe oder Traumen und Medikamente). Diesen sind ebenfalls Punktwerte zugeordnet. Im Gegensatz zur Norton- und Braden-Skala steigt das Risiko mit dem Gesamtpunktwert; eine Person gilt bei einem Wert von zehn oder mehr als dekubitusgefährdet, bei einem Wert von 15 oder mehr als hoch gefährdet und bei einem Wert von 20 und höher als sehr hoch gefährdet (www.judy-waterlow.co.uk).

Tab. 7.14: Die Braden-Skala (adaptiert aus Bienstein et al., 1997)

Punkte	1 Punkt	2 Punkte	3 Punkte	4 Punkte
Sensorisches Empfindungsvermögen Fähigkeit, adäquat auf druckbedingte Beschwerden zu reagieren	*fehlt* • keine Reaktion auf schmerzhafte Stimuli. Mögliche Gründe: Bewusstlosigkeit, Sedierung oder • Störung der Schmerzempfindung durch Lähmungen, die den größten Teil des Körpers betreffen (z. B. hoher Querschnitt)	*stark eingeschränkt* • Reaktion erfolgt nur auf starke Schmerzreize Beschwerden können kaum geäußert werden (z. B. nur durch Stöhnen oder Unruhe) oder • Störung der Schmerzempfindung durch Lähmungen, welche die Hälfte des Körpers betreffen	*leicht eingeschränkt* • Reaktion auf Ansprache oder Kommandos Beschwerden können nicht immer ausgedrückt werden (z. B. dass die Position geändert werden soll) oder • Störung der Schmerzempfindung durch Lähmung, die eine oder zwei Extremitäten betreffen	*vorhanden* • Reaktion auf Ansprache Beschwerden können geäußert werden oder • keine Störung der Schmerzempfindung
Feuchtigkeit Ausmaß, in dem die Haut Feuchtigkeit ausgesetzt ist	*ständig feucht* • die Haut ist ständig feucht durch Urin, Schweiß oder Kot immer wenn der Klient gedreht wird, liegt er im Nassen	*oft feucht* • die Haut ist oft feucht, aber nicht immer Bettzeug oder Wäsche muss mindestens einmal pro Schicht gewechselt werden	*manchmal feucht* • die Haut ist manchmal feucht, und etwa einmal am Tag wird neue Wäsche benötigt	*selten feucht* • die Haut ist meist trocken • neue Wäsche wird selten benötigt
Aktivität Ausmaß der physischen Aktivität	*bettlägerig* • ans Bett gebunden	*sitzt auf* • kann mit Hilfe etwas laufen • kann das eigene Gewicht nicht allein tragen • braucht Hilfe, um aufzusitzen (Bett, Stuhl, Rollstuhl)	*geht wenig* • geht am Tag allein, aber selten und nur kurze Distanzen • braucht für längere Strecken Hilfe • verbringt die meiste Zeit im Bett oder im Stuhl	*geht regelmäßig* • geht regelmäßig 2–3-mal pro Schicht (bewegt sich regelmäßig)
Mobilität Fähigkeit, die Position zu wechseln und zu halten	*komplett immobil* • kann keinen geringfügigen Positionswechsel ohne Hilfe ausführen	*Mobilität stark eingeschränkt* • bewegt sich manchmal geringfügig (Körper oder Extremitäten) • kann sich aber nicht regelmäßig allein ausreichend umlagern	*Mobilität gering eingeschränkt* • macht regelmäßig kleine Positionswechsel des Körpers und der Extremitäten	*mobil* • kann allein seine Position umfassend verändern

Tab. 7.14: Die Braden-Skala (adaptiert aus Bienstein et al., 1997) – Fortsetzung

Punkte	1 Punkt	2 Punkte	3 Punkte	4 Punkte
Ernährung Ernährungsgewohnheiten	*sehr schlechte Ernährung* • isst kleine Portionen nie auf, sondern nur etwa 1/3 • isst nur 2 oder weniger Eiweißportionen (Milchprodukte, Fisch, Fleisch) • trinkt zu wenig • nimmt keine Ergänzungskost zu sich oder darf oral keine Kost zu sich nehmen oder • nur klare Flüssigkeiten oder • erhält Infusionen länger als 5 Tage	*mäßige Ernährung* • isst selten eine normale Essensportion auf, isst aber im Allgemeinen etwa die Hälfte der angebotenen Nahrung • isst etwa 3 Eiweißportionen • nimmt unregelmäßig Ergänzungskost zu sich oder • erhält zu wenig Nährstoffe über Sondenkost oder Infusionen	*adäquate Ernährung* • isst mehr als die Hälfte der normalen Essensportionen • nimmt 4 Eiweißportionen zu sich	*gute Ernährung* • isst immer die gebotenen Mahlzeiten auf • nimmt 4 oder mehr Eiweißportionen zu sich • isst auch manchmal zwischen den Mahlzeiten • braucht keine Ergänzungskost oder • kann über eine Sonde oder Infusionen die meisten Nährstoffe zu sich nehmen
Reibung und Scherkräfte	*Problem* • braucht viel Unterstützung bei Lagewechsel • Anheben ist ohne Schleifen über die Laken nicht möglich • rutscht ständig im Bett oder im (Roll-)Stuhl herunter, muss immer wieder hochgezogen werden • hat spastische Kontrakturen • ist sehr unruhig (z. B. scheuert auf den Laken)	*potenzielles Problem* • bewegt sich etwas allein oder braucht wenig Hilfe • beim Hochziehen schleift die Haut nur wenig über die Laken (kann sich etwas anheben) • kann sich über längere Zeit in einer Lage halten (Stuhl, Rollstuhl) • rutscht nur selten herunter	*kein Problem zur Zeit* • bewegt sich im Bett und Stuhl allein • hat genügend Kraft sich anzuheben • kann eine Position lange Zeit halten, ohne herunter zu rutschen	

Klient: _____

Geburtsdatum: _____

Wunddokumentation nach
UFER-Prinzip ©

Braden-Skala

von Heidi Heinhold bearbeitete Übersetzung

Zur Dekubitusrisikoeinschätzung nicht ausschließlich verwenden,
alle individuellen Risikofaktoren des Klienten berücksichtigen

	1 Punkt	2 Punkte	3 Punkte	4 Punkte
Sensorische Wahrnehmung Fähigkeit, lagebedingte wie künstliche Reize wahrzunehmen und adäquat zu reagieren	**Vollständig ausgefallen** - Keinerlei Reaktion auf Schmerzreize (auch kein Stöhnen, Zucken, Greifen) aufgrund verminderter Wahrnehmungsfähigkeit bis zu Bewusstlosigkeit oder Sedierung oder - Missempfindungen/Schmerzen werden über den größten Körperanteil nicht wahrgenommen, Ursachen: z. B. Lähmungen, hoher Querschnitt	**Stark eingeschränkt** - Reaktion nur auf starke Schmerzreize, Missempfindungen können nur über Stöhnen oder Unruhe mitgeteilt werden oder - sensorisches Empfinden stark herabgesetzt. Missempfindungen/Schmerzen werden über die Hälfte des Körpers wahrgenommen	**Geringfügig eingeschränkt** - Reaktion auf Anrede; Missempfindungen bzw. das Bedürfnis nach Lagewechsel können nicht immer vermittelt werden oder - sensorisches Empfinden teilweise herabgesetzt. Missempfindungen/Schmerzen werden in ein bis zwei Extremitäten nicht wahrgenommen.	**Nicht eingeschränkt** - Reaktion auf Anrede. Missempfindungen/Schmerzen werden wahrgenommen und können benannt werden
Feuchtigkeit Ausmaß, in dem die Haut Feuchtigkeit ausgesetzt ist	**Ständig feucht** - Die Haut ist ständig feucht durch Schweiß, Urin usw. (Kot?) (z. B. Drainageflüssigkeit, Infusionslösungen) - Feuchte wird bei jedem Bewegen festgestellt	**Oft feucht** - Die Haut ist oft, aber nicht ständig, feucht. Die Wäsche muss jedoch einmal pro Schicht (8 Std.) gewechselt werden	**Manchmal feucht** - Die Haut ist hin und wieder feucht, die Wäsche muss praktisch einmal täglich gewechselt werden	**Selten feucht** - Die Haut ist normalerweise trocken - Wäschewechsel nur routinemäßig
Aktivität Grad der körperlichen Aktivität	**Bettlägerig** - Das Bett kann nicht verlassen werden	**An den Stuhl/Rollstuhl gebunden** - Gehfähigkeit stark eingeschränkt oder nicht vorhanden - Kann sich selbst nicht aufrecht halten und/oder braucht Unterstützung beim Sitzen im Stuhl oder Rollstuhl	**Gehen – hin und wieder –** - Geht mehrmals am Tag, aber nur kurze Strecken, teils mit, teils ohne Hilfe - Verbringt die meiste Zeit im Bett/auf einem Stuhl/Sessel/Rollstuhl	**Regelmäßiges Gehen** - Verlässt das Zimmer zweimal am Tag - Geht tagsüber im Zimmer etwa alle zwei Stunden auf und ab
Mobilität Fähigkeit, die Körperposition zu halten oder zu verändern	**Vollständige Immobilität** - Selbst die geringste Lageänderung des Körpers oder der Extremität wird nicht ohne Hilfe durchgeführt	**Stark eingeschränkt** - Eine Lageänderung des Körpers oder von Extremitäten wird hin und wieder selbstständig durchgeführt, aber nicht regelmäßig und mit deutlicher Verbesserung der Ausgangsposition	**Geringfügig eingeschränkt** - Geringfügige Lageänderung des Körpers oder der Extremitäten werden regelmäßig und selbstständig durchgeführt	**Nicht eingeschränkt** - Lageänderungen werden regelmäßig und ohne Hilfe durchgeführt
Ernährung Allgemeines Ernährungsverhalten	**Unzureichende Ernährung** - Isst die Portionen nie auf - Isst selten mehr als ___ jeder Mahlzeit - Isst nur 2 eiweißhaltige (Fleisch- oder Milchprodukte) Portionen oder weniger täglich - Trinkt zu wenig - Trinkt keine Nahrungsergänzungskost oder - wird enteral (per Sonde) oder - seit mehr als fünf Tagen intravenös ernährt	**Wahrscheinlich unzureichende Ernährung** - Isst selten eine ganze Mahlzeit auf, in der Regel aber mehr als die Hälfte - Die Eiweißzufuhr erfolgt über 3 Port. (Milchprodukte, Fleisch) täglich - Hin und wieder wird Ergänzungskost zu sich genommen oder - erhält weniger als die erforderliche Menge Flüssigkost/Sondenernährung	**Ausreichende Ernährung** - Isst mehr als die Hälfte der meisten Mahlzeiten, mit insgesamt 4 eiweißhaltigen Portionen (Milchprodukte, Fleisch) täglich. Lehnt hin und wieder eine Mahlzeit ab, nimmt aber Ergänzungsnahrung, so angeboten, an oder - wird enteral, über eine Sonde, ernährt und erhält so die meisten erforderlichen Nährstoffe	**Gute Ernährung** - Isst alle Mahlzeiten, weist keine zurück - Nimmt normalerweise eiweißhaltige Portionen (Milchprodukte, Fleisch) zu sich, manchmal auch eine Zwischenmahlzeit - Braucht keine Nahrungsergänzungskost
Reibungs- und Scherkräfte	**Problem** - Mäßige bis erhebliche Unterstützung bei jedem Positionswechsel erforderlich - „Hochziehen" (Richtung Kopfende) ist nicht möglich, ohne über die Laken zu schleifen - Rutscht im Bett oder Stuhl regelmäßig nach unten und muss wieder in die Ausgangsposition gebracht werden - Spastik, Kontrakturen und Unruhe verursachen Reibung auf der Unterlage	**Potenzielles Problem** - Bewegt sich ein wenig und braucht selten Hilfe - Die Haut scheuert während der Bewegung weniger intensiv auf der Unterlage (hebt sich selbst ein wenig an), - Verbleibt relativ lange in der optimalen Position in Bett (Sessel/Rollstuhl/Lehnstuhl), - Rutscht nur noch selten nach unten	**Kein feststellbares Problem** - Bewegt sich unabhängig und ohne Hilfe in Bett und Stuhl. Muskelkraft reicht aus, um sich ohne Reibung anzuheben - Behält optimale Position in Bett oder Stuhl aus eigener Kraft bei	**Datum:** **Gesamtpunkte:** < 23 Punkte Pflegeprozess < 19 Punkte Pflegeprozess nach Vorgaben des Expertenstandards **HDZ:**

Dokumentationssystem UFER-Prinzip © Gonda Bauernfeind

Nomenklatur/Empfehlungen aus der S3 Leitlinie der Deutschen Gesellschaft für Wundheilung und Wundbehandlung (DGfW e.V.)

Zu beziehen über: www.t.nbildung.de

Seite 1 von 2

Abb. 7.25: Braden-Skala

131

Wunddokumentation nach
UFER-Prinzip ©

Risikofaktoren

Systematisierung aufgrund von Erfahrungen und Literaturrecherche aus dem Buch:
Dekubitusmanagement auf der Basis des Nationalen Expertenstandard (Heike Lubatsch)

Immobilität/Bewegungseinschränkung im Bett und/oder Stuhl, bedingt durch

- ❑ M. Parkinson
- ❑ Narkose
- ❑ Koma
- ❑ Arthrose, Rheuma
- ❑ Frakturen
- ❑ Lähmungen
- ❑ Depression
- ❑ Schmerzen

- ❑ chirurgischen Eingriff
- ❑ Fixierung
- ❑ Medikamente, z. B. Sedativa
- ❑ Sonden, Katheter
- ❑ Schlaf, Nacht
- ❑ Hohes Lebensalter
- ❑ Adipositas per magna

Herabgesetzte Gewebetoleranz

- ❑ Ödeme
- ❑ Anämie (HB < 9)
- ❑ Gefäßsklerose
- ❑ Fieber (> 38°)
- ❑ Allgemein- und Lokalinfektion

- ❑ Hautschädigung
- ❑ Mangelernährung
- ❑ Dehydration
- ❑ Niedriger RR (< 60 mmHg diastolisch)

Reibung- und Scherkräfte, bedingt durch

- ❑ Schlechte Hebe-/Mobilisierungstechniken
- ❑ Fehlerhafte Lagerung

- ❑ Herunterrutschen im Bett/Stuhl

Ungünstige Druckverteilung infolge der Körperform, bedingt durch

- ❑ Kachexie
- ❑ Kontrakturen

- ❑ Gelenkveränderung, z. B. Rheuma
- ❑ Spastiken

Eingeschränkte Fähigkeit/Bereitschaft zur Kooperation, bedingt durch

- ❑ Einschränkung im Verstehen
- ❑ Einschränkung d. Situationseinschätzung/-beurteilung
- ❑ Eingeschränkte Handlungsfähigkeit

- ❑ Eingeschränkte Motivation
- ❑ Kognitive Einschränkungen
- ❑ Kommunikations-/Beziehungsstörung

Fehlende/eingeschränkte sensorische Wahrnehmung, bedingt durch

- ❑ Polyneuropathie
- ❑ Bewusstlosigkeit

- ❑ Lähmung
- ❑ Sedierung

Sonstige Risikofaktoren

Datum: _____   **Risikofaktor im PDCA evaluieren**   HDZ: _____

Dokumentationssystem UFER-Prinzip © Gonda Bauernfeind   Zu beziehen über: www.tnbildung.de   Seite
Nomenklatur/Empfehlungen aus der S3 Leitlinie der Deutschen Gesellschaft für Wundheilung und Wundbehandlung (DGfW e.V.)   2 von 2

Abb. 7.26: Erfassung individueller Risikofaktoren

132

Tab. 7.15: Waterlow-Skala (Quelle: übersetzt und modifiziert nach www.judy-waterlow.co.uk)

◆ Körperbau/Gewicht im Verhältnis zur Körpergröße

Durchschnittlich BMI = 20–24,9	0
Überdurchschnittlich BMI = 25–29,9	1
Adipös BMI > 30	2
Unterdurchschnittlich BMI < 20	3

◆ Visuelle Risikoareale

Gesund	0
Pergamenthaut	1
Trocken	1
Ödematös	1
Klamm, Fieber	1
Verfärbt	2
Grad 1	2
Brüchig/Fleckig Grad 2–4	3

◆ Alter

Männlich	1
Weiblich	2
14–49	1
50–64	2
65–74	3
75–80	4
81 +	5

◆ Mangelernährung Screening Instrument (MST)

A – Hat der Patient kürzlich Gewicht abgenommen?
Ja – weiter mit B
Nein – weiter mit C
Unsicher weiter mit C und 2 Punkte werten

B – Wertung des Gewichtsverlustes
0,5–5 kg = 1
5–10 kg = 2
10–15 kg = 3
> 15 kg = 4
Unsicher = 2

C – Patient isst wenig oder hat Appetitmangel
Nein = 0, Ja = 1

Ernährungswert
Wenn > 2 Ernährungsassessment/Intervention

◆ Kontinenz

Vorhanden/katheterisiert	0
Urininkontinenz	1
Stuhlinkontinenz	2
Urin- und Stuhlinkontinenz	3

◆ Mobilität

Vollständig	0
Ruhelos/unruhig	1
Apathisch	2
Eingeschränkt	3
Bettlägerig	4
An den Stuhl gebunden	5

Besondere Risiken

◆ Mangelernährung Gewebe

Terminale Kachexie	8
Multiples Organversagen	8
Organversagen (Atemwege, Niere, Herz)	5
pAVK	5
Anämie	2
Rauchen	1

◆ Neurologische Defizite

Diabetes, MS, Apoplex	4–6
Motorisch/Sensorisch	4–6
Paraplegie (maximal 6)	4–6

◆ Großer chirurgischer Eingriff oder Trauma

Orthopädisch/Wirbelsäule	5
Dauer > 2 Std.	5
Dauer > 6 Std.	8

Medikation – zytotoxisch Langzeitwirkung/hoch dosierte Steroide, Entzündungshemmend (maximal 4)

133

Die Skalen erfassen jeweils spezifische Risikofaktoren (▶ Tab. 7.16). Darum müssen darüber hinaus noch weitere individuelle Risikofaktoren erfasst werden.

Tab. 7.16:
Vergleich:
Risikofaktoren nach

Risikofaktor	Norton	Braden	Waterlow
Aktivität	x	x	
Mobilität		x	x
Ernährung		x	x
Ernährungsstatus			x
Alter			x
Hautzustand			x
Inkontinenz	x		x
Feuchtigkeit		x	
Reibung/Scherkräfte		x	
Zustand körperlich/geistig	x		
Chirurgische Eingriffe			x
Spezifische Krankheit (Diabetes, Paraplegie...)			x
Geschlecht			x
Sensorische Empfindung		x	
Beweglichkeit	x		

Weitere Instrumente zur Risikoeinschätzung
Die Einschränkungen der Mobilität und Aktivität zählen zu den zentralen Risikofaktoren. Hierbei kann auf Assessments zu Einschränkungen der Bewegungsfähigkeit zurückgegriffen werden. Der Expertenstandard »Dekubitusprophylaxe in der Pflege« (2010) nennt hier einige Beispiele:

- Pflegediagnosen der NANDA (North American Nursing Diagnosis Association)
- Internationale Klassifikation der Funktionsfähigkeit, Behinderung und Gesundheit (ICF)
- Pflegeabhängigkeitsskala (PAS)
- Neues Begutachtungsinstrument zur Feststellung der Pflegebedürftigkeit

Exemplarisch wird die Risikoerfassung mittels Pflegediagnosen der NANDA-I dargestellt (▶ Anhang 6).

Die Pflegeabhängigkeitsskala

Die Pflegeabhängigkeitsskala (PAS) umfasst 15 Items in verschiedenen physischen und psychosozialen Bereichen (z.B. in den Bereichen Mobilität, Hygiene, Ernährung oder Kommunikation). Ursprünglich in den Niederlanden entwickelt, ist die PAS mittlerweile in zwölf Sprachen übersetzt worden, so auch in die deutsche Sprache. Die Skala wird weit verbreitet in den Bereichen der Gerontopsychiatrie und Geriatrie eingesetzt und wurde umfangreich getestet. Wie auch bei den standardisierten Dekubitusskalen werden im Rahmen des Assessments den Items bestimmte Punktwerte zugeordnet, woraus sich am Ende ein Summenwert ergibt, der den Grad der Pflegeabhängigkeit repräsentiert. Ein Wert zwischen 60 und 75 bedeutet, dass eine niedrige Pflegeabhängigkeit vorliegt, während ein Wert zwischen 45 und 59 bzw. ein Wert zwischen 15 und 44 Punkten für eine mittlere bzw. hohe Pflegeabhängigkeit steht (Tabali et al., 2013).

Risikoerfassung mittels Pflegediagnosen der NANDA-I

Die Klassifikation der NANDA-I Pflegediagnosen (Berger, 2010) kann als Grundlage für eine systematische Risikoeinschätzung dienen. Darauf basierend entwickelten Strupeit & Bauernfeind (2012) ein Instrument zur Dekubitusrisikoeinschätzung. Dafür wurden aus den Klassen der NANDA die Risikofaktoren bzw. die bestimmenden Merkmale aus den für eine Dekubitusgefährdung relevanten Pflegediagnosen sowie eigene Ergänzungen der Autoren herangezogen. Anders als bei den herkömmlichen Risikoskalen wurde auf einen festgelegten Punktwert zur Beurteilung verzichtet, um eine individuellere Risikoeinschätzung zu ermöglichen.

Das Instrument zur Dekubitusrisikoeinschätzung/NANDA umfasst:

1. **Gesicherte Risikofaktoren**
   - Knöcherne Vorsprünge
2. **Maßgeblich assoziierte Risikofaktoren**
   - Dekubitus in der Anamnese
   - Hohes Lebensalter
   - Pflegebedürftigkeit
3. **Erschwerte Hautbeobachtung**
   - Dunkel pigmentierte Haut
4. **Mutmaßliche Risikofaktoren anhand der NANDA (2012/2014) Pflegediagnosen aus den Klassen**
   - Aktivität/Bewegung
   - Physische Verletzung
   - Kardiovaskuläre/Pulmonale Reaktionen
   - Flüssigkeitszufuhr
   - Nahrungsaufnahme
   - Magen-/Darmfunktion
   - Harntraktfunktion

Wunddokumentation nach
UFER-Prinzip©

GEFAHR EINER HAUTSCHÄDIGUNG (NANDA 2012/2014)

Standardisiertes Risikobewertungsinstrument
zur Erfassung der beeinträchtigten
Aktivität – Mobilität – Bewegung – Dekubitusrisiko
Assessment © Strupeit/Bauernfeind 2011–2014

Klient, Geb.: _____

Gesicherter Risikofaktor
☐ Konvexe Knochenvorsprünge

Maßgeblich assoziierte Risikofaktoren (Abgeheilte oder aktuelle Dekubitalulzeration)
☐ Dekubitus in der Anamnese
☐ Hohes Lebensalter   ☐ Pflegebedürftigkeit

Erschwerte Hautbeobachtung
☐ Dunkel pigmentierte Haut

Klasse: Aktivität/Bewegung

☐ **Beeinträchtigte Mobilität im Bett**
  ☐ Beeinträchtigte Fähigkeit, seine Position im Bett zu verändern
  ☐ *Beeinträchtigte Fähigkeit, Position zu halten „rutscht"*
  ☐ *Beeinträchtigte Fähigkeit zu Makrobewegungen*
  ☐ *Beeinträchtigte Fähigkeit zu Mikrobewegungen*
  ☐ Kognitive Beeinträchtigung
  ☐ Konditionsabbau
  ☐ Fehlendes Wissen
  ☐ Umgebungsbedingte Einschränkungen
  ☐ Bettgröße ☐ Bettenart ☐ Behandlungsgeräte
  ☐ Freiheitsbeschränkende Maßnahmen
  ☐ Ungenügend Muskelkraft
  ☐ Muskuloskeletale Beeinträchtigung
  ☐ Neuromuskuläre Beeinträchtigung
  ☐ Adipositas
  ☐ Schmerzen
  ☐ *Sedativa und Hypnotika*

☐ **Beeinträchtigte körperliche Mobilität**
  ☐ Verminderte (langsamere) Reaktionsfähigkeit
  ☐ Schwierigkeit, sich zu drehen
  ☐ Begrenzte Bewegungsfähigkeit
  ☐ Belastungsdyspnoe   ☐ Angst
  ☐ Begrenzte Fähigkeit, grobmotorische Fertigkeiten auszuüben
  ☐ Begrenzte Fähigkeit, feinmotorische Fertigkeiten auszuüben
  ☐ Verlangsamte Bewegungen
  ☐ Bewegungsinduzierter Tremor
  ☐ Inaktivität ☐ Sonden ☐ Katheter ☐ Hilfsmittel
  ☐ Integritätsverlust knöcherner Strukturen
  ☐ Kontrakturen ☐ Gelenksteife ☐ Spastiken
  ☐ Reduzierte Muskelkontrolle
  ☐ Reduzierte Muskelmasse ☐ Reduzierte Muskelkraft
  ☐ Mangelernährung
  ☐ Pharmazeutische Wirkstoffe
  ☐ *Instabile Körperhaltung (Herunterrutschen Stuhl)*

Gefahr eines Immobilitätssyndroms
  ☐ Veränderter Bewusstseinszustand
  ☐ Mechanische Immobilisierung
  ☐ Verordnete Immobilisierung
  ☐ Lähmung ☐ Starke Schmerzen

☐ Beeinträchtigte Gehfähigkeit
☐ Beeinträchtigte Transferfähigkeit
☐ Beeinträchtigte Mobilität mit dem Rollstuhl

Klasse: Kardiovaskuläre/Pulmonale Reaktionen

☐ **Periphere Durchblutungsstörung**
  ☐ Fehlende Pulse ☐ Verminderte Pulse ☐ Ödeme
  ☐ *Claudicatio intermittens (Schaufensterkrankheit)*
  ☐ Rauchen ☐ Hypertonie ☐ Diabetes mellitus
  ☐ Fehlendes Wissen über Krankheitsverlauf
     (z. B. Diabetes, Hyperlipidämie)

☐ **Gefahr einer kardialen Durchblutungsstörung**
  ☐ Hypoxie *(Sauerstoffmangelversorgung des Gewebes)*

☐ **Verminderte Herzleistung**
  ☐ Ödeme ☐ Müdigkeit

☐ **Aktivitätsintoleranz**
  ☐ Abnorme Blutdruckveränderung als Reaktion auf
     Aktivität/Belastung
  ☐ Abnorme Herzfrequenz als Reaktion auf Aktivität/Belastung
  ☐ Unbehagen bei körperlicher Anstrengung/Belastung
  ☐ Dyspnoe bei körperlicher Anstrengung/Belastung
  ☐ Bettruhe, Bettlägerigkeit ☐ Immobilität
  ☐ Allgemeine Schwäche
  ☐ Missverhältnis zwischen Sauerstoffangebot und
     Sauerstoffbedarf
  ☐ Bewegungsarme bzw. sitzende Lebensweise

☐ **Unwirksamer Atemvorgang**

Klasse: Physische Verletzung

☐ **Verzögerte postoperative Erholung**
  ☐ Schwierigkeit, sich zu bewegen
  ☐ Klagt über Schmerzen ☐ Klagt über Beschwerden
  ☐ Starke Müdigkeit/Erschöpfung (Fatigue)
  ☐ Appetitverlust ☐ mit Übelkeit ☐ ohne Übelkeit

☐ **Hautschädigung**
  ☐ Zerstörte Hautschichten
  ☐ Hautirritation ☐ Intertrigo
  ☐ *Mazeration* ☐ *Verbrennung* ☐ *Reibung*
  ☐ Schädigung der Hautoberfläche (Epidermis)
  ☐ Allergisches Kontaktekzem ☐ Hautmykose
  ☐ Eindringen in Körperstrukturen

☐ **Störung der Barrierefunktion**
  ☐ Falsche Hautpflege ☐ Fehlende Körperhygiene
  ☐ Übertriebene, unsachgemäße Körperhygiene

☐ **Mangelernährung der Haut**
  ☐ Fibrose ☐ Diabetes ☐ pAVK
  ☐ Polyneuropathie ☐ Cortison ☐ Altershaut
  ☐ *Hautfeuchtigkeit* ☐ Schweiß ☐ Exsudat ☐ Sekret

☐ **Gewebeschädigung**
  ☐ Zerstörtes Gewebe

☐ **Unwirksame Atemwegsclearance** (Selbstreinigung der
     Atemwege)

☐ **Gefahr eines perioperativen Lagerungsschadens**
  ☐ Desorientierung ☐ Ödeme ☐ Kachexie
  ☐ Immobilisierung ☐ Adipositas
  ☐ Sensorische Wahrnehmungsstörung aufgrund einer Anästhesie

☐ **Gefahr einer Gesundheitsschädigung**
  ☐ Menschliche z. B. nosokomiale/psychomotorische Faktoren
  ☐ *Reibung (Unruhe, Schleifen mit der Ferse)*

Hdz, Datum _____

Dokumentationssystem UFER-Prinzip © Gonda Bauernfeind		Zu beziehen über: www.tnbildung.de		Seite
Original NANDA-I (2012/2014); *Kursiv* = modifiziert nach NANDA-I oder eingefügt durch die Autoren				1 von 2

Tab. 7.17: Gefahr Hautschädigung

Wunddokumentation nach

UFER-Prinzip ©

GEFAHR EINER HAUTSCHÄDIGUNG (NANDA 2012/2014)

Klient, Geb.:

Standardisiertes Risikobewertungsinstrument zur Erfassung der beeinträchtigten Aktivität – Mobilität – Bewegung – Dekubitusrisiko Assessment © Strupeit/Bauernfeind 2011–2014

Klasse: Flüssigkeitszufuhr
- ☐ Flüssigkeitsüberschuss
- ☐ Flüssigkeitsdefizit

Klasse: Harntraktfunktion
- ☐ Beeinträchtigte Urinausscheidung

Klasse: Infektion
- ☐ Infektionsgefahr

Klasse: Energiehaushalt
- ☐ Fatigue (Erschöpfungszustand)
  - ☐ Energiemangel ☐ Schläfrig
  - ☐ Desinteresse an der Umgebung
  - ☐ Zunahme an Klagen über körperliche Beschwerden

Klasse: Coping-Reaktionen
- ☐ Gefährdendes familiäres Coping (Bewältigung)
  - ☐ Bezugsperson bemüht sich mit unbefriedigenden Ergebnissen um Hilfestellung
  - ☐ Bezugsperson bemüht sich mit unbefriedigenden Ergebnissen um unterstützendes Verhalten
  - ☐ Bezugsperson zeigt Schutzverhalten, das nicht im Verhältnis zu den Fähigkeiten des Klienten steht
  - ☐ Bezugsperson zeigt Schutzverhalten, das nicht im Verhältnis zum Bedürfnis des Klienten nach Autonomie steht
  - ☐ Bezugsperson beginnt eine eingeschränkte persönliche Kommunikation mit dem Klienten
  - ☐ Bezugsperson zieht sich vom Klient zurück

Klasse: Nahrungsaufnahme
- ☐ Überernährung
- ☐ Mangelernährung

Klasse: Respiratorische Funktion
- ☐ Beeinträchtigter Gasaustausch

Klasse: Physische Regulation
- ☐ Hypothermie
- ☐ Hyperthermie

Klasse: Aufmerksamkeit
- ☐ Neglect
  - ☐ Scheint sich der Lagerung der vernachlässigten Extremität nicht bewusst zu sein
  - ☐ Kann die Extremitäten nicht zur vernachlässigten Halbseite bewegen, trotz wahrgenommener Reize in diesem Bereich

Klasse: Gesundheitsbewusstsein
- ☐ Bewegungsarmer Lebensstil
  - ☐ Wählt einen Tagesablauf ohne körperliche Bewegung
  - ☐ Außert Vorliebe für bewegungsarme Betätigungen/Beschäftigungen
  - ☐ Zeigt physischen Konditionsabbau
  - ☐ Fehlendes Interesse ☐ Fehlende Motivation
  - ☐ Fehlendes Wissen über die Vorteile der körperlichen Bewegung für die Gesundheit ☐ Fehlende Möglichkeiten (z. B. Zeit, Geld, Gesellschaft, Räumlichkeiten)
  - ☐ Fehlendes Training, um körperliche Beweglichkeit zu erreichen

Klasse: Übereinstimmung von Werten/Glauben/Handlung
- ☐ Noncompliance
  - ☐ Verhalten weist auf ein Scheitern im Einhalten hin
  - ☐ Nachweisliche Entwicklung von Komplikationen
  - ☐ Nachweisliche Verschlimmerung der Symptome
  - ☐ Nichteinhalten von Terminen
  - ☐ Nichterzielen von Fortschritten

Klasse: Magen-/Darmfunktion
- ☐ Diarrhö
- ☐ Stuhlinkontinenz

Klasse: Kommunikation
- ☐ Beeinträchtigte verbale Kommunikation

Klasse: Schlaf/Ruhe
- ☐ Gestörtes Schlafmuster
  - ☐ Freiheitseinschränkende Maßnahme
  - ☐ Unvertraute Schlafausstattung (z. B. Hilfsmittel)

Klasse: Pharmakologische Funktion
- ☐ *Nebenwirkung von Medikamenten oder Drogen*
  - ☐ *Nichtsteroidale Antiphlogistika z. B. ASS, Diclofenac*
  - ☐ *Analgetika*
  - ☐ *Kreislaufaktive Medikamente*

Klasse: Kognition
- ☐ Wissensdefizit
  - ☐ Ungenaues Umsetzen von Anweisungen
  - ☐ Nicht angemessene/übertriebene Verhaltensweisen
- ☐ Beeinträchtigtes Gedächtnisleistung
  - ☐ Vergisst, eine Handlung zu einer geplanten Zeit auszuführen
  - ☐ Unfähigkeit, sich an sachliche Informationen zu erinnern
  - ☐ Unfähigkeit, neue Fertigkeiten zu erlernen

Klasse: Gesundheitsmanagement
- ☐ Unwirksamer Selbstschutz
- ☐ Unwirksames familiäres Therapiemanagement
  - ☐ Ungeeignete Familienaktivitäten zur Erreichung der Gesundheitsziele
  - ☐ Unvermögen, Maßnahmen zu ergreifen, die die Risikofaktoren reduzieren
  - ☐ Äußert Schwierigkeiten mit dem Therapieprogramm

Hdz, Datum

Tab. 7.17: Gefahr Hautschädigung – Fortsetzung

- Respiratorische Funktion
- Kommunikation
- Infektion
- Physische Regulation
- Schlaf/Ruhe
- Energiehaushalt
- Aufmerksamkeit
- Pharmakologische Funktion
- Coping-Reaktionen
- Gesundheitsbewusstsein
- Kognition
- Übereinstimmung von Werten/Glauben/Handlung
- Gesundheitsmanagement

7.7.7 Zusammenfassung

Standardisierte Risikoeinschätzungsskalen sind allein nicht ausreichend und zu ungenau. Prophylaxen müssen an den individuellen Risikoprofilen ansetzen. Das Ergebnis der Einschätzung des Dekubitusrisikos ist entweder der Ausschluss eines Dekubitusrisikos oder – im Falle einer festgestellten Dekubitusgefährdung – eine Beurteilung des Dekubitusrisikos, auf der Grundlage einer aktuellen und systematischen Einschätzung. Das Ergebnis der Risikoeinschätzung (Dekubitusrisiko oder kein Dekubitusrisiko) muss für alle beteiligten Berufsgruppen ersichtlich dokumentiert sein. Bei Vorliegen eines Dekubitusrisikos müssen ferner die vorliegenden Risikofaktoren bzw. der Grund für die Einschätzung dokumentiert werden.

7.8 Bewegungs-, Lagerungs- und Transfertechniken

7.8.1 Grundlagen

Bewegung ist ein grundlegendes menschliches Bedürfnis. Unter anderem dient die Bewegung der Prävention von druckbedingten Gewebeschädigungen. Gesunde (nicht dekubitusgefährdete) Menschen verfügen über die Fähigkeit, für ausreichend Bewegung zu sorgen, sodass sie in der Regel nie zu lange einem Druck ausgesetzt sind, der das Gewebe schädigen könnte. Vor allem im Schlaf sorgt eine regelmäßige, selbstständige Bewegung (Repositionierung des Körpers) bei gesunden Menschen für die notwendige Druckentlastung.

Ist die Fähigkeit zur selbstständigen Repositionierung gestört, führt dies zur Schädigung des Gewebes (NICE, 2005). Ist ein Mensch nicht mehr in der Lage, selbstständig für genügend Bewegung bzw. Druckentlastung und -verteilung zu sorgen, hat dies (in den meisten Fällen) zwei Gründe:

1. Die Schmerzwahrnehmung ist gestört. Der Druck auf eine Körperstelle, der eine Person normalerweise veranlasst, diese zu entlasten, kann nicht wahrgenommen werden und es kommt, sofern nicht interveniert wird, unweigerlich zu einer Schädigung des Gewebes.
2. Der Mensch ist körperlich nicht dazu in der Lage, sich selbstständig zu repositionieren. Einschränkungen in der Mobilität bzw. Aktivität führen dazu, dass Bewegungen, die zu einer Veränderung der Position notwendig sind, beeinträchtigt werden (NICE, 2005). Darüber hinaus können psychische Erkrankungen wie Depression mit einer verminderten Aktivität einhergehen, die zu einer eingeschränkten Bewegung und somit zur Entstehung eines Dekubitus führen können.

Dekubitusgefährdete Menschen sind in den meisten Fällen in ihrer Mobilität und Aktivität eingeschränkt. Bereits 1961 stellten Exten-Smith & Sherwin (1961) fest, dass bei Klienten mit eingeschränkter Mobilität die Entstehung eines Druckgeschwürs wahrscheinlicher ist als bei Klienten, die weniger eingeschränkt waren, weil sie nicht in der Lage waren, während der Nacht genügend spontane Bewegungen durchzuführen. Das Mittel der Repositionierung ist ein wichtiger Bestandteil der Dekubitusprävention (Defloor et al., 2005). Für die Umsetzung einer adäquaten Bewegungsförderung ist es notwendig, dass Pflegefachkräfte bestimmte Voraussetzungen erfüllen. Zum einen müssen sie über Kenntnisse in der Analyse von Bewegungseinschränkungen und -ressourcen verfügen. Bevor mit Maßnahmen der Bewegungsförderung begonnen werden kann, ist es erforderlich, zuerst die Situation des Klienten hinsichtlich seiner Einschränkungen und Ressourcen zur Bewegung genau zu analysieren, damit die Bewegungsförderung auf seinen individuellen Bedarf hin geplant und durchgeführt werden kann. Zum anderen sollten Kenntnisse zu sämtlichen Möglichkeiten der Bewegungsförderung vorhanden sein. Es existieren zahlreiche Techniken bzw. Maßnahmen, die – je nach individuellem Fall – zum Einsatz kommen können. Nur wenn eine Pflegefachkraft alle diese Möglichkeiten kennt, kann sie die am besten geeigneten Techniken bzw. Maßnahmen für die Bedürfnisse ihres Klienten auswählen. Schließlich sind Kenntnisse über die Evaluation der Bewegungsförderung erforderlich. Bei Bedarf müssen angewandte Maßnahmen zur Bewegungsförderung angepasst werden, weil sie nicht den erwarteten Erfolg versprechen (z. B. wenn trotz passiver Makrobewegungen nicht wegdrückbare Rötungen festgestellt werden).

7.8.2 Bewegungstechniken

Das Konzept der Bewegungsförderung hat das Ziel, die Makro- und Mikrobewegungen von Menschen zu fördern. Makrobewegungen sind große Bewegungen, deren Zweck es ist, Körperteile vollständig vom Druck zu entlasten. Ein typisches Beispiel für Makrobewegungen sind die Positionswechsel, die ein Mensch in der Nacht durchführt – das Drehen von einer Körperseite auf die andere bzw. in die Rückenlage. Dreht sich ein Mensch während des Schlafs beispielsweise von links nach rechts, wird die zuvor durch das Eigengewicht des Körpers belastete linke Körperhälfte (das Ohr, die Schulter, die Hüfte, das Knie, der Knöchel der linken Körperhälfte) infolge der Positionsveränderung gänzlich vom Druck entlastet und das Gewicht des Körpers verlagert sich auf die rechte Hälfte des Körpers. Diese druckentlastenden Makrobewegungen sind notwendig, um Druckschäden zu vermeiden. Mikrobewegungen hingegen sind kleine Bewegungen, die der Druckverteilung dienen. Dazu zählt die Gewichtsverlagerung oder die leicht veränderte Position eines Körperteils im Liegen oder Sitzen. Bei nicht dekubitusgefährdeten Menschen wird es beispielsweise nicht vorkommen, dass sie über einen längeren Zeitraum regungslos auf einem Stuhl sitzen. Beobachtet man eine sitzende Person, stellt man fest, dass sie regelmäßig und in kürzesten Abständen für Druckverteilung sorgt (beispielsweise durch das Vor- oder zur Seite Beugen des Oberkörpers, das Übereinanderschlagen der Beine).

Beide Formen der Bewegung, Makro- als auch Mikrobewegungen, sind elementar für die Prävention von Dekubitus und bilden den Kern des Bewegungsförderungskonzepts. Dabei sollen die Ressourcen einer Person genutzt werden. Die Biografie spielt in diesem Zusammenhang eine besondere Rolle. Basierend auf der Annahme, dass sich Menschen aufgrund eines bestimmten Motivs selbstständig bewegen, knüpft das Konzept an die individuellen biografischen Ressourcen an. Dies können, je nach individuellem Fall, ganz unterschiedliche Dinge sein, wie beispielsweise Musik hören. Auch alltägliche Verrichtungen, wie z.B. Essen und Trinken, können einen Menschen zur Bewegung anregen. Ein weiterer Aspekt der Bewegungsförderung besteht darin, den Klienten aufzufordern, sich zu bewegen. Denn das oberste Ziel des Konzepts muss sein, die möglichst selbstständige Bewegung des Klienten zu erreichen, soweit wie dies im Rahmen des Möglichen liegt (DNQP, 2010b).

 Es ist nicht davon auszugehen, dass ein Mensch, der sich bewegen kann, sich auch bewegt. Die Information und die Beratung mit der Überprüfung sind zwingend notwendig und zu dokumentieren.

7.8.3   Positionswechsel und Positionierung

Im aktuellen Expertenstandard Dekubitusprophylaxe (DNQP, 2010b) wird weitestgehend auf den in der Praxis lange Zeit gebräuchlichen Begriff Lagerung verzichtet, da diese Bezeichnung eher »passiv und mechanisch« (Schiemann et al., 2010) klingt. Dennoch wird im Rahmen der Veröffentlichung nicht gänzlich auf diesen oder damit verbundene Begriffe verzichtet. Die Autoren unterstützen die begriffliche Neuorientierung zur sprachlichen Präzisierung. Bezeichnungen wie »Lagern«, »Lagerung« oder »Lagerungsplan« sind passiv und mechanisch anmutende Begriffe, die eher mit Gegenständen als denn mit Menschen assoziiert sind. Um einerseits der (lebendigen) Natur des Menschen, der im Mittelpunkt unseres täglichen Handelns steht, gerecht zu werden und um andererseits eine adäquate Kommunikation und Dokumentation zu fördern, sollte zukünftig in Pflegepraxis und -forschung auf derartige Begrifflichkeiten verzichtet werden. Daher wird im vorliegenden Kapitel von Positionieren und nicht von Lagern gesprochen.

Beispiele für Makrobewegungen sind die im Folgenden dargestellten Positionierungen des Körpers bzw. Freilagen einzelner Körperteile. Diese finden häufig Anwendung in der Praxis. Durch Wechselpositionierung (ehemals als Lagerung bezeichnet) in regelmäßigen Abständen wird eine Druckentlastung der jeweils nicht aufliegenden Körperhälfte erreicht.

Durch die Anwendung eines Positionierungsschemas kann der Entstehung von Druckgeschwüren entgegengewirkt werden. So fanden Defloor et al. (2005) heraus, dass eine Repositionierung von dekubitusgefährdeten Klienten, die auf einer viscoelastischen Matratze lagen, zu signifikant weniger Dekubitus (Kategorie 2 und mehr) führte, im Vergleich zu einer alleinigen Anwendung spezieller Unterlagen (Wassermatratzen, Wechseldruckmatratzen, Schaffelle oder Gelkissen) ohne Repositionierung. Es gibt viele Kombinationsmöglichkeiten für ein Positionierungsschema:

Positionierungsschema

- 30°-Seitenlage (links) – Rückenlage – 30°-Seitenlage (rechts) usw.,
- 30°-Seitenlage (links) – 30°-Seitenlage (rechts) usw.,
- 30°-Seitenlage (links) – Oberkörperhochlage – 30°-Seitenlage (rechts) usw. und viele weitere mehr.

Das optimale Positionierungsschema scheint ein Wechsel von der 30°-Schräglage (links) (▶ **Abb. 7.26**) zur 30°-Rückenlage (das Kopfteil ist zu 30° erhöht, das Fußteil ist von der Position der Hüfte an um 30° erhöht und ab der Position der Knie so geknickt, dass die Waden und Füße auf einer Fläche aufliegen, die parallel zum Boden verläuft) zurück zur 30°-Schräglage (rechts) oder eine auf dem Bauch liegende Position zu sein (sofern es der Gesundheitszustand erlaubt). In diesen Positionen wurde im Rahmen einer Laborstudie der niedrigste Druck zwischen Unterlage und Hautoberfläche gemessen, wobei in der 90°-Seitenlage der Druck am höchsten war (Defloor, 2000). Die 90°-Seitenlage und die halb aufrechte Position sollten vermieden werden, da in diesen Positionen erhöhter Druck ausgeübt wird (NPUAP & EPUAP, 2009).

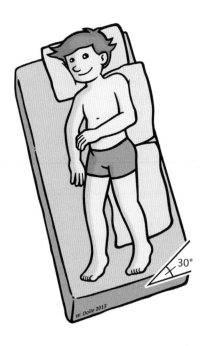

Abb. 7.26:
30°-Schräglage
(Grafik © W. Dolle, 2013)

In der 30°-Schräglage wird die vergleichsweise beste Druckverteilung erreicht. Allerdings liegen auch Ergebnisse vor, die die Effektivität dieser Position relativieren. So fanden Young et al. (2004) heraus, dass die 30°-Schräglage, verglichen mit der 90°-Seitenlage und der Rückenlage, nicht zu einer geringeren Inzidenz von Dekubitus führte. Außerdem scheint laut dieser Studie die Praktikabilität der 30°-Seitenlage eingeschränkt zu sein. Diese Ergebnisse (Young, 2004) sind jedoch mit Vorsicht zu betrachten, da in ihrer Untersuchung lediglich Dekubitus der Kategorie 1 – nicht wegdrückbare Rötungen – herangezogen wurden. Allerdings sollten eventuelle Komplikationen bei der Umsetzung in Betracht gezogen werden, da die meisten Klienten der Studie von Young et al. (2004) Schwierigkeiten hatten, die Position der 30°-Schräglage einzunehmen und beizubehalten.

Schiefe Ebene rechts/links

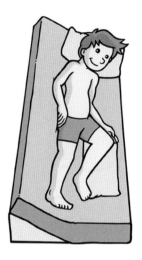

Abb. 7.27:
Schiefe Ebene
(Grafik © W. Dolle,
2013)

Bei dieser Positionierungstechnik wird die gesamte Ebene der Unterlage (Matratze) seitlich gekippt, indem Hilfsmittel (z. B. Keile, Decken) unter die Unterlage geschoben werden. In regelmäßigen Abständen wird die Seite gewechselt. Diese Lage gilt jedoch als eher unphysiologisch. Vorsicht sollte bei der Anwendung dieser Methode bei kognitiv eingeschränkten Menschen geboten sein, da die Position bei dieser Klientengruppe zu Angstzuständen führen kann. Auch sollte darauf geachtet werden, dass das Knie eines Klienten nicht nach außen hin rotiert. Des Weiteren sollten bei Anwendung der Methode der schiefen Ebene keine Keile unter Großzellenmatratzen platziert werden, da dadurch die Wirkung der Unterlage beeinträchtigt werden kann.

V-A-T-I-»Lage«
Die V-A-T-I-Lage ist eine sogenannte atemunterstützende Lage und wird überwiegend in der Pneumonieprophylaxe eingesetzt. Sie gilt bei der Dekubitusprophylaxe/-therapie als eine therapeutische Lage. Insbesondere wenn Hautschädigungen an den Dornfortsätzen der Wirbelsäule, am Kreuzbein, am unteren Rippenrand oder an den unteren Schulterblattspitzen schon bestehen oder aufgrund von prominenten Knochenvorsprüngen eine hohe Dekubitusgefahr besteht. Diese Positionen sollten nur von erfahrenen Pflegefachkräften im individuellen Fall ausgewählt werden und die Pflegekräfte oder Angehörigen müssen geschult sein, denn diese Positionen müssen fachgerecht durchgeführt werden, sie weisen jede Menge Kontraindikationen bei unsachgemäßer Durchführung auf.

Diese Lage muss individuell zum Klient passen und auf Bequemlichkeit und Druckbelastung überprüft werden. Für eine kurze Zeit kann diese Position gut in den Bewegungsförderungsplan integriert werden.

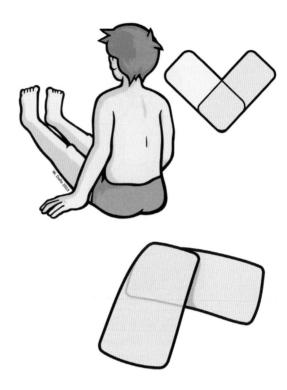

Abb. 7.28:
V-Lage
(Grafik © W. Dolle,
2013)

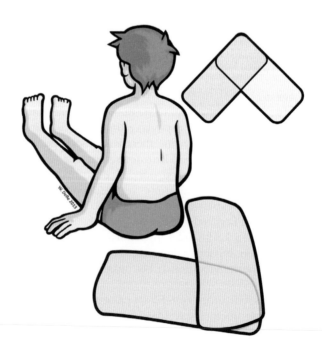

Abb. 7.29:
A-Lage
(Grafik © W. Dolle,
2013)

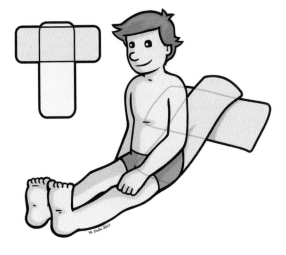

Abb. 7.30:
T-Lage
(Grafik © W. Dolle,
2013)

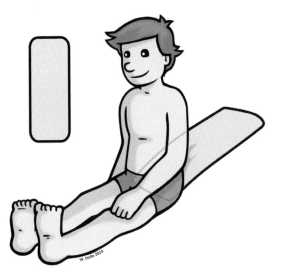

Abb. 7.31:
I-Lage
(Grafik © W. Dolle,
2013)

Bis zu zwei schlauchförmige Kissen (Federkissen mit wenig Füllung) werden wechselnd in einer V-, A-, T- bzw. I-Form zwischen den Rücken des Klienten und der Unterlage positioniert (▶ **Abb. 7.28–7.31**). Der Vorteil dieser Methode liegt in der Druckentlastung bestimmter Körperstellen (je nach Lage) und der teilweise atemstimulierenden Wirkung. Als Nachteil der V-A-T-I-Lage ist die fixierende Wirkung, die je nach Lage erhöhte Druckbelastung an der Wirbelsäule und dem Kreuzbein anzusehen.

Die fixierende Wirkung schränkt besonders schwache Menschen in ihrer Möglichkeit der Mikrobewegung ein. Das muss beim Bewegungsförderungsplan berücksichtigt werden.

Tab. 7.18:
V-A-T-I-Lage

V-Lage	A-Lage	T-Lage	I-Lage
Druckentlastung an der Wirbelsäule, Freilage des Kreuzbeins nur, wenn Überlappung der Kissen weit oberhalb des Kreuzbeins liegt	Druckentlastung am Kreuzbein, Dornfortsätze der Wirbelsäule ab des 4. Halswirbels aufgrund der Freilage	Druckentlastung am Gesäß, den Dornfortsätzen der Wirbelsäule, der Schulterblattspitzen	Druckentlastung an den Schulterblättern und am hinteren Rippenrand
Bei Überlappung in Höhe des Kreuzbeins gilt erhöhter Druck als Kontraindikation		Erhöhter Druck im Kreuzbeinbereich	Hoher Druck an Dornfortsätzen Druck am Kreuzbein

Fixierend
Kissen können verrutschen
Kann unbequem sein
Kurze Intervalle

 V-A-T-I-Lage ist keine spezifische Lage zur Dekubitusprophylaxe. Druckentlastung bedeutet hier insbesondere auch Druckbelastung und Einschränkungen der Bewegung.

Fersen frei legen

Bei dieser Positionierungstechnik ist unbedingt darauf zu achten, dass die Fersen tatsächlich frei liegen und keinerlei Druck ausgesetzt sind. Ebenfalls gilt zu berücksichtigen, dass durch die Entlastung der Fersen erhöhter Druck auf die Waden und das Kreuzbein (Os sacrum) einwirkt und dass kein Druck auf die Achillessehne ausgeübt wird. Auf Fersen-

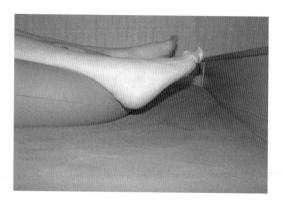

Abb. 7.32:
Ferse frei legen

146

schoner oder ringförmige Hilfsmittel zur Prävention von Fersendekubitus sollte gänzlich verzichtet werden.

> Bei allen Positionswechseln ist darauf zu achten, dass der Mensch in seiner Körperachse liegt. Hilfsmittel wie beispielsweise Kissen werden lediglich zur Unterstützung verwendet. Exemplarisch durch die Unterstützung des Schultergürtels oder bei der schiefen Ebene, die zur Unterstützung des Knies dient, um ein Verlassen der Körperachse zu vermeiden.

Transfertechniken

Es sollte in jedem Fall vermieden werden, dass ein Klient bei der Positionierung – und auch sonst – über die Unterlage gezogen wird. Dadurch kommt es unweigerlich zu hohen Scher- und Reibungskräften, die erhebliche Schädigungen nach sich ziehen können. Stattdessen sollte der Klient bzw. die zu bewegenden Körperareale angehoben werden. Da dies in vielen Fällen schwer zu bewerkstelligen ist, bietet es sich an, Hilfsmittel heranzuziehen, die eine Positionierung erleichtern, ohne dabei Scher- oder Reibungskräfte zu verursachen (z.B. mechanische Lifter, Transferhilfen oder Hilfsmittel zum Drehen des Klienten im Bett) (NPUAP & EPUAP, 2009).

Es mag vorkommen, dass nach der Positionierung versehentlich medizinische Geräte (z.B. Sondenschläuche) unter dem Klienten belassen werden. Als Konsequenz können sich innerhalb kürzester Zeit Dekubitus entwickeln, da relativ hoher Druck auf eine relativ kleine Fläche ausgeübt wird (wie z.B. bei einem Katheterschlauch, der direkt unter einem Sitzbeinhöcker liegt). Um dies zu vermeiden, sollte im Anschluss an die Positionierung das Bett bzw. die Unterlage des Klienten auf mögliche Gegenstände hin untersucht werden, um eine Gefahr auszuschließen (NPUAP & EPUAP, 2009). Ebenso gilt es zu vermeiden, dass ein Klient auf einem knöchernen Vorsprung liegt, der bereits eine nicht wegdrückbare Rötung aufweist (NPUAP & EPUAP, 2009).

Diese Grundsätze gilt es im gesamten pflegerischen Alltag einzuhalten. Um die dafür erforderlichen Techniken adäquat umsetzen zu können, müssen Pflegekräfte im praktischen Umgang mit den Techniken geübt sein. Sicherlich ist auch theoretisches Wissen in diesem Zusammenhang wichtig. Da jedoch die praktische Durchführung entscheidend ist – die physische Beherrschung der Techniken im Pflegealltag und in sämtlichen Situationen –, sind hier vor allem praktische Trainings durchzuführen, in denen Pflegekräfte den Ablauf der Techniken üben und optimieren können. Aufgrund mangelnder Evidenz kann keine eindeutige Empfehlung für ein spezielles Konzept der haut- und gewebeschonenden Bewegungsförderung zur Dekubitusprävention ausgesprochen werden, da entsprechende Ergebnisse aus der Forschung nicht vorliegen. Im Expertenstandard werden an dieser Stelle zwei Konzepte beispielhaft herangezogen – das Bobath-Konzept und die Kinästhetik.

> Dekubitusgefährdete sollten niemals mit einer Drehbewegung auf die Bettkante gesetzt werden. Dabei entstehen massive Scher- und Reibungskräfte im Gewebe.

Menschen, die sitzen, ganz gleich, ob auf einem Stuhl, einem Rollstuhl oder einem anderen Möbel, haben immer ein erhöhtes Risiko einen Dekubitus zu entwickeln, da der Druck, der auf die Sitzbeinhöcker, das Gesäß, das Kreuzbein und die oberen Oberschenkel einwirkt, wesentlich höher ist als der Druck, der auf die gesamte aufliegende Fläche von liegenden Personen ausgeübt wird. Denn das gesamte Körpergewicht lagert auf den betreffenden Körperstellen – im besten Falle noch zusätzlich auf den Füßen und den Armen (wenn Armlehnen vorhanden sind) (Stockton et al., 2009). Bereits 1979 kamen Jordan & Clark zu dem Ergebnis, dass eine Gruppe von Menschen, die die meiste Zeit saß und stark pflegeabhängig war, mehr und tiefere Dekubitus (Dekubitus, die einen Gewebedefekt einschließen) entwickelte als bettlägerige Klienten (Stockton et al., 2009). Eine aktuellere Praxisleitlinie von Stockton et al. (2009) zur Prävention von Dekubitus bei sitzenden Personen gibt konkrete Empfehlungen zur Positionierung im Sitzen. Auszug aus der Clinical Practice Guideline Seating and Pressure ulcers:

Wo entwickeln sich Dekubitus im Sitzen?

Die potenziell gefährdeten Körperstellen im Sitzen sind:

- Sitzbeinhöcker
- Kreuzbein
- Trochanter
- Kniekehlen
- Knochenvorsprünge an der Wirbelsäule
- Schulterblatt
- Fersen

Andere Stellen könnten, wenn auch weniger häufig, ebenfalls betroffen sein. Diese können die Ellbogen, das Knie (medial), die Handflächen (durch Antreiben eines Rollstuhls) und die Genitalien (bei Personen mit ernsthaften Haltungsproblemen) betreffen.

Korrekte Sitzposition und Sitzanpassungen
Allgemeingültige Aspekte

Korrekte Sitzposition

Die korrekte Sitzposition behindert die Mobilität des Menschen nicht und ermöglicht die Ausübung aller gewünschten Aktivitäten und Funktionen. Eine schlechte oder inkorrekte Sitzposition hindert einen Menschen daran, eine optimale Arbeitsleistung zu erreichen.

Stabilität im Sitzen und ein leichter Transfer können genauso wichtig sein wie der Grad an Druckverteilung durch einen Sitz oder ein Kissen. Eine sitzende Person sollte so positioniert werden, dass sie an den Aktivitäten, die sie auszuüben wünscht, nicht eingeschränkt wird. Kissen oder Sitze sollten nicht nur aufgrund ihrer Fähigkeiten zur Druckverteilung sondern auch in Bezug auf die Bequemlichkeit und Praxistauglichkeit ausgewählt werden.

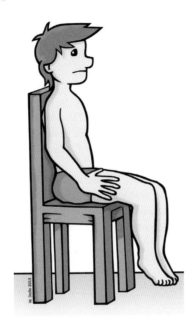

Abb. 7.33:
Falsche Sitzposition
(Grafik © W. Dolle,
2013)

Falsche Sitzposition, zu steil, ohne Armlehnen, Füße haben keinen Bodenkontakt.

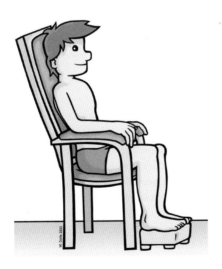

Abb. 7.34:
Korrekte Sitzposition
(Grafik © W. Dolle,
2013)

Korrekte Sitzposition:
Hohe Rückenlehne, Armlehne, weiche Auflage, Oberschenkel weit aufliegend, Füße erhöhen, wenn sie nicht den Boden berühren.

149

Programme zur Selbst-Repositionierung

Sitzende Personen sollten, wenn angebracht, dazu angehalten werden, druckentlastende Bewegungen eigenständig durchzuführen. Dies kann auf verschiedene Arten geschehen:

- Rollen
  Das Gewicht von einer Gesäßhälfte auf die andere verlagern, indem die jeweilige Gesäßhälfte angehoben wird.
- Nach vorn lehnen
  Das Gewicht wird nach vorn, in Richtung der Oberschenkel, verlagert; diese Bewegung sorgt zwar nicht für Druckentlastung, jedoch wird das Gewicht zeitweise von den Sitzbeinhöckern weg verlagert (kann bei einigen Personen zu einer Episode der Urininkontinenz führen).
- Anheben
  Dabei stützt sich die Person mit den Händen von den Armlehnen ab und hebt ihr Gesäß an (erfordert ausreichende Kraft im Oberkörper und kann zu Schmerzen in den Schultergelenken führen; insbesondere für ältere Menschen schwierig).

Generell wird empfohlen alle 15 bis 30 Minuten gezielte und geplante Bewegungen zur Druckentlastung durchzuführen, um eine Wiederdurchblutung anzuregen (AHCPR, 1992). Der praktische Nutzen, der Effekt auf die Dekubitusentstehung und die Akzeptanz sind jedoch ungeklärt. Sitzende Personen sollten außerdem, wenn angebracht, zu eigenständigen Mikrobewegungen ermutigt werden.

Mikroschulungen zu den Möglichkeiten der Mikrobewegungen im Bewegungsförderungsplan schriftlich fixieren.

7.8.4 Druckentlastung

Die praktische Umsetzung des Konzepts der Bewegungsförderung beinhaltet zuallererst die Gewährleistung ausreichender regelmäßiger Druckentlastung bei jedem dekubitusgefährdeten Klienten. Das heißt, die Pflegefachkraft muss dafür sorgen, dass die dazu notwendigen Maßnahmen umgesetzt werden. Druckentlastung wird durch Makrobewegungen erreicht – also einen Körperteil (oder mehrere) gänzlich von Druck zu befreien. Dies kann beispielsweise durch die Positionierung des Klienten in eine bestimmte Lage erreicht werden. Bei der 30°-Seitenlage sind zum Beispiel die Ferse, die Hüfte, das Gesäß und die Schulter einer Körperhälfte von jeglichem Druck entlastet.

Mikrobewegungen sind wichtig, können aber nicht als hauptsächliche Präventionsmaßnahme eingesetzt werden. Sie dienen nur als Ergänzung der Makrobewegungen, da sie lediglich für eine Druckreduktion sorgen. Der Druck ist an der betreffenden Körperstelle zwar geringer, jedoch immer noch vorhanden (beispielsweise beim Verlagern des Oberkörpergewichts auf eine Seite im Sitzen, wobei der Kontakt der gesamten Fläche des Gesäßes zur Unterlage bestehen bleibt). Diese Verteilung von Druck reicht nicht aus, um die Entstehung eines Dekubitus zu verhindern. Dennoch sind Mikrobewegungen ein wichtiger Bestandteil im Rahmen der Bewegungsförderung. Mobile und aktive Menschen führen wesentlich häufiger Mikrobewegungen durch, daher sollten Mikrobewegungen eben auch im Rahmen der Bewegungsförderung dekubitusgefährdeter Menschen mit einer entsprechenden Häufigkeit durchgeführt werden. Zur Durchführung einer passiven Mikrobewegung ist wesentlich weniger Zeitaufwand nötig (z. B. ein zuvor unter der linken Gesäßhälfte platziertes Handtuch unter die andere Gesäßhälfte platzieren). Die Umsetzung im Pflegealltag sollte sich daher als entsprechend praktikabel erweisen.

Gemäß den Prämissen des Konzepts der Bewegungsförderung sollte gewährleistet werden, dass Klienten Makro- und Mikrobewegungen soweit wie möglich selbstständig ausführen. Bei der Förderung der Eigenbewegung sind insbesondere der Muskeltonus des Klienten sowie seine Fähigkeit zur selbstständigen Bewegung zu beachten. Um die Motivation von betroffenen Klienten zu nutzen, sollten individuelle Anreize zur Eigenbewegung gegeben werden.

Bewegungsfördernde Maßnahmen sind ein entscheidender Bestandteil der Dekubitusprophylaxe. Ebenso wichtig für die gesamte Situation des Klienten sind aber auch andere Bereiche des täglichen Lebens – z. B. Ernährung, Atmung, Ausscheiden, Kommunikation. Unter dem Aspekt einer ganzheitlichen Pflege sollten die im Rahmen der Dekubitusprävention angewandten Maßnahmen ebenfalls diese Bereiche fördern.

Nicht bei allen Klienten ist es angebracht, Repositionierungsmaßnahmen anzuwenden. So können bestimmte Gesundheitszustände eine Repositionierung unmöglich machen (z. B. weil der Klient unerträgliche Schmerzen erleiden würde). In diesen Fällen sollte daher auf die Anwendung spezieller Unterlagen zur Druckverteilung zurückgegriffen werden (EPUAP & NPUAP, 2009).

Mikrobewegungen

Frequenzen

In einer Studie (Vanderwee et al., 2007) wurden zwei verschiedene Repositionierungsschemata miteinander verglichen. Die Klienten der einen Gruppe wurden im Wechsel alle zwei Stunden jeweils in eine seitliche Position und in die Rückenlage positioniert. Die Teilnehmer der anderen Gruppe wurden im Wechsel alle vier Stunden jeweils in eine Seitenlage und in die Rückenlage positioniert. Die Klienten beider Gruppen lagen auf einer viscoelastischen Matratze. Die Ergebnisse zeigen, dass keins der

151

beiden Schemata, verglichen mit dem jeweils anderen, zu einer Reduktion von Dekubitus (Kategorie 2 oder mehr) führte. EPUAP und NPUAP (2009) favorisieren daher das Positionierungsschema aus der Studie von Defloor et al. (2005).

Bei der Festlegung des Intervalls zur Repositionierung – also in welchen Zeitabständen ein Klient in eine andere Position gebracht werden soll – ist immer der jeweilige individuelle Fall zu betrachten. Danach richtet sich die Frequenz zur Repositionierung. Insbesondere sollte hierbei ein Augenmerk auf den individuellen Dekubitusschaden und vor allem auf die Mobilität und Aktivität des Klienten gelegt werden, denn je weniger aktiv und/oder mobil ein Mensch ist, desto höher ist die Dekubitusgefahr. Des Weiteren spielen natürlich die individuellen Behandlungsziele (nicht nur die der Dekubitusprävention) eine wichtige Rolle. Zum Beispiel können bestimmte Positionen für einen Klienten günstiger oder ungünstiger sein, weil er an einer Herz- oder Lungenerkrankung leidet (NPUAP & EPUAP, 2009).

Welche Zeitabstände zwischen den einzelnen Bewegungsförderungsmaßnahmen (z. B. Positionierung, passive Mikrobewegungen) einzuhalten sind, ist von Fall zu Fall unterschiedlich und auf der Basis des individuellen Dekubitusrisikos des Klienten, den Zielen von Pflege und Therapie, den individuellen Möglichkeiten sowie der Fähigkeit zur Eigenbewegung des Klienten festzulegen. Daher kann auch kein starres und allgemeingültiges Intervall empfohlen werden. Die ehemals übliche Faustregel »Lagern alle zwei Stunden« ist als nicht mehr aktuell anzusehen.

Ein weiterer Irrglaube fußt auf der Annahme, man müsse nachts weniger »lagern« als tagsüber. Dies ist insofern falsch, als die Abstände immer individuell angepasst werden müssen – eben auch nachts. Es kann sogar notwendig sein, einen Klienten nachts häufiger zu bewegen, wenn er sich nachts selbstständig nicht ausreichend bewegen kann oder weil er zu dieser Zeit Sedativa erhält, die seine Mobilität beeinträchtigen (DNQP, 2010b).

Geeignetes Intervall für Klient Um das für den individuellen Klienten geeignete Intervall bestimmen zu können, muss bei jeder bewegungsfördernden Maßnahme – bei jeder Positionierung, bei jeder Bewegung – der Hautzustand des Klienten kontrolliert werden. Sind dabei erste Anzeichen einer Dekubitusentstehung (blasses, weißes, minderdurchblutetes Areal, Hautrötung) zu erkennen, muss das Intervall umgehend verkürzt werden. Zusätzlich orientieren sich die Zeitabstände zwischen den Bewegungen an subjektiven Äußerungen des Klienten. Klagt er über Schmerzen oder Unbequemlichkeit, müssen die Intervalle – ob nicht wegdrückbare Rötungen vorhanden sind oder nicht – ebenfalls verkürzt werden. Es kann jedoch auch notwendig sein, die Zeitabstände zwischen bewegungsfördernden Maßnahmen zu verlängern – je nach Situation. Jede Maßnahme kann schließlich vom Klienten auch als Belastung oder Störung wahrgenommen werden (z. B. wenn dadurch der Schlaf unterbrochen wird). Repositionierung beeinflusst Komfort, Würde und funktionale Fähigkeiten des Klienten (NPUAP & EPUAP, 2009).

Weist die Haut keine Veränderungen auf und der Klient äußert keine Schmerzen oder Unbehagen, kann eine Verlängerung des Intervalls angezeigt sein. Das Repositionierungsschema sollte weiterhin von der jeweiligen Unterlage abhängen. So zeigten Ergebnisse einer Studie, dass Klienten, die nur alle vier Stunden auf einer viscoelastischen Matratze repositioniert wurden, signifikant weniger Dekubitus (Kategorie 2) aufwiesen als Klienten, die alle zwei oder drei Stunden auf einer nicht druckverteilenden Matratze repositioniert wurden (Defloor et al., 2005).

Da sich der Zustand eines dekubitusgefährdeten Klienten ad hoc ändern bzw. verschlechtern kann, muss die Evaluation der Zeitabstände engmaschig erfolgen. Der Bewegungsförderungsplan wird entsprechend überprüft und bei Bedarf angepasst.

7.9 Druckverteilende Hilfsmittel

Unter Mitarbeit von Thorsten Sonnenberg

Druckverteilende Hilfsmittel (z. B. Weichlagerungskissen, Weichlagerungsmatratzen oder Wechseldruckmatratzen, -auflagen und Spezialbetten) können die Auflagefläche lediglich vergrößern; dabei wird der Schnittstellendruck auf ein größeres Körperareal verteilt.

Empfehlungen zu druckverteilenden Hilfsmitteln (EPUAP & NPUAP, 2009)

- Individuelle bequeme Lage finden
  (EPUAP & NPUAP Stärke der Evidenz = C)
- Kein Druck und keine Scherkräfte auf Haut und Weichteilgewebe
  (EPUAP & NPUAP Stärke der Evidenz = C)
- Füße erhöhen, wenn sie nicht den Boden berühren
  (EPUAP & NPUAP Stärke der Evidenz = C)
- Begrenzte Zeit in einem Stuhl verbringen
  (EPUAP & NPUAP Stärke der Evidenz = B)
- Zur Vermeidung sollen akut Erkrankte nicht länger als zwei Stunden sitzen und danach mindestens eine Stunde nicht sitzen Clark (2009)
- Begrenzte Zeit in einem Stuhl verbringen
  (EPUAP & NPUAP Stärke der Evidenz = B)

7.9.1 Grundlagen

Der lokal begrenzte Druck auf einzelne Körperstellen (z. B. auf das Os sacrum) wird verteilt (reduziert). Diese Reduktion kann nicht mit einer druckentlastenden Wirkung (wie etwa bei der Wechselpositionierung) erreicht werden. Dabei wird eine bestimmte Körperstelle vollständig von Druck entlastet. Druckverteilende Hilfsmittel tragen lediglich dazu bei, den Druck – wie der Name schon sagt – auf eine größere oder eine andere Fläche zu verteilen.

Tab. 7.19:
Druckverteilende Hilfsmittel

Wirkprinzip	Vergrößerung der Fläche	Temporäre lokale Druck- entlastung	Druckentlas- tung	Förderung der Eigenbewe- gung
Hilfsmittel	• Schaum- stoffunter- lagen	• Wechsel- druck- unterlagen	• Umlage- rungssys- teme • Hilfsmittel zur Wechsel- positionie- rung	• Mikrosti- mulations- systeme

Druckverteilende Hilfsmittel gelten nicht als »Allheilmittel« zur Dekubitusprävention. Die oberste Priorität sollte stets die Bewegungsförderung sein. Erst wenn diese nicht mehr ausreicht oder aus bestimmten Gründen (z. B. starke Schmerzen) nicht möglich ist, sollten druckverteilende Hilfsmittel angedacht werden. Der Einsatz von druckverteilenden Hilfsmitteln ist nicht für jeden dekubitusgefährdeten Klienten eine geeignete Maßnahme. Insgesamt kann zwischen Druckentlastung, -reduktion und -verteilung unterschieden werden (▶ Tab. 7.20).

Tab. 7.20:
Übersicht Druckentlastung, -reduktion und

Druckentlastung	Druckreduktion	Druckverteilung
Druckentlastung durch Makrobewegungen	*Druckreduktion durch Mikrobewegungen*	*Einsatz von Hilfsmitteln zur Druckverteilung*
• Positionswechsel • Völlige Freilage eines Körperteils	• Schwerpunktverla- gerung • Körperhaltung so ändern, dass das Gewicht auf einem anderen Punkt liegt	• Spezialbetten • Matratzen • Matratzenauflagen • Andere Hilfsmittel

7.9.2 Auswahl einer geeigneten druckverteilenden Unterlage

Bei der Auswahl einer geeigneten druckverteilenden Unterlage müssen, wie bei der Risikoeinschätzung und in sämtlichen Pflegesituationen, die individuellen Bedürfnisse des Klienten einfließen. Allgemeingültige Aussagen hinsichtlich der Empfehlung bestimmter Unterlagen lassen sich nicht treffen. Es ist vielmehr ein Konglomerat von vielen verschiedenen Einzelfaktoren. Welches Hilfsmittel für den individuellen Fall geeignet ist, hängt ganz von dem Nutzen des jeweiligen Klienten ab.

Das Kriterium Druckverteilung allein reicht für eine individuelle Auswahl nicht aus. So kann eine viscoelastische Schaumstoffmatratze für einen Klienten, der nur noch wenige selbstständige Bewegungen durchführen kann, die geeignete Wahl sein. Für einen Klienten, der noch über die Fähigkeit der Eigenbewegung verfügt, mag die gleiche Unterlage nicht geeignet sein, da sie die Eigenbewegung für diesen Klient zu stark einschränken würde. Die Auswahl des richtigen Hilfsmittels richtet sich nach dem individuellen Bedarf. Das schließt die physische und psychische Konstitution des Klienten als auch die gesetzten Pflege- und Therapieziele mit ein. Sollen beispielsweise Schmerzen gelindert werden oder wird eine Verbesserung der Bewegung an gestrebt? – Beides sind unterschiedliche Ziele, die sich dann auch in der Auswahl des Hilfsmittels widerspiegeln. Darüber hinaus sollten eventuelle Nachteile wie etwa die bewegungseinschränkende Wirkung einer Schaumstoffmatratze oder erhöhte Spastik bei Wechseldruckmatratzen, die eine Unterlage mit sich bringen kann, für den Klienten berücksichtigt werden.

> Nur der Fokus auf Druckverteilung reicht nicht aus.

Mikroklima

Jede druckverteilende Matratze kann mehr oder weniger das Mikroklima der Haut beeinflussen. Je nach Zusammensetzung der Matratze kann die Haut schwitzen und mazerieren. Eine feuchte Haut ist anfälliger gegenüber Reibung und somit für die Entstehung einer mechanischen Wunde (Kamps, 2012). Die Hersteller verschiedener Matratzen gehen in ihrer Produktbeschreibung sehr auf das Mikroklima der Haut und die entsprechenden positiven Eigenschaften ihres Produkts ein. Leider gibt es keine Evidenz zu verschiedenen Produkten, die das Mikroklima positiv oder negativ beeinflussen. Positionswechsel und die damit verbundene Belüftung der Haut sind effektiv. Im Expertenstandard heißt es, dass die Pflegefachkraft Kompetenz besitzen soll, druckverteilende Hilfsmittel auszuwählen. Kritisch anzumerken ist, dass der Erwerb von diesem Wissen nicht so einfach ist. Zum einen weil wenig Evidenz (Beweise) vorliegt, wann welches Hilfsmittel anzuwenden ist. Zum anderen gibt es für die Hersteller keine klaren Standards zu Prüfkriterien zu den verschiedenen Items und keine Kontrolle, ob das Hilfsmittel hält, was es verspricht. Aufgrund der fehlenden Evidenz kann also nur von Wirkversprechen die Rede sein. Die Hersteller überprüfen ihre Matratzen selbst, es gibt keine Referenzwerte, an denen sie sich dabei orientieren müssen. Die Produkte sind für den Endverbraucher kaum zu vergleichen. So empfehlen Hersteller häufig, dass ihre Matratze bei Dekubitus der Kategorie 1, 2, 3 oder 4 nach EPUAP & NPUAP (2009) einzusetzen ist. Dazu gibt es jedoch keine Evidenz.

Der Expertenstandard »Dekubitusprophylaxe in der Pflege« (DNQP, 2010, S. 31 f.) empfiehlt, bei der Auswahl von druckverteilenden Hilfsmitteln sechs verschiedene Kriterien heranzuziehen:

1. *Prioritäre Pflege- und Therapieziele*
Je nachdem, welche Ziele der Pflege und Therapie des Klienten im Vordergrund stehen, sollten druckverteilende Hilfsmittel auf ihren Nutzen hin ausgewählt werden.

2. *Die Möglichkeit der Eigenbewegung des Klienten*
Die Eigenbewegung muss in jedem Fall im Vordergrund stehen und, soweit vorhanden und sofern dies möglich ist, gefördert werden. Wenn ein druckverteilendes Hilfsmittel die Eigenbewegung einschränkt, ist es für den betreffenden Klienten ungeeignet.

3. *Gefährdete Körperstellen*
Je nach der Risikoeinschätzung und den gefährdeten Körperstellen sind Hilfsmittel auszuwählen.

4. *Das Gewicht des Klienten*
Einige druckverteilende Unterlagen eignen sich nicht zur Anwendung bei adipösen Klienten. Je nach Matratzensystem ist nur ein bestimmtes Gewicht zugelassen, in der Regel von 50 kg bis 120 kg. Wechseldrucksysteme sind häufig für Klienten ab 50 kg Körpergewicht ausgelegt. Der Anwendungsbereich ist der Gebrauchsanweisung des Herstellers zu entnehmen oder direkt beim Hersteller zu erfragen. Die Frage des Gewichts ist entscheidend, sollte jedoch in Relation zur Körpergröße gesehen werden. So macht es für die Druckauflage einen großen Unterschied, ob der Klient 80 kg bei 1,40 m oder 80 kg bei 1,90 m wiegt. Hat ein Klient lymphatische Beine kann der Großteil des Gewichts im unteren Körperbereich liegen.

5. *Die Abwägung von Kosten und Nutzen*
Viele der auf dem Markt angebotenen druckverteilenden Hilfsmittel verfügen über eine kostenaufwendige Technologie (z. B. automatische Betten zur Wechselpositionierung), die entsprechend teuer im Erwerb sind. Die wenigsten Klienten bzw. Angehörigen oder Einrichtungen sind in der Lage, derartig hohe Kosten aufzubringen. Dass ein Hilfsmittel (theoretisch) verfügbar ist, heißt nicht, dass es auch realistisch ist, dieses zu erwerben. Abgesehen davon ist ein hoher Preis nicht gleichbedeutend mit einem hohen Nutzen.

6. *Präferenzen und Wünsche des Klienten*
Die Einbeziehung und die Edukation des Klienten können dazu beitragen, den Pflege- und Therapieerfolg zu gewährleisten. Letzten Endes aber müssen die Wünsche, Vorzüge und Abneigungen akzeptiert werden. Wenn sich ein Klient durch das Geräusch des Motors einer Wechseldruckmatratze gestört fühlt und nicht einschlafen kann, dann ist dieses Hilfsmittel für ihn nicht die geeignete Wahl.

Bauliche Gegebenheiten
Darüber hinaus sollten *bauliche Gegebenheiten* in den Prozess der Auswahl eines druckverteilenden Hilfsmittels einbezogen werden. Ist das

Hilfsmittel praktikabel? Passt beispielsweise ein bestimmtes Bett in den dafür vorgesehenen Raum? Dies kann insbesondere in der häuslichen Pflege entscheidend sein, da die räumlichen Umstände in der Regel als »gegeben« betrachtet werden müssen. Nicht jeder Klient verfügt über große Räume, die für jedes beliebige Hilfsmittel geeignet sind. Die druckverteilende Unterlage muss mit dem Pflegesetting kompatibel sein. Nicht jedes Hilfsmittel passt in jedes Setting. In der häuslichen Versorgung spielen das Gewicht des Bettes, die Struktur des Wohnumfeldes, die Breite der Türrahmen, die Verfügbarkeit elektrischen Stroms und die Gewährleistung der Motorkühlung eine wichtige Rolle.

Um druckverteilende Hilfsmittel richtig beurteilen zu können, muss die Pflegefachkraft zuerst einmal die Wirkungsweise verstehen, um die Vor- und Nachteile für den individuellen Fall abzuwägen. Der Umgang mit druckverteilenden Hilfsmitteln erfordert entsprechende Kenntnisse, beispielsweise über Handhabe und Wartung von Wechseldruckmatratzen. Pflegefachkräfte müssen diese Erkenntnisse aufweisen, damit die erwünschte Wirkung eines Hilfsmittels gewährleistet werden kann. Auch muss sie körperlich in der Lage sein, mit Hilfsmitteln umzugehen. Das Ziel des Einsatzes von druckverteilenden Hilfsmitteln ist, den Druck zu verteilen, um den kritischen individuellen Schwellenwert zu verringern. Durch die Erkenntnis, dass hohe Drücke über eine kurze Zeit Gewebeschäden verursachen können, jedoch niedrige Drücke (unterhalb eines individuellen Schwellenwerts) keine Schäden verursachen, bekommt der Einsatz von druckverteilenden Hilfsmitteln im Liegen und insbesondere im Sitzen einen hohen Stellenwert. Alle als druckverteilende Hilfsmittel zugelassenen Produkte verfügen über einen Inkontinenzbezug, daher ist ein zusätzlicher Matratzenschutz durch einen Überzug oder ein Gummilaken nicht nötig.

7.9.3 Druckverteilung im Liegen

Die Eignung und Funktionalität der Unterlage sollte bei jedem Kontakt mit dem Klienten kontrolliert werden. Jede Unterlage kann den Bedürfnissen des Klienten auch nur teilweise oder gar nicht entsprechen. Ob die ausgewählte Unterlage ihren Nutzen für den Klienten erfüllt, lässt sich erst feststellen, wenn sich der Klient auf der Unterlage befindet. Bei Störungen oder Ausfall der druckverteilenden Unterlage (z. B. durch Stromausfall) sollte ein Notfallplan vor Ort bereit liegen. Die Angehörigen sollten wissen, wie wichtig es ist, dass der Motor nicht blockiert bzw. abgedeckt wird, um Überhitzung zu vermeiden (NPUAP & EPUAP, 2009).

Auswahl einer druckverteilenden Matratze

Vor Anwendung der Unterlage sollte sichergestellt sein, dass diese im Rahmen der vorgesehenen Haltbarkeit verwendet wird. Es ist bekannt, dass Unterlagen eine begrenzte Haltbarkeit haben. Die Bedeutung, die druckverteilende Unterlagen für die Verteilung von Druck und die Reduktion von Scherkräften haben, erfordert einen einwandfreien funktionalen Zustand der Unterlagen. Die Kontrolle des funktionalen Zustands einer Unterlage kann (vertraglich) über den Hersteller anhand eines von der In-

Haltbarkeit

157

dustrie anerkannten Tests erfolgen (NPUAP & EPUAP, 2009). Druck-verteilende Unterlagen sind entweder dafür entwickelt, die Kontaktfläche zwischen Körper und Unterlage zu vergrößern (um den Schnittstellen-druck zu verringern) oder um den Druck zwischen den einzelnen Kör-perstellen, die von Druck belastet sind, partiell zu verteilen (wodurch die Dauer der Belastung an allen anatomischen Stellen reduziert wird). Mes-sungen des Schnittstellendrucks (zwischen Körper und Unterlage) wurden oft als stellvertretende Indikatoren für die Effizienz von druckverteilen-den Unterlagen angesehen. Doch die Relevanz dieser Messungen ist frag-würdig, da die Auswirkungen von bestimmten Belastungen individuell ganz verschieden sein können (NPUAP & EPUAP, 2009).

Bei Klienten mit einem hohen Dekubitusrisiko, bei denen eine häu-fige Wechselpositionierung nicht möglich ist, sollten aktive Unterla-gen (Matratzen oder Auflagen) verwendet werden (EPUAP & NPUAP, 2009). Des Weiteren wiesen Klienten in einer Studie, die auf einer aktiven Dekubitusunterlage lagen, weniger neu aufgetretene Dekubitus auf als Klienten, die auf einer Standard-Krankenhausmatratze lagen (Sanada et al., 2003). Studienergebnisse belegen, dass einerseits die Anwendung von Wechseldruckmatratzen ohne Wechselpositionierung genauso effek-tiv zu sein scheint wie die Anwendung von speziellen Schaumstoffmatrat-zen mit vierstündiger Wechselpositionierung (Vanderwee et al., 2005).

Hinsichtlich der Frage, ob Wechseldruckauflagen oder -matratzen ver-wendet werden sollten, lässt sich keine dieser beiden Unterlagen der je-weils anderen vorziehen. Beide Hilfsmittel, Matratzen als auch Auflagen mit Wechseldruckfunktion, scheinen gleich effektiv zu sein. Dies konnte in einer Studie nachgewiesen werden (Nixon et al., 2006), in der die De-kubitusinzidenz als Messgröße herangezogen wurde. Allerdings sollte da-rauf geachtet werden, dass bei Einsatz einer Wechseldruckmatratze oder -unterlage auf großzellige Unterlagen zurückgegriffen wird.

Standard-Krankenhausmatratze
Die Standard-Krankenhausmatratze wird aus Kaltschaum hergestellt und hat zusätzlich einen Inkontinenzbezug. Werden Matratzen getestet, wird meist der Vergleich zur Standard-Krankenhausmatratze hergestellt. Jedoch gibt es keine festgelegten Grenzwerte. Daher kann auch nicht eindeutig ge-sagt werden, dass eine Matratze eher schadet oder erfolgversprechend ist.

Vergleich: Standard-Krankenhausmatratzen vs. Weichlagerungssysteme
Schaumstoffwürfel-, mit Kugeln gefüllte, mit Wasser gefüllte und »Soft-foam«-Matratzen reduzieren die Inzidenz von Dekubitus im Vergleich zu Standard-Krankenhausmatratzen (McInnes et al., 2011).

Vergleich: Spezielle Schaumstoffmatratzen im gegenseitigen Vergleich
Einzelne Studien berichten von einer geringeren Dekubitusinzidenz, wenn bestimmte Schaumstoffmatratzen eingesetzt wurden. Die Evidenz reicht jedoch nicht aus, um eine spezielle Schaumstoffmatratze einer anderen vorzuziehen (McInnes et al., 2011).

Spezielle Schaumstoffmatratzen sind effektiver als Standard-Krankenhausmatratzen im Hinblick auf die Reduktion der Dekubitusinzidenz. Ob
eine spezielle »Low-Tech«-Unterlage einer anderen überlegen ist, lässt
sich nicht sagen (McInnes et al., 2011).

> Der Laie kann eine Standard-Krankenhausmatratze unter dem Bezug
> nicht von einer viscoelastischen Weichlagerungsmatratze unterschei-
> den. Standard Krankenhausmatratzen werden aus Kaltschaum herge-
> stellt.

Grob können druckverteilende Hilfsmittel in zwei Wirkungsweisen, die
der Weichlagerung und die des Wechseldrucks, unterteilt werden. Aber
auch Kombinationen aus beiden Wirksystemen sind möglich.

Wirkungsweisen von druckverteilenden Hilfsmitteln

Die Mobilisation aus dem Bett gestaltet sich auf einem Weichlagerungssystem mit Randverstärkung einfacher als auf einem Wechseldrucksystem, da die Klienten einen festeren Unterbau an der Bettkante
haben.

Weichlagerungssysteme
Weichlagerungssysteme sind Hilfsmittel, die den Körper weichlagern und
ihn in sich einsinken lassen. Diese Hilfsmittel passen oder formen sich
dem Körper an, sodass der Druck über eine große Fläche verteilt wird
(Kamps, 2012). Weichlagerungssysteme funktionieren durch Vergrößerung der Auflagefläche.

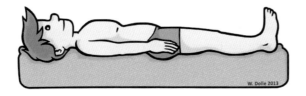

Abb. 7.35:
Funktionsweise
Weichlagerung

- Körper sinkt in die Matratze ein.
- Auflagedruck an prominenten Knochenvorsprüngen wird verteilt.
- Der Auflagedruck wird pro cm² reduziert.

Durch die Weichlagerung sollen Zellschäden im Zytoskelett vorgebeugt
und die Durchblutung verbessert werden. Weichlagerungssysteme (ob
Auflagen, Matratzen oder Betten) können nach ihrem Aufbau unterschieden werden. So gibt es je nach Hersteller unterschiedliche Schaumstoffe,
Schaumstoff und Luft, Schaumstoff und Gel, Schaumstoff mit einem Profil, Luftfederung, Wasserfederung. Sie werden meist als »Low-Tech«, also
als weniger technologisch spezifisch, bezeichnet. Im Unterschied dazu
handelt es sich z.B. bei Low-Air-Loss-Systemen (luftzirkulierenden Bet-

ten, bei denen warme Luft entweder zwischen kleinen Keramikkügelchen oder in einer Reihe von Luftkammern zirkuliert, die mit einem luftdurchlässigen Laken bedeckt sind) um hochspezialisierte Hilfsmittel (McInnes et al., 2011). In Bezug auf Mikroklima können die Schaumstoffmatratzen sehr unterschiedlich sein, darum sind folgende Punkte entsprechend zu beachten:

- Schaumstoffe, die keine Wärme oder Feuchtigkeit abtransportieren können:
  Problem: Klienten schwitzen, *Folge*: gestörtes Mikroklima ⇨ Mazeration der Haut ⇨ Reibung ⇨ mechanische Verletzung der Haut.
- Schaumstoffe, die Feuchtigkeit (Schweiß, Urin, Exsudat) wie ein Schwamm aufnehmen:
  Problem: Hygieneproblem, *Folge*: Geruchsentwicklung.
- Luftkanäle oder Schaumstoffe mit Profil: Einschnitte im Schaumstoff sollen für bessere Belüftung sorgen.
- Gelgefüllte Produkte können keine Feuchtigkeit absorbieren. Diese Produkte sind eher kühl und können als negativ empfunden werden.
- Luftgefüllte Schaumstoffe sollten passiv über den luftdurchlässigen Bezug das Mikroklima positiv beeinflussen können.
- Wenn Inkontinenzschutzhüllen über druckverteilende Hilfsmittel eingesetzt werden, können diese die Produkteigenschaft negativ verändern.

Verlust des Körperschemas
Der längere Einsatz eines Weichlagerungssystems kann dazu führen, dass der Klient sein Körperschema verliert. Er spürt aufgrund der Weichlage seinen Rücken nicht mehr und kann ihn nicht von der Matratze abgrenzen. Eine große Gefahr besteht auch darin, dass Eigen- und Restmobilität eingeschränkt werden (Kamps, 2012). Bei Klienten, die noch über eine körperliche Restmobilität verfügen und Eigenbewegungen durchführen können, sollte der Einsatz von Weichlagerungssystemen kritisch betrachtet werden.

Je weicher ein Klient liegt, desto immobiler wird er.

Tab. 7.21:
Indikation und
Kontraindikation
Weichlagerungs-
systeme

Indikationen	Kontraindikationen
• Schmerzpatienten • Eingeschränkte Mobilität im Bett	• Instabile Wirbelsäulenverletzungen • Zervikale Extension
Klären Sie die Herstellerempfehlungen für den individuellen Fall ab	
• Hat die Matratze eine Randverstärkung? Das ist wichtig zum Sitzen an der Bettkante • Besteht bei eingeschränkter körperlicher Mobilität sogar Sturzgefahr durch die fehlende Randverstärkung und Aufstehschwierigkeiten?	

Mikrostimulationssysteme

Mikrostimulationssysteme sollen die Körperwahrnehmung und die Eigenbewegung fördern. Entweder aktiv durch einen Motor oder passiv durch Feder-/Flügelsysteme. Dieses Mikrostimulationssystem besteht aus einem Matratzenrahmen und einer dazu passenden dünnen Matratze. Durch das Konstrukt der Feder-/Flügelsysteme werden dem Körper Druckreize gesetzt. Die vorrangigen Einsatzgebiete dieser Matratzenart sind eine reduzierte Körperwahrnehmung, sensorische Wahrnehmungsstörungen und neurologische Krankheitsbilder wie Demenz, Hemiplegie, M. Parkinson. Erkrankungen, bei denen der Klient nicht bewegt werden darf, erfordern eine Rücksprache mit dem behandelnden Arzt (Völker AG, 2009).

Passiv	Aktiv
• Die Feder-/Flügelsysteme bewegen sich nicht. • Durch die Eigenbewegung des Klienten spürt er die Feder-/Flügelsysteme durch die Matratze. • Der Körper wird bewusster wahrgenommen, der Klient bewegt sich vermehrt.	• Die Feder-/Flügelsysteme werden durch einen Motor bewegt. • Die Feder-/Flügelsysteme können individuell im Lattenrost eingesetzt werden. • Der Klient spürt die Feder-/Flügelsysteme durch die Matratze. • Der Klient spürt seinen Körper, er bewegt sich vermehrt.
Eigenbewegung ist notwendig, um den Druck der Feder-/Flügelsysteme zu spüren.	Eigenbewegung ist *nicht* notwendig, um den Druck der Feder-/Flügelsysteme zu spüren. Der Motor bewegt die Feder-/Flügelsysteme.

Tab. 7.22:
Übersicht: Aktive und passive Mikrostimulationssysteme

Wechseldrucksysteme

Bei der Anwendung von Wechseldrucksystemen sollten das Wirkprinzip und die Theorie der Belastung entsprechend beachtet werden. Wechseldruckunterlagen erzeugen einen abwechselnd hohen und niedrigen Schnittstellendruck zwischen dem Körper des Klienten und der Unterlage. Diese Wirkung wird üblicherweise durch Befüllung bzw. Entleerung von mit Luft gefüllten Zellen erzielt. Derartige Hilfsmittel sind in Form von Kissen, Matratzenauflagen und ein- oder mehrlagigen Matratzen erhältlich. Wechseldruckunterlagen werden als hochspezialisierte Hilfsmittel (»High-Tech«) bezeichnet (McInnes et al., 2011).

Wechseldrucksysteme sind meist Zweikammersysteme und simulieren die Bewegung eines gesunden Menschen im Schlaf. Die Verteilung auf eine andere Fläche erfolgt periodisch, indem mal das eine Kammersystem stärker belüftet ist als das andere und umgekehrt. Dadurch wird die Körperoberfläche im Bereich der weniger stark belüfteten Kammern weniger belastet und die Durchblutung soll verbessert werden. Im Gegenzug wird die Körperoberfläche im Bereich der stärker belüfteten Kammern auch stärker belastet, was zu einer verschlechterten Perfusion führen kann.

Ob diese Theorie der verbesserten Durchblutung und der verschlechterten Perfusion stimmt, wurde noch nicht ausreichend untersucht. Innerhalb der Wissenschaft wurde die Frage aufgeworfen, ob durch die vermehrte Be- und Entlastung des Gewebes auch vermehrt Scherkräfte entstehen. Die Beantwortung steht noch aus. Der Wechseldruckzyklus ist von System zu System unterschiedlich und kann bei einigen Systemen individuell an den Klienten angepasst werden, andere Systeme funktionieren automatisch. Nach aktuellen Studien (NPUAP & EPUAP, 2009) sind Wechseldruckauflagen und Wechseldruckmatratzen bezogen auf die Dekubitusinzidenz gleich effektiv (Stärke der Evidenz = A).

> Über die entsprechende Hautinspektion und -kontrolle wird eine geeignete bzw. ungeeignete Matratze erkannt.

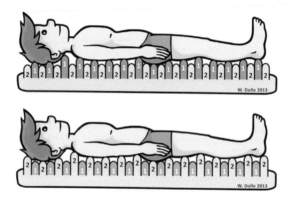

Abb. 7.36:
Funktionsweise
Wechseldruck
(Grafik © W. Dolle,
2013)

Statikmodus Einige Wechseldrucksysteme bieten einen Statikmodus an. Statik bedeutet, dass alle Zellen gleichmäßig und dauerhaft aufgeblasen werden können. Je nach System wird diese Funktion zur Mobilisation, zum einfacheren Positionswechsel oder als Weichlagerung eingesetzt. Wenn bei manchen Systemen die Luftzellen maximal belüftet sind, ist unbedingt darauf zu achten, dass nach der Maßnahme wieder auf den Wechseldruckmodus zurückgestellt wird. Ansonsten kann der Klient zu hart liegen. Die Einstellung der Wechseldrucksysteme auf die Größe und das Gewicht des Klienten kann manuell oder automatisch sein.

Bei anderen Systemen gibt es eine stufenlose Regelzeit, sodass alle Kammern belüftet sind mit einem variablen Zyklus, die stufenlos einzustellen sind. Beispiel: zwischen 20–60 mm/HG.

Wechsellagerungssysteme (Wechseldruckhilfsmittel; z. B. Wechseldruckmatratzen) variieren den Druck unter dem Körper des Klienten mechanisch und sorgen so für eine Reduktion der jeweiligen Druckdauer (Bliss & Thomas, 1993).

162

Manuelle Einstellung (Handtest)

Bei der manuellen Einstellung wird der Klient in die gewünschte Position gebracht. Die Pflegefachkraft fährt dann mit der flachen Hand an der schwersten Stelle unter die entlüftete Zelle des Systems:

- in Rückenlage am Gesäß
- in 30°-Lage am Trochanter

Der Abstand zwischen Hand und Gesäß bzw. Trochanter sollte 3–4 cm sein. Die Finger müssen sich ca. 2–4 cm bewegen lassen, dann ist das System korrekt eingestellt. Kann man mit der Hand nicht zwischen Klient und Matratzenunterbau gelangen, ist zu wenig Luft im System, der Klient liegt durch. Spürt man den Klienten nicht oder erst nach starker Krümmung der Finger, ist das System zu stark belüftet. In beiden Fällen muss der Luftdruck angepasst werden.

Fall	Handtest	Lage des Klienten	Auswirkung
Fall 1	Hand kann nicht unter tiefste Stelle geschoben werden	Klient liegt durch	• Wechseldruck kann nicht wirken • *Druck erhöhen*
Fall 2	Hand lässt sich ohne Widerstand unter die tiefste Stelle schieben	Klient liegt zu hart	• Auflagefläche ist kleiner • Druck zu hoch • *Druck vermindern*
Fall 3	Hand lässt sich mit leichtem Widerstand unterschieben	Klient liegt gut	• *Einstellung optimal*

Tab. 7.23: Umgang bei der manuellen

Achtung:
Diese Kontrolle sollte bei jedem Positionswechsel erfolgen.

Indikationen	Kontraindikationen
• Klinische Einschätzung. Für Klienten mit einem erhöhten Dekubitusrisiko, bei denen eine häufige manuelle Umlagerung nicht möglich ist, soll eine aktive druckverteilende Unterlage (Auflage oder Matratze) verwendet werden (Stärke der Evidenz = B; EPUAP/NPUAP, 2009).	• Instabile Frakturen • Wirbelsäulenverletzungen • Extensionen • Schmerzpatienten

Tab. 7.24: Indikation und Kontraindikation von Wechseldrucksystemen

Klären Sie die Herstellerempfehlungen für den individuellen Fall ab.

Bei der Verwendung von Wechseldrucksystemen sollten folgende Dinge beachtet werden:

- Wechseldrucksysteme sind für Klienten ab 50 kg Körpergewicht ausgelegt. Bei niedrigerem Gewicht ist der Gebrauchsanweisung des Herstellers zu entnehmen oder der Hersteller zu befragen, ob das System das niedrige Gewicht zulässt.

- Des Weiteren können Wechseldrucksysteme bei Klienten mit neurologischen Krankheiten eine Unsicherheit hervorrufen, die zu einer Spastik oder zur Verstärkung einer vorhandenen Spastik führen kann.
- In einzelnen Fällen wurde auch eine nicht erklärbare Veränderung der Vitalzeichen beobachtet.
- Wechseldrucksysteme können zu Schmerzen führen oder sie verstärken. Schmerzen können schlechter kontrolliert werden (frühzeitig beachten, insbesondere bei Klienten mit onkologischen Krankheitsbildern). Beispiel: Klient ist gerade schmerzfrei, dann wechselt die Luftkammer, Schmerzen können nun auftreten.
- Sowohl bei Wechseldruckauflagen als auch bei Wechseldruckmatratzen kann eine Kopfteilhochlagerung eine Funktionsstörung der Kammerinsufflation bewirken. Mit dem Hersteller ist eine Limitierung des Aufstellwinkels des Kopfteils zu klären.
- Störende Geräuschentwicklung aufgrund der Pumpe selbst, aber auch durch Luftströmung und Ventilgeräusche.

Luftstromsysteme (Low-Air-Loss-Systeme)

Luftstromsystem Luftstromsysteme (Low-Air-Loss-Systeme) sind entweder ein Wechseldrucksystem oder ein aktives Weichlagerungssystem oder eine Kombination aus beidem = Wechseldruck- und Weichlagerungssystem. Diese Systeme haben mit oder ohne Motor eine kaum spürbare Belüftung der Oberfläche und sie haben eine dampfdurchlässige, kühle Kontaktschicht zum Klient. Durch 0,2 Mikrometer große Luftlöcher strömt Luft durch Perforationen im Bezug und hält die Haut trocken.

»Low-Air-Loss-Betten« (zur Kontrolle des Mikroklimas) vs. andere Unterlagen
Diese speziellen Betten scheinen wirksamer zur Vermeidung von Dekubitus als Standard-Krankenhausbetten zu sein.

Abb. 7.37: Funktionsweise Luftstrom (Grafik © W. Dolle, 2013)

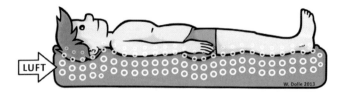

Wechsellagerung (Umlagerung)
Die Druckbelastung wird verändert, indem die Matratze in der Längsachse ihren Winkel verändert. Diese Matratzen bewegen den Klienten je nach Einstellung von der rechten Seite zur Mitte und zur linken Seite. Die Matratze bringt den Klienten in eine Seitenlage.

Es gibt Matratzen, die nur von der 30°-Lage rechts zur Rücklage und wieder zurück zur 30°-Lage der linken Seite bewegen. Andere wiederum können stufenlos von 10–30° (rechts und links) eingestellt werden. Bei diesen Matratzen ist es bei Bedarf auch möglich, eine Seite auszusparen. Beispielsweise bei einem Dekubitus auf der linken Körperseite. Die Zeitintervalle und der Winkel können individuell eingestellt werden. *Beispiel*: 10° rechts, Mitte, 20° rechts, Mitte, 30° rechts usw. alle 10 Minuten oder alle 30 Minuten.

Die Druckbelastung wird auf der liegenden Körperseite verteilt und die angehobene Körperseite entlastet. Dies ist für kognitiv eingeschränkte Menschen schwierig, weil sich die Matratze in eine schiefe Ebene stellt. Die schiefe Ebene in der Längsachse ist unphysiologisch. Das Knie kann aus der Körperachse rotieren und Angst kann sich einstellen.

Bei hochgestelltem Seitengitterschutz besteht Verletzungsgefahr. Der Klient könnte die Hände zwischen die Seitengitter stecken. Dreht sich dann die Matratze zur anderen Seite, kann dies zu Verrenkungen/Schmerzen führen.

Zusammenfassend kann festgestellt werden, dass es je nach System spezielle Anforderungen gibt, welche in der Praxis entsprechend beachtet werden müssen.

System	Hinweise
Weichlagerungssystem	• Macht immobil • Wenn der Klient noch auf der Bettkante sitzen kann, ist eine Randverstärkung notwendig • Steht der Klient noch selbstständig auf, ist eine Randverstärkung notwendig, da sonst Sturzgefahr besteht • Verlust des Körperschemas • Körpergewicht beachten • Bei Hautfeuchtigkeit ggf. *Luftstrom* (Low-Air-Loss-Systeme) verwenden
Wechseldrucksystem	• Körpergewicht beachten • Beachten, ob das Kopfteil hochstellbar ist • Gefahr eines erhöhten Muskeltonus (Spastikerhöhung), daher gefährlich bei Klienten mit Spastiken oder neurologischen Erkrankungen • Vorsicht bei zu erwartenden Schmerzen • Vorsicht bei Geräuschempfindlichkeit • Bei Hautfeuchtigkeit ggf. Luftstrom Low-Air-Loss-Systeme verwenden
Wechsellagerungssystem	• Vermehrte Scherbelastung • Gefahr der Reibekräfte • Gefahr eines erhöhten Muskeltonus (Spastikerhöhung), daher Vorsicht bei Klienten mit Spastiken oder neurologischen Erkrankungen • Vorsicht bei Angst und bei Schmerzen • Verletzungsgefahr ohne Seitengitterschutz

Tab. 7.25: Übersicht: Hinweise für den Umgang mit entsprechenden

7.9.4 Schaffelle/Sheepskin

Im Expertenstandard wird der Einsatz von Fellen (synthetische oder natürliche Schaffelle) zur Dekubitusprophylaxe aus Mangel an Evidenz nicht empfohlen. Jedoch wurden lediglich Studien bis 2009 eingeschlossen. Die EPUAP & NPUAP (2009) sind nach Studienlage zur Aussage gekommen, dass natürliche Schaffelle zur Prävention eingesetzt werden (Evidenz = B).

Das Institut für Qualität und Wirtschaftlichkeit im Gesundheitswesen (IQWIG) hat die Aussage getroffen, dass medizinisches Schaffell (drei Studien aus Australien) Druckgeschwüre vorbeugen kann. Andere Felle wurden nicht ausreichend untersucht (Eberhardt et al., 2005). Im Rahmen einer systematischen Übersichtsarbeit (McInnes et al., 2011) wurden Studien zur Wirksamkeit von natürlichen Schaffellen zur Prävention von Dekubitus im Vergleich zu »herkömmlicher Pflege« gepoolt – das heißt, die Daten der Studien wurden zusammengefasst ausgewertet. Die Auswertung ergab eine signifikante Reduktion der Dekubitusinzidenz (sowohl inklusive als auch exklusive Dekubitus der Kategorie 1), wenn Schaffelle verwendet wurden. Allerdings weisen die Studien methodische Unklarheiten auf. Darüber hinaus fließen nur oder fast ausschließlich oberflächliche Dekubitus (Kategorie 1 und 2) in die Ergebnisauswertung ein (Jolley et al., 2004; Mistiaen et al., 2010). Vor dem Hintergrund der Unterschiede in der Ätiologie zwischen oberflächlichen und tiefen Dekubitus ist die dargestellte Wirksamkeit der Unterlagen zu relativieren. Natürliche Schaffelle scheinen die Entstehung von Dekubitus zu reduzieren.

7.9.5 Hilfsmittel zur Positionsunterstützung

Seit Entwicklung des ersten Expertenstandards »Dekubitusprophylaxe in der Pflege« (2000) wurde der Begriff Lagerung abgelöst vom Begriff Bewegung. Lagerung setzt die Passivität des Objekts voraus. Nur Gegenstände können gelagert werden. Menschen jedoch nicht, es lässt sich nicht mit der Individualität vertreten. So ist die fachlich richtige Bezeichnung Positionsunterstützung, denn der Klient wird gezielt bei seiner physiologischen Körperhaltung (Rücken-, Seiten- und Hochlagerung) unterstützt. Das richtige Hilfsmittel auszuwählen und dieses auch richtig einzusetzen ist von entscheidender Bedeutung. Die Bezeichnung Hilfsmittel zur Positionsunterstützung hat sich noch nicht flächendeckend durchgesetzt. Deshalb werden als Lagerungshilfsmittel alle Hilfsmittel bezeichnet, die zur Positionsunterstützung dienen.

Werden zur Positionsunterstützung Kissen verwendet, entstehen erhöhte »normale Kräfte« (Druck) an den Körperstellen, die punktuell aufliegen. Scherkräfte treten zusätzlich auf. Wichtig zur Unterstützung der physiologischen Körperhaltung ist, so wenige Hilfsmittel wie möglich zu benutzen, um keinen punktuellen Druck zu erzeugen. Die Hilfsmittel sollen lediglich die Position unterstützen, sodass der Klient sich nicht aus der Körperachse bewegt und trotz Hilfsmittel viel Eigenbewegung möglich ist.

> *Beispiel*
> Eine isolierte 30°-Lage des Beckens ohne Unterstützung des Schulter-
> gürtels gestaltet sich sehr schwierig. Eine schiefe Ebene (falls es der
> Klient als angenehm empfindet) ohne Unterstützung des Knies (zur
> Matratze hin) gestaltet sich auch schwierig. Das untere Knie wird phy-
> siologisch aus der Körperachse herausgedreht.

Der Spitzenverband Bund der Krankenkassen hat ein systematisch struk- **Hilfsmittelverzeichnis**
turiertes Hilfsmittelverzeichnis erstellt (https://hilfsmittel.gkv-spitzen-
verband.de/hmvAnzeigen_input.action). Unter der Produktgruppe 20
sind jegliche Positionierungshilfen für Beine, Schultern, Arme, Ganzkörper und Gesäß aufgeführt. Das Verzeichnis dient als Information zu den
Hilfsmitteln, ist listenmäßig zusammengefasst und bietet einen guten
Überblick zum Vergleichen.

Für die Positionsunterstützung werden am häufigsten einfache Kissen
eingesetzt. Das Füllmaterial von Positionskissen erfüllt hygienische Anforderungen. Die Kissen sind sehr unterschiedlich in der Form. So gibt es Seitenlagerungskissen, die über 1,80 m lang sind, speziell geformte Kissen aber
auch Keile, Halbrollen und Rollen. Für jeden Klienten mit seinen speziellen
Wünschen und Problemen lassen sich hygienisch einwandfreie Kissenfor-
men finden, die sehr individuell einzusetzen sind und keine Falten bilden.

Andere druckverteilende Hilfsmittel
Andere Unterlagen, wie Umlagerungssysteme, Rotationsbett, Sandwich-
bett (turning beds, turning frames, net beds und turning/tilting beds) bewegen Klienten, die sich nicht selbstständig drehen können, manuell oder
automatisch. Oft werden Sandwichbetten nicht zur Dekubitusprävention, sondern auf Intensivstationen beispielsweise zur Unterstützung der
Thoraxdrainage eingesetzt (McInnes et al., 2011).

In einem neueren Cochrane-Review von McInnes et al. (2011) wurde anhand der verfügbaren Studienlage die Evidenz hinsichtlich der Wirksamkeit von druckverteilenden Unterlagen zur Dekubitusprävention eruiert.
Die Autoren untersuchten die Frage, inwieweit druckverteilende Kissen,
Betten, Auflagen und Matratzen, verglichen mit Standard-Unterlagen,
die Inzidenz von Dekubitus reduzieren. Außerdem wurde untersucht,
wie effektiv spezielle Unterlagen im gegenseitigen Vergleich, hinsichtlich
der Prävention von Dekubitus, sind. Neben der Dekubitusinzidenz wurden
sekundäre Outcomes wie Kosten, Bequemlichkeit für den Klienten, Lang-
lebigkeit, Akzeptanz beim Personal und Lebensqualität untersucht. In das
Review wurden randomisierte kontrollierte Studien (RCTs) und quasi-
randomisierte Studien einbezogen, in denen, hinsichtlich der Dekubitusinzidenz, Unterlagen miteinander verglichen wurden. In den einbezoge-
nen Studien wurden »Low-Tech«-Weichlagerungsunterlagen (Standard-
Schaumstoffmatratzen, alternative Schaumstoffmatratzen (z. B. Noppen-

schaum, Schaumstoffwürfel), mit Gel gefüllte Matratzen/Auflagen, mit Fasern gefüllte Matratzen/Auflagen, mit Luft gefüllte Matratzen/Auflagen, mit Wasser gefüllte Matratzen/Auflagen, mit Kugeln gefüllte Matratzen/Auflagen, Schaffelle), »High-Tech«-Unterlagen (Wechseldruckmatratzen/-auflagen, luftzirkulierende Betten, »Low-Air-Loss-Beds«) sowie andere Unterlagen (Rotationsbetten/-gestelle, »Operating Table Overlays«, Rollstuhlkissen, (Limb-)Protektoren für Knochenvorsprünge) untersucht. Eine Studie mit methodischen Mängeln untersuchte eine statische Luftmatratze mit Standard-Krankenhausmatratzen, wobei Klienten, die auf der Spezialmatratze lagen, weniger Dekubitus entwickelten. Alle anderen Studien in dieser Kategorie konnten keine Unterschiede feststellen.

7.9.6 Druckverteilung während einer Operation

Es gibt verschiedene Unterlagen für den Operationstisch. Hierbei konnten in Studien folgende Ergebnisse identifiziert werden:

Viscoelastische Polymer-Polster vs. Standard-OP-Tische
Auf der Grundlage der Ergebnisse aus fünf Studien lässt sich schlussfolgern, dass der Einsatz von druckverteilenden Auflagen während und nach einer Operation die Inzidenz von Dekubitus reduziert. Allerdings scheinen bestimmte Auflagen mit Hautveränderungen nach der Operation zusammenzuhängen (McInnes et al., 2011).

OP-Tisch mit wassergefüllter wärmender Matratze und thermoaktiver viscoelastischer Schaumstoffauflage vs. OP-Tisch mit wassergefüllter wärmender Matratze
Die Studie wurde abgebrochen, weil mehr Klienten in der Interventionsgruppe (wassergefüllte wärmende Matratze und thermoaktive viscoelastische Schaumstoffauflage) einen Dekubitus entwickelten (McInnes et al., 2011).

7.9.7 Druckverteilung im Sitzen

Menschen, die sitzen, ganz gleich ob auf einem Stuhl, einem Rollstuhl oder einem anderen Möbel, haben immer ein erhöhtes Risiko, einen Dekubitus zu entwickeln, da der Druck, der auf die Sitzbeinhöcker, das Gesäß, das Kreuzbein und die oberen Oberschenkel einwirkt, wesentlich höher ist als der Druck, der auf die gesamte aufliegende Fläche von liegenden Personen ausgeübt wird. Denn das gesamte Körpergewicht lagert auf den betreffenden Körperstellen – im besten Falle noch zusätzlich auf den Füßen und den Armen (wenn Armlehnen vorhanden sind) (Stockton et al., 2009). Im Sitzen verteilt sich das Gewicht des Körpers auf eine relativ kleine Fläche (Gesäß, Oberschenkel und die Füße), was zu einem hohen Schnittstellendruck führt. Hinzu kommt die eingeschränkte Möglichkeit, im Sitzen für Druckverteilung zu sorgen. Längeres Sitzen führt zu einer starken Anfälligkeit, einen Dekubitus zu entwickeln (NPUAP & EPUAP, 2009).

Bereits 1979 kamen Jordan & Clark zu dem Ergebnis, dass eine Gruppe von Menschen, die die meiste Zeit saßen und stark pflegeabhängig waren, mehr und tiefere Dekubitus (Dekubitus, die einen Gewebedefekt einschließen) entwickelten als bettlägerige Klienten (Stockton et al., 2009).

Dekubitusprävention im Sitzen muss nicht nur von Kissen abhängig sein; spezielle Hilfsmittel, wie Rollstühle mit Sitzkantelung, können auch eine Rolle spielen. Dekubitusgefährdete Klienten, die zeitweise in einem Stuhl sitzen, sollten Prävention durch druckverteilende Sitzkissen erhalten (EPUAP & NPUAP, 2009). Hinsichtlich der Gesamtinzidenz von Dekubitus scheint es keine Unterschiede zwischen Wechseldruckkissen und Schaumstoffkissen zu geben (Geyer et al., 2001). Allerdings wiesen die Teilnehmer in der Studie, die auf Wechseldruckkissen saßen, weniger neu aufgetretene Dekubitus an den Sitzbeinhöckern auf. In einer Studie, in der spezielle Stühle mit Wechseldruckkissen, gepolsterte Armlehnen und »Ohren« mit Standard-Stühlen mit Armlehnen und Schaumstoffsitz verglichen wurden, entwickelte die Gruppe, die auf den speziellen Stühlen saß, weniger Dekubitus als die Kontrollgruppe (Collins, 1999). Laut einer weiteren Studie an gesunden Menschen erzeugen Luft- und einige Schaumstoffkissen den geringsten Schnittstellendruck, verglichen mit Wasser-, Hohlfaser-, Schaumstoff-Gel-Kissen und Schaffellen. Der höchste Schnittstellendruck trat bei der Anwendung von Gelkissen und synthetischen Schaffellen auf (Defloor & Grypdonck, 2000).

Sitzmaße und Dekubitusprävention

Ein Stuhl muss an individuelle Bedürfnisse angepasst werden. Folgende Variablen sollten beachtet werden:

Sitzhöhe und -tiefe (Stockton et al., 2009)

- Die Füße sollten bequem Kontakt mit dem Boden haben und zwischen der Unterseite des Knies und der Sitzfläche sollte ca. zwei Finger breit Platz sein.
- Bei im Rollstuhl sitzenden Personen sollten die Füße in gleicher Weise auf die Fußstützen positioniert werden; bei Bedarf müssen diese angepasst werden.
- Bei kognitiv eingeschränkten, teilmobilen Menschen können die Fußstützen eine Sturzgefahr darstellen. Sie stehen mit den Fußstützen auf, treten auf diese und der Rollstuhl kippt nach vorne.
- Durch das Entfernen der Fußstützen hat der Klient wieder Bodenhaftung, fühlt sich sicher und ist mobiler (kann sich beispielsweise so in der Wohnung selbstständig fortbewegen).

Sitzbreite (Stockton et al., 2009)

- Der Sitz sollte nicht zu eng sein.
- Mindestens 2,5 cm Platz zwischen Hüfte und Sitz an jeder Seite.

Höhe der Rückenlehne

- Je höher die Rückenlehne, desto größer die Druckverteilung und umso weniger Druck auf dem Gesäß (Stockton et al., 2009).

Form der Armlehnen

- Armlehne prinzipiell benutzen, verringert Druck.
- Höhe, Dicke und Position der Armlehne sollten hinsichtlich ihres Gebrauchs betrachtet werden (z. B. als Aufstehhilfe).
  (Stockton et al., 2009)

Kissenbezüge

- Die Auswahl eines geeigneten Kissenbezugs kann das Sitzen beeinflussen – z. B. kann eine weiche Oberfläche, im Vergleich zu Bezügen aus Frottee oder Wollflor, den seitlichen Transfer bei schwachen Klienten oder Klienten mit degenerativen neurologischen Erkrankungen erleichtern. Bei Klienten, die weniger Körperwärme erzeugen (z. B. ältere Menschen), kann ein Bezug aus Wollflor geeignet sein, während bei jüngeren, aktiveren Rollstuhlfahrern ein solcher Bezug die Bildung von Feuchtigkeit und Wärme begünstigen kann. Bei inkontinenten Klienten sind ein leicht zu reinigender Bezug und (bei abtrennbaren Bezügen) ein verdeckter Reißverschluss wichtige Kriterien. Der Klient, Angehörige und Pflegende sollten über den Umgang mit dem Bezug geschult sein. Dies sollte das Entfernen, das Waschen und Anbringen des Bezugs umfassen, wobei am Kissen oder Bezug angebrachte Instruktionen beachtet werden sollten. Die Anwendung und der Umgang mit dem Kissenbezug sollten als genauso wichtig erachtet werden, wie die Auswahl des Kissens selbst.

Vergleich zwischen verschiedenen Sitzkissen
Die Beweislage zur Effektivität von Sitzkissen hinsichtlich der Vermeidung von Dekubitus ist insgesamt dürftig, sodass sich keine klaren Empfehlungen für eine bestimmte Produktart geben lassen. Es existiert eine Fülle von verfügbaren druckverteilenden Kissen. Es gibt allerdings nur wenig Evidenz dafür, dass eins besser ist als ein anderes und darüber, welches Kissen für welchen Bedarf geeignet ist. Verschiedene Faktoren sind bei der Auswahl zu beachten, insbesondere die Wirkungsweise und das Material. Jede Art von Kissen hat sowohl Vorteile als auch Nachteile.

Vor- und Nachteile des Kissenmaterials

Statische Kissen
Diese Kissen, wie Schaumstoff-, Gel- oder Luftkissen, wirken dadurch, dass der Druck konstant so niedrig gehalten wird, dass die Durchblutung im oberflächlichen und im tiefen Gewebe gewährleistet wird. Ein niedriger Schnittstellendruck ist ein entscheidender Faktor für die Wirksamkeit von statischen Kissen (Stockton et al., 2009).

Schaumstoffkissen

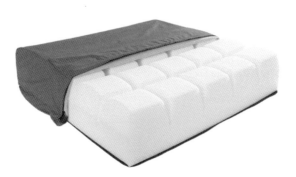

Abb. 7.38:
Schaumstoffkissen
(© aks Aktuelle
Krankenpflege
Systeme GmbH)

Schaumstoffkissen unterscheiden sich nach ihrer Dichte, wobei Kissen mit hoher Dichte langlebiger sind. Auch das »Gedächtnis« des Schaumstoffs – die Fähigkeit bei Druckentlastung wieder seine Ursprungsform anzunehmen – ist ein entscheidendes Merkmal (Stockton et al., 2009).

Vorteile	Nachteile
• Relativ kostengünstig • Stabile Oberfläche • Einige weisen einen Bakterien kontrollierenden Schaumstoffkern auf • Wärmt sich schnell auf und hält die Wärme • Individuell angepasste Kissen maximieren die Kontaktfläche zwischen Person und Kissen • Einfach in der Anwendung (Stockton et al., 2009)	• Kissen mit geringer Qualität müssen nach 6 bis 12 Monaten ersetzt werden • Kissen sind nur für bestimmte Körpergewichte geeignet • Schaumstoffe von schlechter Qualität können schnell ermüden und abflachen. Materialermüdung zeigt sich, wenn das Kissen entlastet wird und danach das Kissen in der Mitte niedriger ist als an den Seiten • Zwischen Sitzoberfläche und Gesäß können sich Wärme und Feuchtigkeit bilden – warme feuchte Haut und weiches Gewebe können das Risiko einer Gewebeschädigung bei andauerndem Sitzen erhöhen (Stockton et al., 2009)

Tab. 7.26:
Vor- und Nachteile
Schaumstoffkissen

Ölbasierte Schaumstoffkissen

Diese Kissen wurden ursprünglich für die Stoßdämpfung entwickelt und eignen sich daher für Rollstuhlfahrer mit Schmerzen (z.B. jene mit rheumatischer Arthritis oder onkologischen Krankheitsbildern) (Stockton et al., 2009).

Abb. 7.27:
Vor- und Nachteile ölbasierter Schaumstoffkissen

Vorteile	Nachteile
• Passen sich an die Form des Gesäßes an und vergrößern so die Kontaktoberfläche; dadurch wird der maximale Schnittstellendruck verringert • Wärmen sich relativ schnell auf und erlauben so die Anpassung an das Gesäß • Die Anpassung an die Form des Gesäßes begünstigt die Fixierung des Beckens im Sitz • Stabile Sitzunterstützung (Stockton et al., 2009)	• Können sich hart anfühlen, wenn sie vor Gebrauch in einer kalten Umgebung gelagert wurden • Die Anpassung an das Gesäß kann den Transfer zur Seite bei einigen Personen behindern (Stockton et al., 2009)

Gelkissen

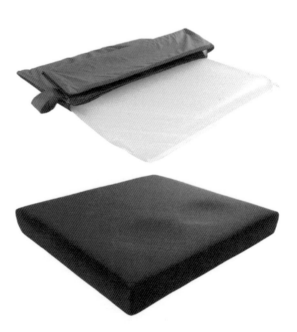

Abb. 7.39:
Gelkissen (© aks Aktuelle Krankenpflege Systeme GmbH)

Gelkissen sind nicht gleich Gelkissen. Sie unterscheiden sich nach der Viskosität des Gels. Gele von hoher Viskosität sind fester, dünn, solider und können Rollstuhlfahrern helfen, Stöße abzudämpfen. Sie gehören nicht in die Rubrik Dekubitusprophylaxe. Gele von geringerer Viskosität sind flüssig. Sie werden dann in Schaumstoffe integriert (Stockton et al., 2009).

Vorteile	Nachteile
• Passen sich der Form des Gesäßes an und vergrößern dadurch die Auflagefläche, wodurch der maximale Schnittstellendruck reduziert wird • Leiten Wärme weg von der Hautoberfläche; dadurch haben sie eine kühlende Wirkung (Stockton et al., 2009)	• Bei geringer Viskosität kann die sitzende Person die Bewegung des Kissens spüren und ihr Gleichgewicht im Sitzen bzw. die Fähigkeit zum Transfer vom Sitz beeinflussen • Kissen, die ausschließlich aus Gel von geringer Viskosität bestehen, laufen aus, wenn sie Einstiche aufweisen • Sie sollten immer wieder in ihre Form gestrichen werden, ansonsten neigen sie zum Durchsitzen (Stockton et al., 2009)

Tab. 7.28:
Vor- und Nachteile Gelkissen

Luftkissen

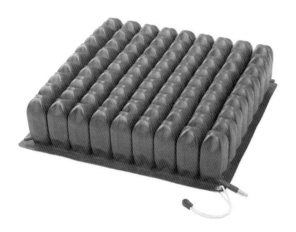

Abb. 7.40:
Luftkissen (© courtesy of ROHO, Inc.)

Mit Luft gefüllte Kissen sind leichtgewichtig und ihre druckverteilenden Eigenschaften sind abhängig von der Menge der Luftströmung und der Form der Luftkammern. Wenn einzelne Einsätze im Kissen vorhanden sind, können sie für einen gewissen Grad an Positionsunterstützung sorgen (Stockton et al., 2009).

Vorteile	Nachteile
• Leicht und einfach zu bewegen • Die Luftzirkulation kann Wärme- und Feuchtigkeitsbildung auflösen (Stockton et al., 2009)	• Können sich unstabil anfühlen • Können den Transfer aus dem Sitz erschweren

Tab. 7.29:
Vor- und Nachteile Luftkissen

	Vorteile	Nachteile
Tab. 7.29: Vor- und Nachteile Luftkissen – Fortsetzung		• Erfordern Schulung des Klienten/ des Personals • Eine regelmäßige Instandhaltung ist erforderlich, um eine korrekte Wirkungsweise zu gewährleisten • Können durchstochen werden (Stockton et al., 2009)

Dynamische Kissen (auch Wechseldruckkissen oder aktive Therapie genannt)

Dynamische Sitzkissen entlasten das Gewebe periodisch, ohne dass die Person sich bewegt. Sie basieren auf einer regelmäßigen (alle 10 bis 12 Minuten) Befüllung und Entleerung der Luftzellen innerhalb des Kissens (Stockton et al., 2009).

	Vorteile	Nachteile
Tab. 7.30: Vor- und Nachteile dynamischer Kissen	• Die wechselnden niedrigen und hohen Drücke innerhalb der Zellen ermöglichen eine sequentielle Entlastung und fördern dadurch die Durchblutung • Die Frequenz und der Grad an Entlastung sind für Personen, die bewegungsunfähig sind, automatisiert (z.B. bei Menschen mit fortgeschrittenen neuromuskulären Erkrankungen oder Rückenmarksverletzungen) • Die periodische Entlastung ist nicht abhängig von bewussten Interventionen (Stockton et al., 2009)	• Die periodische Entlastung ist nicht abhängig von bewusst durchgeführten Interventionen; dies kann dazu führen, dass begünstigende Effekte (z.B. Versorgung der Bandscheiben, Erhaltung des Muskeltonus) anderer Bewegungen vermieden werden • Bei Klienten mit Rückenmarksverletzungen können Wahrnehmung und Gleichgewicht beeinträchtigt werden • Die korrekte Anwendung hängt von psychosozialen Umständen, bzgl. der kognitiven Fähigkeiten zum Umgang mit und der Kontrolle des Hilfsmittels, ab • Müssen an eine Stromquelle angeschlossen sein oder per Batterie betrieben werden • Können teurer sein als andere Sitzkissen (Stockton et al., 2009)

Rollstühle mit Sitzkantelung

Bei Klienten, die nicht in der Lage sind, im Sitzen selbstständig die Position zu verändern, können Rollstühle mit Sitzkantelung nützlich sein. Diese Funktion erlaubt es, den Sitz nach hinten zu kippen, ohne dass sich der Winkel zwischen Sitzfläche und Rückenlehne verändert. Eine Sitzkantelung sorgt für eine Druckentlastung im Sitzbereich und dient der Stabilisierung im Rollstuhl.

Rollstühle mit Sitzkantelung können unvereinbar mit dem Umfeld des Klienten sein; z. B. kann die Höhe den Gebrauch von Tischen unmöglich machen. Auch der erforderliche Platz für eine sichere Handhabung vergrößert sich, wenn der Rollstuhl in einer nach hinten gekippten Position ist (Stockton et al., 2009).

Vorteile	Nachteile
• Die nach hinten gekippte Position kann die Belastung der Sitzbeinhöcker reduzieren (Stockton et al., 2009)	• Können einen negativen Effekt auf die Atmung haben und bei einigen Klienten Muskelspasmen begünstigen • Die Kosten können höher sein als bei anderen Hilfsmitteln zum Sitzen (Stockton et al., 2009)

Tab. 7.31: Vor- und Nachteile Rollstühle mit Sitzkantelung

7.9.8 Ungeeignete druckverteilende Hilfsmittel

Kleinzellige Wechseldruckunterlagen
Kleinzellige Wechseldruckunterlagen erbringen nicht die versprochene Wirkung. Die kleinen Luftkammern können nicht mit ausreichend Luft gefüllt werden, sodass eine Druckentlastung über den entleerten Zellen nicht gewährleistet werden könnte (NPUAP & EPUAP, 2009). Im Rahmen einer älteren Studie wurden bereits großzellige Matratzen (Durchmesser 15 cm) mit kleinzelligen Matratzen (Durchmesser 5 cm) hinsichtlich der Dekubitusinzidenz verglichen. Im Ergebnis zeigte sich eine geringere Inzidenz bei der Gruppe, die auf den großzelligen Matratzen lag (Bliss et al., 1966).

Hilfsmittel für die Fersen
Fersenschoner führen zu keiner Druckverteilung. Vielmehr stellen der Wärmestau, das daraus resultierende Schwitzen und die Mazeration ein Problem dar. Darüber hinaus wird die Kontrolle der Haut erschwert. Synthetische Felle als Fersenschoner können beim Waschen verfilzen und den punktuellen Auflagedruck erhöhen. In einer Studie (Tymec et al., 1997) wurde die sogenannte »Foot Waffle« (eine Art Stiefel mit integriertem Gestell) mit der Freilage der Fersen anhand eines Kissens verglichen. Weniger Klienten erlitten einen Dekubitus, wenn ihre Fersen freigelegt wurden. Ein Vergleich zwischen einem Fersenprotektor aus Fleece, einer Vorrichtung zur Hochpositionierung der Fersen und einem Luftkissen erbrachte keine Unterschiede. Alle Studien waren von methodisch geringerer Qualität.

Wassergefüllte Handschuhe
Wassergefüllte Handschuhe oder Matratzen eignen sich nicht zur Druckverteilung, da Wasser immer in seinen Ausgangszustand zurückstrebt und somit einen Gegendruck ausübt.

Hohllagernde Ringe

Hohllagernde Ringe entlasten definierte Gewebsregionen vollständig. Durch den persistierenden erhöhten Auflagedruck in den randständigen Belastungszonen resultiert allerdings die Gefahr eines Fensterödems im Entlastungsbereich. Aus diesem Grund sollten ringförmig hohllagernde Systeme heute nicht mehr eingesetzt werden (NPUAP & EPUAP, 2009).

Sperrholzplatten

Die Anwendung von zusätzlichen Materialien, wie Sperrholzplatten unter dem Sitz oder Fußhöcker sollte vermieden werden.

Hilfsmittel zur Prävention von Fersendekubitus

Aufgrund des besonderen Risikos, Dekubitus an den Fersen zu erleiden, sollten diese idealerweise gänzlich von Druck entlastet werden. Ein Kissen unter den Unterschenkeln platziert, hebt die Fersen von der Matratze. Dadurch sind sie keinerlei Druck mehr ausgesetzt; der Druck verteilt sich in dieser Position über die Unterschenkel (NPUAP & EPUAP, 2009). Dabei ist zu beachten, dass das Gewicht der Beine über die Waden verteilt wird, ohne dass Druck auf die Achillessehne einwirkt. Das Knie sollte dabei leicht gebeugt sein (NPUAP & EPUAP, 2009). Wenn das Knie in dieser Position gestreckt wird, besteht ein Risiko, dass die Kniekehlenvene blockiert und in der Folge eine Beinvenenthrombose entsteht (Huber et al., 2008). Die Anwendung eines Schaumstoffkissens zur Hochlage der Fersen scheint ein probates Mittel hinsichtlich der Vermeidung von Fersendekubitus zu sein. In einer Studie wiesen die Klienten der Gruppe, die diese Maßnahme erhielten, weniger neu aufgetretene Dekubitus auf als Klienten der Kontrollgruppe, die keine Präventionsmaßnahmen zur Vermeidung von Fersendekubitus erhielten (Cadue et al., 2008).

7.9.9 Hilfsmittelverzeichnis des GKV-Spitzenverbandes

Bei der Auswahl eines geeigneten Hilfsmittels sollte zu allererst der klinische Nutzen – die Effektivität des Hilfsmittels hinsichtlich der Vermeidung von Dekubitalulcera – zugrunde gelegt werden. Weist ein Hilfsmittel diesen Nutzen nicht auf oder ist sogar kontraindiziert, ist eine Anwendung zu dekubituspräventiven Zwecken unbegründet und sollte auch nicht zum Einsatz kommen.

Hilfsmittel gegen Dekubitus nach dem Hilfsmittelverzeichnis des GKV-Spitzenverbandes

Auf der Homepage des GKV-Spitzenverbandes der gesetzlichen Krankenversicherungen sind unter der Rubrik Hilfsmittelverzeichnis (https://hilfs¬ mittel.gkv-spitzenverband.de/hmvAnzeigen_input.action) verschiedene Produktgruppen gelistet. Insgesamt sind 40 große Produktgruppen aufgeführt. Von Absauggeräten über Prothesen bis zu Pflegehilfsmitteln zur

Erleichterung der Pflege. Unter der Produktgruppe 11 werden Hilfsmittel gegen Dekubitus gelistet. Innerhalb dieser Produktgruppe erfolgt eine weitere Unterteilung der verschiedenen Hilfsmittel nach Anwendungsorten (z. B. Rumpf oder Gesäß) und dort wiederrum nach ihrem Wirkprinzip.

Des Weiteren finden sich Hinweise zur Indikation sowie eine Produktliste der erhältlichen Produkte inkl. Hersteller. In der Tabelle 7.32 werden die im Hilfsmittelverzeichnis aufgeführten Hilfsmittel, einschließlich der dort angegebenen Beschreibungen und Angaben zur Indikation beispielhaft zusammengefasst werden. Die Autoren haben die Begrifflichkeiten nicht an die aktuell gültigen Nomenklaturen angepasst, sondern lediglich die Informationen von der Webseite übernommen.

Tab. 7.32: Hilfsmittelverzeichnis des GKV-Spitzenverbandes (GKV-Spitzenverband, 2007)

Hilfsmittelverzeichnis des GKV-Spitzenverbandes der gesetzlichen Krankenversicherungen

Produktgruppen
Beispiel: Produktgruppe 11 »Hilfsmittel gegen Dekubitus«

Anwendungsorte

- Fuß, Ellenbogen, Leib/Rumpf, Ganzkörper, Gesäß, Rücken, ohne speziellen Anwendungsort

Untergruppen am Beispiel: Ganzkörper

- Auflagen aus Weichlagerungsmaterialien
- Luftgefüllte Auflagen zur kontinuierlichen Weichlagerung
- Luftgefüllte Auflagen zur kontinuierlichen Weichlagerung (Sondergrößenversorgung)
- Auflagen zur intermittierenden Entlastung
- Matratzen aus Weichlagerungsmaterialien
- Luftgefüllte Matratzen zur kontinuierlichen Weichlagerung
- Luftgefüllte Matratzen zur kontinuierlichen Weichlagerung (Sondergrößenversorgung)
- Matratzen zur intermittierenden Entlastung
- Kombinierte Schaumstoff-Luftkissenmatratzen
- Dynamische Liegehilfen zur Umlagerung
- Dynamische Systeme zur Stimulation von Mikrobewegungen

Untergruppen am Beispiel: Gesäß

- Sitzhilfen aus Weichlagerungsmaterialien
- Gelgefüllte Sitzhilfen
- Luftgefüllte Sitzkissen
- Sonstige Sitzkissen

Untergruppen am Beispiel: Leib/Rumpf

- Statische Positionierungshilfen

Produktarten am Beispiel: Leib/Rumpf; statische Positionierungshilfen:

- Statische Positionierungshilfen zur Lagerung (Extremitäten)
- Statische Positionierungshilfen zur Lagerung (Teilkörper)
- Statische Positionierungshilfen zur Lagerung (Ganzkörper)

In der nachfolgenden Tabelle 7.33 wird beispielhaft aufgezeigt, welche Informationen der Anwender/Interessierte auf der Homepage des GKV-Spitzenverbandes der gesetzlichen Krankenversicherungen im Hilfsmittelverzeichnis erhalten kann. Die Autoren haben die Produktgruppe 11 »Hilfsmittel gegen Dekubitus« am Anwendungsort »Leib/Rumpf« ausgewählt, die die Untergruppe »statische Positionierungshilfen« aufgezeigt. Der Anwender/Interessierte muss sich nun zwischen den drei Produktarten zur Positionierung der Extremitäten, des Teilkörpers oder des Ganzkörpers entscheiden und findet dort eine Beschreibung des Hilfsmittels sowie die Indikation des Produkts. Danach werden die zugelassenen Produkte aufgelistet und der Anwender/Interessierte kann sich die jeweiligen Produktbeschreibungen des Herstellers anzeigen lassen.

Tab. 7.33: Hilfsmittelverzeichnis GKV-Spitzenverbandes der gesetzlichen Krankenversicherungen

Hilfsmittelverzeichnis GKV-Spitzenverbandes der gesetzlichen Krankenversicherungen Anhand eines Beispiels der Produktgruppe 11
Produktgruppe 11: Hilfsmittel gegen Dekubitus
Anwendungsort: Leib/Rumpf
Untergruppe: Statische Positionierungshilfen
Produktarten: • Statische Positionierungshilfen zur Lagerung (Extremitäten)   • Statische Positionierungshilfen zur Lagerung (Teilkörper)   • Statische Positionierungshilfen zur Lagerung (Ganzkörper)
»Beschreibung am Beispiel der statischen Positionierungshilfen zur Lagerung (Extremitäten)   Statische Positionierungshilfen für Extremitäten dienen je nach angegebener Zweckbestimmung (. . .) der Dekubitusprophylaxe und/oder -therapie. Sie wirken nach dem Weichlagerungs-, Umlagerungs- oder Freilagerungsprinzip und unterstützen bei der Lagerung besonders gefährdeter Körperteile wie z. B. den Fersen.   Statische Positionierungshilfen aus Weichlagerungsmaterialien bestehen aus weichen, gegeneinander verschiebbaren Füllungen (z. B. Fasern) und werden von einem nicht ablösbaren Bezug umgeben und in Form gehalten. Ggf. kann ein weiterer, abnehmbarer und auch waschbarer Bezug zur Regulierung des Mikroklimas und dem Schutz des Hilfsmittels vorhanden sein.   Luftgefüllte Positionierungshilfen sind individuell befüllbar.

Die Positionierungshilfen werden in speziellen Formen wie Schalen, Rollen oder ringförmig angeboten und finden Anwendung an speziellen vom Hersteller benannten Körperteilen (z. B. Ferse). Einige Produkte können mit speziellen Fixierhilfen wie z. B. Klettverschlüssen fixiert werden.
Die Produkte können eine manuelle Lagerung des Klienten nicht ersetzen, aber ggf. das Lagerungsintervall verlängern und die korrekte Lagerung erst ermöglichen.
Produkte zur Freilagerung können i. d. R. aufgrund der Gefahr eines Fensterödems nur kurzzeitig eingesetzt werden und bedürfen daher einer besonders sorgfältigen Indikationsstellung und Verlaufsbeobachtung.
Die Produkte sind i. d. R. nicht für den Wiedereinsatz geeignet« (GKV-Spitzenverband, 2007).

178

Tab. 7.33:
Hilfsmittelverzeichnis
GKV-Spitzenverbandes
der gesetzlichen
Krankenversiche-
rungen –
Fortsetzung

Hilfsmittelverzeichnis GKV-Spitzenverbandes der gesetzlichen Krankenver-sicherungen
Anhand eines Beispiels der Produktgruppe 11

»Indikation:
Hilfsmittel gegen Dekubitus dieser Produktart können – soweit der Hersteller nicht abweichende Angaben zu den Indikationsbereichen und zur Zweckbe-stimmung (siehe Einzelproduktauflistung) vorgibt – dann zum Einsatz kom-men, wenn

1. bereits Dekubitalulcera (Stadium I bis IV nach EPUAP) vorliegen oder
2. durch Krankheit oder Behinderung ein dauerndes Liegen oder Sitzen erforderlich ist und zugleich ein erhöhtes Dekubitusrisiko vorliegt. Dies kann z. B. bei Patienten mit Lähmungen der Extremitäten und/oder des Rumpfes zutreffen. Erhöht wird das Risiko durch zusätzliches Vorliegen von z. B.
   - Inkontinenz,
   - bereits bestehenden Hautdefekten, z. B. durch Ekzeme, Allergien,
   - Kreislaufstörungen mit Hypotonie, Hypoxie und/oder Anämie, Herzinsuffizienz,
   - Sensibilitätsstörungen, neurotrophe Störungen,
   - schlechter Allgemeinzustand, z. B. durch Exsikkose, Anämie oder Kachexie verursacht.

Das Risiko einen Dekubitus zu erhalten, ist individuell für den Patienten und seine jeweilige (Pflege-)Situation abzuschätzen. Um ein bestehendes Dekubi-tusrisiko adäquat ermitteln zu können, müssen die einzelnen dekubitogenen Faktoren und das Gesamtrisiko mittels standardisierter Risikoskalen (z. B. anhand der Braden-Skala) eingeschätzt werden. Ergibt sich aus dieser Bewer-tung ein erhöhtes Dekubitusrisiko, besteht eine Indikation zur Versorgung mit Anti-Dekubitushilfsmitteln.
Für die Produkte dieser Produktart gelten – soweit der Hersteller nicht abweichende Angaben zu den Indikationsbereichen und zur Zweckbestim-mung (siehe Einzelproduktauflistung) vorgibt – folgende Anwendungsemp-fehlungen.

Sie können eingesetzt werden,
- wenn eine Lagerung des Patienten ohne Unterstützung nicht möglich ist und
- einzelne Körperteile besonders dekubitusgefährdet sind bzw. aufgrund eines vorhandenen Dekubitus entlastet werden müssen.

Sie sollten nicht eingesetzt werden, wenn
- der Patient durch die Hilfsmittel in seiner Restmobilität eingeschränkt wird.

Sie sind nur eingeschränkt nutzbar, wenn
- die Gefahr von Fensterödemen bei einer Freilagerung besteht.

Diese Anwendungsempfehlungen müssen immer individuell für den Ein-zelfall betrachtet werden. Hierbei sind Nutzen und Risiken für den jeweils vorliegenden Fall abzuwägen. Die Empfehlungen können nur Hinweise da-rauf sein, was ggf. im Einzelfall zu unternehmen ist« (GKV-Spitzenverband, 2007).

Tab. 7.33: Hilfsmittelverzeichnis GKV-Spitzenverbandes der gesetzlichen Krankenversicherungen – Fortsetzung	**Hilfsmittelverzeichnis GKV-Spitzenverbandes der gesetzlichen Krankenversicherungen** Anhand eines Beispiels der Produktgruppe 11

Produktliste

- 11.11.05.2002 – CAREWAVE Seitenlagerungskissen, Art.-Nr. NEG 0610
- 11.11.05.2003 – Seitenlagerungskissen Systam-P9707B, 180 x 55 cm

Produktbeschreibung am Beispiel CAREWAVE Seitenlagerungskissen
Art.-Nr. NEG 0610 (werden von den Firmen beschrieben)
- *Hersteller:* Carpenter S.A.S
Merkmale:
Typ: Rollenförmiges, körperlanges Kissen, welches sich an die jeweilige Körperregion anpassen lässt. Anwendung vor allem in der seitlichen Lagerung des Patienten, wobei es die Schulterpartie, den Rücken, das Becken bis hin zu den Knien abstützt. Das Kissen ist mit feinen granulierten Polystyrolkugeln gefüllt. Die Hülle besteht aus Polyurethan beschichtetem Treviragewebe. Das Obermaterial ist atmungsaktiv, wasserdicht, waschbar und wischdesinfektionsfest.
Artikelnummer: NEG 0610
Wirkprinzip: Lagerung durch Positionierung, Weichlagerung, Hohllagerung, Freilagerung
Mikroklima: gemäß Herstellerangabe gute mikroklimatische Eigenschaften durch atmungsaktive Materialien
Größe: 180 cm x 31 cm
Gewicht: ca. 2 kg
Material: Kissen gefüllt mit Polystyrolkugeln; Bezug: PU-beschichtetes Treviragewebe
Reinigung: waschbar, desinfizierbar
Wiedereinsatz: nicht empfohlen
Einsatzgebiet: Einsetzbar zur Dekubitusprophylaxe durch Lagerung und Positionsunterstützung
Lieferumfang: 1-mal Kissen gemäß o. g. Spezifikation
Eintrag am: 15.03.2009

Produktbeschreibung am Beispiel Seitenlagerungskissen Systam-P9707B
(werden von den Firmen beschrieben)
- Hersteller: SYST'AM System Assistance Medical
Merkmale:
Typ: Zylinderförmiges, s-förmig geformtes Kissen, das den Patienten in unterschiedlichen Positionen stützen soll. Das Kissen ist mit Polystyrolkugeln gefüllt. Die Hülle besteht aus Polymaille. Das Obermaterial ist atmungsaktiv, wasserdicht, waschbar und wischdesinfektionsfest.
Artikelnummer: P9707B
Wirkprinzip: Lagerung durch Positionierung, Weichlagerung, Hohllagerung, Freilagerung
Mikroklima: gemäß Herstellerangabe gute mikroklimatische Eigenschaften durch atmungsaktive Materialien
Größe: 180 cm x 55 cm
Gewicht: ca. 1,8 kg
Material: Kissen: Polystyrolkugeln; Bezug: PU-beschichtetes Jersey
Reinigung: waschbar, desinfizierbar
Wiedereinsatz: nicht empfohlen
Einsatzgebiet: Einsetzbar zur Dekubitusprophylaxe durch Lagerung und Positionsunterstützung
Lieferumfang: 1-mal Kissen gemäß o. g. Spezifikation

7.9.10 Beschaffung von druckverteilenden Hilfsmitteln

Angesichts des umfassenden Angebots an Sitzen, Rollstühlen und Kissen sowie der Fülle an Anbietern ist es nicht möglich, individuelle Empfehlungen für jeden Betroffenen zu geben. Es können jedoch allgemeine Empfehlungen gegeben werden:

Bereitstellen von Sitzen, Rollstühlen und Kissen

- Dekubitusgefährdete sollten unverzüglich Zugang zu einem Hilfsmittel haben, sobald dieses erforderlich wird – idealerweise nach 24 Stunden. Dies ist jedoch insbesondere in den Settings, in denen chronisch Gefährdete üblicherweise anzutreffen sind, eher unrealistisch. Die Situation chronisch Gefährdeter muss, hinsichtlich druckverteilender Hilfsmittel, regelmäßig eingeschätzt werden. Ein Wechsel oder ein Ersetzen von vorhandenen Hilfsmitteln kann notwendig werden. Die Haltbarkeit eines Kissens sollte beachtet und ein möglicherweise notwendig werdendes Re-Assessment und ein Austausch sollten geplant werden.
- Der unverzügliche Zugang zu Hilfsmitteln sollte gesichert und das Re-Assessment auf einer regelmäßigen Basis geplant werden.
- Das Bereitstellen von Kissen sollte nicht allein aufgrund der Ergebnisse einer Risikoskala basieren, da diese Skalen nicht für sitzende Personen oder für Rollstuhlfahrer entwickelt wurden.
- Methoden zur Messung des Schnittstellendrucks, einschließlich »Pressure Mapping«, können ergänzend eingesetzt werden, auch wenn die Messungen und die Interpretation der Ergebnisse problematisch sein können. Druckmessungen sind nur ein Element im komplexen Prozess der Ermittlung des richtigen Sitzes.
- Die Auswahl des Kissens oder Sitzes sollte nicht allein auf Risikoskalen oder Messungen des Schnittstellendrucks basieren.
- Unter Umständen ist es notwendig, den klinischen Nutzen und den individuellen Bedarf des Betroffenen – sein Lebensstil, seine Fähigkeiten – gegeneinander abzuwägen, insbesondere bei aufwendigen Kissen oder Sitzen, die regelmäßige Anpassungen und besondere Umsicht verlangen, um wirksam zu bleiben.

Hilfsmittel – Gesetzliche Grundlagen
Die gesetzliche Grundlage für den Anspruch auf Hilfsmittel zur Dekubitusprävention bildet der § 33 des fünften Sozialgesetzbuches (SGB V) (Krankenversicherung). Darin heißt es in Absatz eins:

> »Versicherte haben Anspruch auf Versorgung mit Hörhilfen, Körperersatzstücken, orthopädischen und anderen Hilfsmitteln, die im Einzelfall erforderlich sind, um den Erfolg der Krankenbehandlung zu sichern, einer drohenden Behinderung vorzubeugen oder eine Behinderung auszugleichen, soweit die Hilfsmittel nicht als allgemeine Gebrauchsgegenstände des täglichen Lebens anzusehen oder nach § 34 Abs. 4 ausgeschlossen sind. Der Anspruch auf Versorgung mit Hilfsmitteln zum Behinderungsausgleich hängt bei stationärer Pflege nicht davon ab, in welchem Umfang eine Teilhabe am Leben der Gemeinschaft noch möglich ist; die Pflicht der stationären Pflegeeinrichtungen zur Vorhaltung von

Hilfsmitteln und Pflegehilfsmitteln, die für den üblichen Pflegebetrieb jeweils notwendig sind, bleibt hiervon unberührt. Für nicht durch Satz 1 ausgeschlossene Hilfsmittel bleibt § 92 Abs. 1 unberührt. Der Anspruch umfasst auch die notwendige Änderung, Instandsetzung und Ersatzbeschaffung von Hilfsmitteln, die Ausbildung in ihrem Gebrauch und, soweit zum Schutz der Versicherten vor unvertretbaren gesundheitlichen Risiken erforderlich, die nach dem Stand der Technik zur Erhaltung der Funktionsfähigkeit und der technischen Sicherheit notwendigen Wartungen und technischen Kontrollen. Wählen Versicherte Hilfsmittel oder zusätzliche Leistungen, die über das Maß des Notwendigen hinausgehen, haben sie die Mehrkosten und dadurch bedingte höhere Folgekosten selbst zu tragen.«

Entscheidend für den Anspruch von Hilfsmitteln zur Dekubitusprävention ist die Aussage, dass Versicherte Anspruch auf »andere Hilfsmittel (haben), die im Einzelfall erforderlich sind, um den Erfolg der Krankenbehandlung zu sichern, einer drohenden Behinderung vorzubeugen oder eine Behinderung auszugleichen«. Dies bedeutet zur Prävention bzw. Behandlung von Dekubitus kann beispielsweise der Einsatz eines Hilfsmittels zur Abheilung eines Dekubitus (Sicherung des Erfolgs einer Krankenbehandlung), zur Vorbeugung der Entstehung eines Dekubitus (Vorbeugen einer drohenden Behinderung) oder zum Ausgleich der verminderten Fähigkeit, sich zu bewegen (Ausgleich einer Behinderung), erforderlich werden (Kamps, 2009, S. 8).

Hilfsmittel – Verordnung
Der gemeinsame Bundesausschuss beschließt nach § 92 Abs. 1 Satz 2 Nr. 6 eine Richtlinie unter anderem zur »Verordnung von Arznei-, Verband-, Heil- und Hilfsmitteln, Krankenhausbehandlung, häuslicher Krankenpflege und Soziotherapie«. In dieser Richtlinie heißt es in § 6 Abs. 3:

> »Die Notwendigkeit für die Verordnung von Hilfsmitteln (konkrete Indikation) ergibt sich nicht allein aus der Diagnose. Unter Gesamtbetrachtung (ICF) der funktionellen/strukturellen Schädigungen, der Beeinträchtigungen der Aktivitäten (Fähigkeitsstörungen), der noch verbliebenen Aktivitäten und einer störungsbildabhängigen Diagnostik sind
>
> - der Bedarf,
> - die Fähigkeit zur Nutzung,
> - die Prognose und
> - das Ziel
>
> einer Hilfsmittelversorgung auf der Grundlage realistischer, für die Versicherte oder den Versicherten alltagsrelevanter Anforderungen zu ermitteln. Dabei sind die individuellen Kontextfaktoren in Bezug auf Person und Umwelt als Voraussetzung für das angestrebte Behandlungsziel (§ 3 Absatz 1) zu berücksichtigen.«

Aus der Richtlinie heraus lässt sich ableiten, dass die Verordnung von Hilfsmitteln zur Dekubitusprävention nicht nur auf Grundlage einer Diagnose (beispielsweise Dekubitus Kategorie 1) erfolgen sollte, sondern – insbesondere bei der Versorgung von dekubitusgefährdeten Klienten bedeutsam – auch zusammenhängende Faktoren, wie Aktivitäten beachtet werden müssen.

Auswahl einer druckverteilenden Matratze

Die Zuständigkeit, ein druckverteilendes Hilfsmittel auszusuchen, richtet sich nach der Einrichtung, in der sich der Klient befindet. In der stationären Akutpflege (Krankenhaus) entscheidet das in der Regel der behandelnde Arzt oder eine Pflegefachkraft. Im Alten-/Pflegeheim oder ambulanten Bereich ist dafür ein Sanitätshändler zuständig. Der Arzt und die Pflegefachkraft stellen hier lediglich die Notwendigkeit fest und leiten die Beschaffung mittels Rezept ein.

Der Ablauf der Hilfsmittelbeschaffung ist je nach Setting unterschiedlich. Während im Krankenhaus und im Pflegeheim die Systeme vorrätig sind oder schnellstmöglich durch einen Vertragspartner geliefert werden, ist es im ambulanten Bereich eher langwierig. Hier muss zuerst der Bedarf durch die Pflegefachkraft ermittelt werden, die dann den Arzt informiert. Dieser versichert sich von dem Bedarf und stellt ein Rezept (Hilfsmittelrezept »7« nicht budgetrelevant) aus. Der behandelnde Arzt hat nicht die Möglichkeit, ein bestimmtes Produkt zu rezeptieren. Er kann aber die Produktgruppe (Wechseldruck, Weichlagerung, Luftstrom) eingrenzen oder dem Sanitätshändler die freie Wahl lassen (Antidekubitusmatratze). Durch weitere Diagnosen auf dem Rezept lässt sich das Produkt weiter eingrenzen. Hier könnte der Arzt z.B. Schmerzpatient, Schlaganfall, instabile Fraktur, Größe, Gewicht etc. ergänzen. Im Idealfall erfolgt eine Begutachtung durch den Sanitätshändler, der dem Klienten in seinem Wohnumfeld ein für ihn individuelles System aussucht und einen Kostenvoranschlag an die Krankenkasse schickt oder direkt ein System ausliefert und eine Pauschale mit der jeweiligen Krankenkasse abrechnet.

Im ersten Fall benötigt der Händler eine Kostenzusage der Krankenkasse, bevor er das System ausliefern darf. Kommt es zur Auslieferung, baut der Sanitätshändler das System auf und stellt es auf den Klienten ein. Es erfolgt eine Einweisung nach Medizinproduktegesetz (MPG) durch den Mitarbeiter des Sanitätshändlers. Die mitgelieferte Bedienungsanleitung muss entweder am Gerät, im Zimmer des Klienten oder in einem speziellen Ordner auf Station/Wohnung aufbewahrt werden. Optimal wäre es, wenn zur Einweisung ein Protokoll/eine Teilnehmerliste geführt und das Produkt im Medizinprodukteausweis mit den Teilnehmern eingetragen würde.

Sollte das gelieferte Produkt nicht ausreichend sein, besteht die Möglichkeit eines Widerspruchs. Diesen Widerspruch muss der Klient oder sein Angehöriger einlegen. Dazu ist er aber aufgrund seines Wissens und seiner Qualifikation häufig nicht in der Lage. Hat sich der Zustand des Klienten nach einer Zeit evtl. verschlechtert und das System ist deshalb nicht mehr ausreichend und zweckmäßig, kann eine Umversorgung beantragt werden. Dazu stellt der behandelnde Arzt erneut ein Rezept aus. Zur Verdeutlichung kann beispielsweise der Erhebungsbogen Liegehilfe des BVMed (http://www.bvmed.de/stepone/data/down¬loads/84/cc/00/BVMedErhebungsbogenLiegehilfen1009.pdf) ausgefüllt werden.

Ablauf der Hilfsmittelbeschaffung

Ablauf der Umversorgung

183

7.10   Ernährung und Dekubitus

Das DNQP betont aufgrund der schlechten Datenlage, dass der Zusammenhang zwischen Dekubitusgefahr und vorhandenen Ernährungsdefiziten unklar sei. Ein Zusammenhang zwischen schlechtem Ernährungszustand und der Dekubitusentstehung (niedrige Albuminwerte, Untergewicht, Gewichtsverlust, niedriger BMI) könnte jedoch bestehen.

Die EPUAP und NPUAP (2009) empfehlen mit schwacher Evidenz (Evidenz C), speziell bei einem Klient mit einem Dekubitusrisiko, eine gesonderte Überprüfung und Bewertung des Ernährungsstatus. Zwar ist bisher noch unklar, ob ein kausaler Zusammenhang zwischen Dekubitus und Ernährung besteht, es ist jedoch bekannt, dass eine verminderte Nahrungsaufnahme und ein mangelhafter Ernährungsstatus mit der Dekubitusentstehung korrelieren.

Jeder dekubitusgefährdete Klient sollte auf seinen Ernährungsstatus hin überprüft und bewertet werden. Dazu sollte ein Instrument herangezogen werden, welches den notwendigen wissenschaftlichen Kriterien (Validität, Reliabilität und Praktikabilität) genügt und, darüber hinaus, vom Anwender sowie vom Klient akzeptiert wird.

Mögliche Assessments für die Einschätzung des Ernährungszustands

Malnutrition Universal Screening Tool (MUST)
Das MUST ist insbesondere für den ambulanten Bereich geeignet; die Einschätzung kann anhand dieses Instruments relativ zügig erfolgen. Darin werden der BMI, ein unbeabsichtigter Gewichtsverlust und akute Erkrankungen berücksichtigt. Grundsätzlich sollte das Instrument bei jedem Klient einmal jährlich angewendet werden, wenn jeweils kein Risiko festgestellt worden ist. Bei einem mittleren Risiko sollte eine erneute Einschätzung innerhalb von ein bis sechs Monaten erfolgen.

Nutritional Risk Screening (NRS)
Das NRS umfasst ein Vorscreening (zu BMI, Gewichtsverlust, Verminderung der Nahrungszufuhr, schwere Erkrankung) und ein Hauptscreening (zur Störung des Ernährungszustands, der Krankheitsschwere und dem Alter). Wird im Vorscreening mindestens ein Risikofaktor bestätigt, schließt sich das Hauptscreening an. Werden darin drei oder mehr Punkte erreicht, gilt der Klient als gefährdet und es wird ein Ernährungsplan erstellt; bei weniger als drei erreichten Punkten erfolgt im weiteren Verlauf ein wöchentliches Screening. Das NRS eignet sich für den Einsatz im Krankenhaus.

Subjective Global Assessment (SGA)
Das SGA ist sowohl für den Einsatz im ambulanten als auch im stationären Bereich geeignet. Im Rahmen einer Anamnese werden Gewichtsveränderung, Nahrungszufuhr, gastrointestinale Symptome, Leistungsfä-

higkeit und Erkrankungen erfasst. In einer anschließenden körperlichen Untersuchung werden gemeinsam mit dem Klient der Ernährungszustand, Verlust an subkutanem Fettgewebe, Muskelschwund und das Vorliegen von Ödemen und Aszites eingeschätzt. Die Auswertung des SGA erfolgt nicht nach festgelegten Punktwerten, sondern subjektiv, woraufhin drei verschiedene Zustände festgestellt werden können: gut ernährt (A), mäßig mangelernährt bzw. mit Verdacht auf Mangelernährung (B) und schwer mangelernährt (C). Da der Einsatz des SGA die aktive Beteiligung des Klienten erfordert, kann es bei stark kognitiv beeinträchtigten Menschen nicht angewendet werden.

Mini Nutritional Assessment (MNA)
Das MNA ist ein speziell für ältere Menschen entwickeltes Instrument. Es umfasst eine Voranamnese, worin Appetit, BMI, Gewichtsverluste, Mobilität, akute Krankheiten und die psychische Situation sowie eine Hauptanamnese, einschließlich der Erhebung allgemeiner Faktoren und Ernährungsgewohnheiten sowie einer Selbsteinschätzung und einer Anthropometrie (Messung des Oberarm- und des Wadenumfangs), erfasst werden. Werden bei der Voranamnese weniger als elf Punkte erreicht, muss auch die Hauptanamnese ausgefüllt werden.

Die Einrichtung sollte hierfür eine Regelung bereithalten, wie der Ernährungszustand eingeschätzt werden soll, einschließlich Empfehlungen hinsichtlich der Häufigkeit der Einschätzungen. Klienten mit Dekubitusrisiko und Mangelernährung sind einem Ernährungsberater vorzustellen. Weiterhin ist (bei Bedarf) ein multidisziplinäres Team heranzuziehen, bestehend aus:

- Ernährungsberater,
- Pflegefachkraft mit abgeschlossener Fortbildung in Ernährungsberatung,
- Arzt,
- Sprachtherapeut,
- Ergotherapeut und/oder
- Zahnarzt.

Der hinzugezogene Ernährungsberater bzw. das multidisziplinäre Team führt dann ein differenziertes Ernährungsassessment durch. Gefährdete Klienten (Risiko der Mangelernährung und Dekubitus) werden bei der Nahrungsaufnahme unterstützt. Dazu sollte bei der *Beurteilung des Ernährungszustands* wie folgt vorgegangen werden:

Beurteilung des Ernährungszustands

- Abschätzung des Ernährungsbedarfs
- Abgleich der Nahrungszufuhr mit dem geschätzten Bedarf
- Bereitstellung eines angepassten Ernährungsplans (basierend auf dem Weg der Nahrungsaufnahme)
- Überwachung/Evaluation ernährungsbezogener Ergebnisse (die Einschätzung wird häufiger wiederholt, solange das Risiko besteht)

185

Da zur enteralen Ernährungs- und Flüssigkeitszufuhr spezielle relevante und evidenzbasierte Richtlinien vorhanden sind, sollten diese bei der Umsetzung dieser Empfehlungen entsprechend beachtet werden. Jeder Klient mit Ernährungs- und Dekubitusrisiko sollte

- 30–35 kcal/kg Körpergewicht/Tag,
- einschl. 1,25–1,5 g/kg Körpergewicht/Tag und
- 1 ml Flüssigkeit/kcal/Tag erhalten.

Nahrungsergänzung Klienten, die aufgrund einer Erkrankung (chronisch oder akut) oder nach einem chirurgischen Eingriff ein Ernährungs- und Dekubitusrisiko aufweisen, müssen – zusätzlich zur üblichen Kost – proteinreiche Nahrungsergänzung (oral und/oder in Form von Sondennahrung) erhalten. Diese Nahrungsergänzungen sollten zwischen den üblichen Mahlzeiten verabreicht werden.

Ein erhöhter Hilfebedarf beim Essen, Geschmacksveränderungen, Gewichtsverlust, Probleme bei der Nahrungsaufnahme, Mangelernährung und ein niedriger Albuminwert werden eher als schlechter Gesundheitszustand interpretiert. Das DNQP verweist darüber hinaus auf den Expertenstandard »Ernährungsmanagement zur Sicherstellung und Förderung der oralen Ernährung in der Pflege« (DNQP, 2009). Außerdem enthalten die Leitlinien der Deutschen Gesellschaft für Ernährungsmedizin (DGEM, 2003; DGEM, 2007) weitere relevante Informationen und Empfehlungen.

Weiterführende Literatur

- Deutsches Netzwerk für Qualitätsentwicklung in der Pflege (DNQP) (Hrsg.) (2009): Expertenstandard Ernährungsmanagement zur Sicherstellung und Förderung der oralen Ernährung in der Pflege. Osnabrück: Hochschule Osnabrück.
- Deutsche Gesellschaft für Ernährungsmedizin (DGEM) (2003): Leitlinie Enterale Ernährung. Aktuelle Ernährungsmedizin 28; Suppl 1: 1–120 (http://www.dgem.de/leit.htm).
- Deutsche Gesellschaft für Ernährungsmedizin (DGEM) (2007): Leitlinie Parenterale Ernährung. Aktuelle Ernährungsmedizin 32; Suppl 1: 1–133 (http://www.dgem.de/leit.htm).

7.11 Patientenedukation

Die Umsetzung jeglicher pflegerischer und therapeutischer Maßnahmen setzt immer die Einwilligung des Klienten voraus (sofern dieser dazu in der Lage ist). So muss auch vor der Durchführung dekubitusprophylaktischer Maßnahmen die Einwilligung des Klienten vorliegen. Damit ein Klient überhaupt einwilligen kann, muss er zunächst ausreichend über die Maßnahmen – d. h. »über die Art und das Ausmaß der Gefährdung und über die aus fachlicher Sicht gebotenen Interventionen« (DNQP, 2010, S. 34 f.) – informiert werden. Um die Selbstpflegekompetenz des Klienten zu fördern – ein übergeordnetes Ziel pflegerischen Handelns –, sollten prioritäre Ziele der Pflege mit ihm gemeinsam ausgehandelt werden. Voraussetzung ist eine adäquate Information, Beratung, Schulung und Anleitung des Klienten und ggf. seiner Angehörigen.

Die Beratung, Information, Schulung und Anleitung von Klienten nimmt einen wichtigen Teil der pflegerischen Arbeit ein und ist auch seit jeher Bestandteil der Pflege. In der Praxis geschehen Beratung und Information jedoch meist nur »nebenbei«, während andere Maßnahmen wie Verbandwechsel durchgeführt werden oder »zwischen Tür und Angel«. Die Beratung von Klienten erfolgt dabei eher intuitiv, auf der Grundlage subjektiver Erkenntnisse und Erfahrungen der jeweiligen Pflegefachkraft. Das birgt die Gefahr in sich, dass verschiedene Pflegekräfte auf dieselbe Problemlage unterschiedlich reagieren und demzufolge auch unterschiedliche, teils sich widersprechende Informationen vermitteln. Situationen wie diese führen zur Verunsicherung der Klienten.

Eine professionelle *Edukation* von Klienten sollte jedoch effektiv und nachvollziehbar erfolgen, d. h. sie sollte als eigenständige Tätigkeit geplant, durchgeführt und dokumentiert werden. Nur so kann der Klient die Information, Beratung oder Anleitung angemessen wahrnehmen und als »Wert« honorieren.

> Der Begriff Patientenedukation wird international verwendet und umfasst die Aktivitäten: Information, Schulung, Beratung, Anleitung.

Aktivitäten	Umsetzung
Information: Gezielte Mitteilung, Bereitstellung verschiedener Medien, Vermittlung relevanter Adressen in einem offenen Angebot, Recherchehilfen (Zegelin-Abt, 2000)	Zur Grunderkrankung, zu Risikofaktoren, zur Bewegungsförderung, zur Hautbeobachtung, zu druckentlastenden Maßnahmen, zum Umgang mit druckverteilenden Hilfsmitteln. Einsatz von Informationsbroschüren zum Beispiel Broschüre »Sich regen bringt Segen«.
Beratung: Ergebnisoffener, dialogischer Prozess, in dem eine individuelle und bedürfnisgerechte Problemlösung vorbereitet wird (Zegelin-Abt, 2000)	Die Pflegefachkraft zeigt Möglichkeiten auf und die Klienten/Angehörigen entscheiden, welche Möglichkeiten in ihrer Situation für sie persönlich die besten sind.

Tab. 7.34:
Methoden der
Patientenedukation

Tab. 7.34:
Methoden der
Patientenedukation –
Fortsetzung

Aktivitäten	Umsetzung
Schulung: Zielorientiertes, strukturiertes und geplantes Vermitteln von Wissen/Fertigkeiten (Zegelin-Abt, 2000)	Die Pflegefachkraft bereitet sich für die Klienten/Angehörigen vor. Sie eruiert im Vorfeld: • Wer wird geschult (der 80-jährige Partner oder der 40-jährige Sohn)? • Werden Informationsbroschüren benötigt? Eher Bildtafeln oder müssen Produkte zum Zeigen mitgebracht werden?
Anleitung: Gezielte Unterweisung in einer zu erlernenden praktischen Fertigkeit (Zegelin-Abt, 2000)	Der Klient/Angehörige erlernt Fertigkeiten wie zum Beispiel: • Kompressionsdrucktest • Bewegungsmöglichkeiten mit Einsatz von Hilfsmitteln

Ziele der Patientenedukation

Das übergeordnete Ziel der Patientenedukation ist es, den Klienten zu befähigen, selbstbestimmte Entscheidungen zu treffen. Seine Entscheidungskompetenz soll gestärkt werden. Er oder sie soll befähigt werden, sachgerechte und wohlüberlegte Entscheidungen zu treffen und in der Lage sein, unter Abwägen von Vor- und Nachteilen, zwischen verschiedenen Möglichkeiten zu wählen. Darüber hinaus sollen dem Klienten Fragen beantwortet und Handlungssicherheit sowie Selbstvertrauen vermittelt werden.

Im Verlauf des Edukationsprozesses wird der Klient befähigt, sich mit den besonderen Erfordernissen seiner Situation auseinanderzusetzen und seine Lebensweise nach seinem zugrunde liegenden Risiko auszurichten. Er kann die Auswirkungen seiner Verhaltensweisen einschätzen und die Maßnahmen an seinen Bedarf anpassen. Die Erfahrung und das neu gewonnene Wissen ermöglichen es dem Klienten, mit Pflegenden auf einer Ebene zu kommunizieren. Er kann die präventiven Maßnahmen selbst mitbestimmen, anstatt »stumm« den Anweisungen der Pflegefachkräfte zu folgen.

Wirksamkeit von Patientenedukation

Die Studienlage zur Edukation zur Prävention von Dekubitus ist insgesamt gesehen dürftig. Es lassen sich daraus keine eindeutigen Aussagen über die Wirksamkeit von Maßnahmen zur Information, Beratung oder Schulung zur Vermeidung von Dekubitus treffen. In einigen Studien wurde die Wirksamkeit von edukativen Maßnahmen zur Prävention von Dekubitus im Rahmen multifaktorieller Programme untersucht (Lyder et al., 2002; Hobbs, 2004; Robinson et al., 2003). Es konnten jeweils auch positive Effekte der Interventionsprogramme im Hinblick auf die Reduktion von Druckgeschwüren festgestellt werden. Ob der Erfolg der Programme jedoch auf die Edukation oder aber auf ganz andere Komponenten zurückzuführen sind, lässt sich nicht sagen.

In zwei Studien wurde die Wirksamkeit von strukturierten, individuellen edukativen Maßnahmen zur Verbesserung des Wissens zur Dekubitusprävention (Garber et al., 2002) bzw. zur Vermeidung von Rezidiven (Rintala et al., 2008) untersucht. Die Ergebnisse beider Studien zeigten einen positiven Zusammenhang zwischen der Durchführung von Edukationsmaßnahmen und dem jeweiligen Outcome. Allerdings wurden in beiden Gruppen, Veteranen mit Rückenmarksverletzungen oder Multipler Sklerose bzw. Veteranen mit Rückenmarksverletzungen oder -störungen, beides Mal nach einer chirurgischen Rekonstruktion eines Dekubitus, nur spezielle Patientengruppen untersucht. Im Rahmen einer qualitativen Studie, ebenfalls mit der Zielgruppe Menschen mit Rückenmarksverletzungen, ermittelten Schubart et al. (2008) die Schulungsbedarfe dieser Patientengruppe hinsichtlich der Dekubitusprävention. Im Ergebnis konnte festgestellt werden, dass die untersuchte Gruppe insbesondere Bedarfe hatte hinsichtlich des Bewusstwerdens über ein lebenslanges Dekubitusrisiko, selbstständige Hautpflege, der Kooperation mit professionellen Akteuren der Gesundheitsversorgung, der konsequenten Umsetzung von Präventionsmaßnahmen, entsprechend der Funktionsfähigkeit und Aktivität und deren Anpassung bei Veränderung des Risikos sowie der Fähigkeit soziale Unterstützung zu koordinieren.

Eine individuelle Gestaltung der Patientenedukation ist von entscheidender Bedeutung. Insbesondere weil es sich bei Klienten mit Dekubitusrisiko meist um erwachsene Menschen handelt, sollte sich die Edukation nicht auf bestimmte Inhalte beschränken. Darüber hinaus ist es wichtig, die Erfahrungen des Klienten in den Prozess mit einfließen zu lassen. Beziehungen, Emotionen oder Vorkenntnisse spielen eine entscheidende Rolle im Lernprozess. Eine Klientenedukation in Form einer Handlungsanweisung (»Das ist zu tun«) brächte nur wenig Erfolg; erwachsene Menschen lassen sich schließlich nicht mehr »belehren«. Sie wollen informiert werden und selbst entscheiden.

Beratung von pflegenden Angehörigen

Der Grundsatz »ambulant vor stationär« bedeutet die Bevorzugung der häuslichen Pflege vor der stationären Langzeitpflege. Pflegebedürftige Klienten sollen, so lange es möglich ist, in ihrem vertrauten Wohnumfeld leben können. Dieser Grundsatz spiegelt sich denn auch in den Sozialgesetzbüchern V (Krankenversicherung) und XI (Pflegeversicherung) wider. Allerdings zeigen sich in der praktischen Umsetzung Schwierigkeiten. So ist die Versorgung von Klienten mit erhöhtem Hilfe- und Pflegebedarf meist nicht durch professionelle Pflege allein zu leisten, weil dies für viele Betroffene nicht finanzierbar ist. Das führt dazu, dass Angehörige, Freunde oder Nachbarn der Klienten Aufgaben in deren Versorgung übernehmen. Die Belastung, die Klienten und insbesondere auch pflegende Angehörige dabei erfahren, beispielsweise nach einer Akutversorgung, können gravierend sein, weil die Beteiligten nicht entsprechend auf die Situation vorbereitet sind. Die Folge sind nicht selten Einweisungen in die stationäre Langzeitpflege. Um dies zu verhindern sowie die Situation von Klienten und pflegenden Angehörigen zu verbessern, muss eine sachgerechte und gesundheitserhaltende Pflege sichergestellt werden. Dazu bedarf es einer adäquaten Information, Beratung und Schulung der Klienten und der informell Pflegenden.

Seit Einführung der Pflegeversicherung 1995 sind die Pflegekassen verpflichtet, Schulungen für ehrenamtliche Helfer und pflegende Angehörige anzubieten. So heißt es in § 45 Abs. 1 SGB:

> »Die Pflegekassen sollen für Angehörige und sonstige an einer ehrenamtlichen Pflegetätigkeit interessierte Personen Schulungskurse unentgeltlich anbieten, um soziales Engagement im Bereich der Pflege zu fördern und zu stärken, Pflege und Betreuung zu erleichtern und zu verbessern sowie pflegebedingte körperliche und seelische Belastungen zu mindern. Die Kurse sollen Fertigkeiten für eine eigenständige Durchführung der Pflege vermitteln. Die Schulung soll auch in der häuslichen Umgebung des Pflegebedürftigen stattfinden.«

In Absatz 2 heißt es weiter:

> »Die Pflegekasse kann die Kurse entweder selbst oder gemeinsam mit anderen Pflegekassen durchführen oder geeignete andere Einrichtungen mit der Durchführung beauftragen.«

Folglich können z. B. ambulante Pflegedienste mit der Schulung beauftragt werden, um durch eine professionelle Pflegeedukation die Situation vieler Klienten, ihrer pflegenden Angehörigen und somit auch die der gesamten Gesellschaft zu verbessern.

Gesetzliche Grundlagen

Im Artikel fünf der »Charta der Rechte hilfe- und pflegebedürftiger Menschen« (Bundesministerium für Familie, 2010) wird verdeutlicht, dass Menschen, welche die Pflege ihrer Angehörigen übernehmen, ein Recht auf Information, Beratung und Aufklärung bezüglich der Pflegesituation haben. Die gesetzlichen Grundlagen finden sich im SGB XI (BMFSFJ & BMG, 2010). »Die Pflegeversicherung soll mit ihren Leistungen vorrangig die häusliche Pflege und die Pflegebereitschaft der Angehörigen und Nachbarn unterstützen, damit die Pflegebedürftigen möglichst lange in ihrer häuslichen Umgebung bleiben können« (§ 3 SGB XI). Laut § 8 SGB XI haben Länder, Kommunen, Pflegeeinrichtungen und -kassen die gemeinsame Verantwortung für die Gewährleistung häuslicher Pflege.

Pflegekurse für ehrenamtliche Helfer und Angehörige

Nach § 45 SGB XI »sollen Pflegekassen [. . .] für Angehörige und sonstige an einer ehrenamtlichen Pflegetätigkeit interessierte Personen Schulungskurse unentgeltlich anbieten«. Das Angebot durch die Pflegekassen ist verpflichtend. Die Kurse sollen Kenntnisse für die häusliche Pflege umfassen. Dadurch können eine Verbesserung und Erleichterung der Pflege und Betreuung erreicht und die körperliche und psychische Belastung vermindert werden. Darüber hinaus sollen durch die Kurse das soziale Engagement gestärkt und Beratungen zu Hilfsmitteln und Rehabilitationsmaßnahmen durchgeführt werden. Die Richtlinien des gemeinsamen Bundesausschusses (GBA) beinhalten die Möglichkeit, eine Anleitung bei der Grundpflege und der Behandlungspflege durch professionelle ambulante Pflege in der Häuslichkeit vorzunehmen (§ 92 Abs. 1 Satz 2 Nr. 6 und Abs. 7).

Betrachtet man die gesetzlichen Vorgaben zur Pflegeberatung wird deutlich, dass der Bedarf an Beratung und Schulung eine feste Größe darstellen muss. Allerdings sah bzw. sieht die Situation in der pflegepraktischen Realität etwas anders aus. Beratung findet zwar regelmäßig statt, jedoch meist nur flüchtig – »zwischen Tür und Angel« und während der Durchführung anderer Tätigkeiten – und unsystematisch. Daher ist Beratung in dieser Form auch eher intuitiv, individuell und unstrukturiert und kann somit auch nicht beurteilt werden. | **Konzepte und Ansätze**

Im Gegensatz dazu stehen die Pflegekurse, die laut Rahmenvertrag 6 bis 15 Teilnehmer umfassen und sich an pflegende Angehörige sowie an alle an der Pflege Interessierte richten sollen. Individuelle Einzelberatungen, die im Wohnumfeld des Klienten stattfinden, ergänzen die Pflegekurse. Generell gibt es zwei unterschiedliche Ansätze zur Durchführung der Beratung: Zum einen den gruppenzentrierten Ansatz in Kursform – dieser wird über den § 45 SGB XI bzw. privat abgerechnet. Zum anderen den individuell zentrierten Ansatz als Einzelberatung – ebenfalls abzurechnen über den § 45 SGB XI bzw. privat oder in Form einer Anleitung, welche über den § 37 SGB V abgerechnet werden kann.

Gruppenzentrierte Ansätze in Kursform
Die Teilnahme an Gruppenkursen bietet pflegenden Angehörigen die Möglichkeit, eine kurze Auszeit von der Pflege des Angehörigen zu nehmen und andere »Gleichgesinnte« kennenzulernen und sich mit ihnen auszutauschen.

Der Orientierungskurs bietet eine erste Übersicht zu rechtlichen Grundlagen, finanzielle Hilfsmöglichkeiten und Möglichkeiten der Entlastung. Der Orientierungskurs findet einmalig statt und dauert 90 Minuten. | **Orientierungskurs**

Im Basispflegekurs ist den Pflegepersonen basisrelevantes pflegerisches Wissen für eine ganzheitliche qualitätsgesicherte häusliche Pflege und Betreuung zu vermitteln. Der Basispflegekurs umfasst elf Unterrichtseinheiten mit je maximal 90 Minuten. | **Basispflegekurs**

Kompaktpflegekurse zu speziellen Themen richten sich nach der Diagnose des Klienten. Die Inhalte orientieren sich an dem speziellen Bedarf des Klienten und der Pflegeperson. Darin werden hauptsächlich komplexere Situationen wie z. B. Pflege von demenziell veränderten Menschen oder eben von Menschen mit Dekubitus abgehandelt. Spezial- und Kompaktpflegekurse umfassen maximal zwölf Unterrichtseinheiten zu je 90 Minuten. Voraussetzung für die Durchführung eines solchen Kurses ist eine nachgewiesene Fachexpertise, z. B. in Form einer Zusatzqualifikation. | **Spezial- und Kompaktpflegekurse**

Individuell zentrierte Ansätze im Rahmen von Einzelberatungen
Das Besondere an der Einzelberatung ist die Orientierung am individuellen Fall des Klienten und seiner Angehörigen, die in diesem Rahmen stark einbezogen werden können.

Individuelle häusliche Schulungen im Rahmen des §45 SGB XI

Die Inhalte individueller häuslicher Schulungen sind am spezifischen Bedarf des Klienten und der Pflegepersonen orientiert. Auf der Grundlage der individuellen Pflegesituation und des individuellen Schulungsbedarfs wird die Schulung ausgerichtet. Dabei müssen zunächst die personellen, materiellen und finanziellen Ressourcen im Einzelfall ermittelt werden. Daraus ergibt sich der individuelle Bedarf des Klienten und der Laienpflege. Wohn- und Versorgungsverhältnisse und sämtliche Entlastungs- und Unterstützungsmöglichkeiten werden in den Beratungsprozess integriert. Der Zeitumfang einer individuellen häuslichen Schulung ist je nach Pflegekasse ganz verschieden. Sie reicht von 90 bis 120 Minuten.

Anleitung zur Grund- und Behandlungspflege im Rahmen des §37 SGB V

Die Klienten können in Verrichtungen der Grund- und Behandlungspflege angeleitet werden, wenn sie unfähig zur Durchführung sind, aber Lernpotenzial vorhanden ist. Der Zeitumfang ist je nach Bundesland unterschiedlich. Im Zuge der Anleitung sollen der Klient, seine Angehörigen und andere in der Häuslichkeit lebende Personen dazu befähigt werden, die betreffenden Maßnahmen eigenständig durchzuführen bzw. dabei Hilfestellung zu geben.

Qualifikation der Pflegeberater
Beratungen im Sinne des §45 SGB XI dürfen nur examinierte Pflegefachkräfte durchführen, die über mindestens zwei Jahre Berufserfahrung, Kenntnisse in der ambulanten Pflege, die erforderlichen Zusatzqualifikationen bzw. eine Weiterbildung zur Unterrichtspflege, ein Studium in Pflegepädagogik oder über eine Fortbildung zur Durchführung von Pflegekursen verfügen.

Individueller Schulungsbedarf
Die Beteiligung des Klienten und seiner Angehörigen sowie anderer an der Pflege und Therapie beteiligter Berufsgruppen ist ein elementarer Bestandteil professionellen pflegerischen Handelns und eine Voraussetzung für den Erfolg bei der Umsetzung pflegerischer Maßnahmen. Dies gilt natürlich auch für die Dekubitusprävention. Ohne die Beteiligung des Klienten und anderer Beteiligter bei der Zielsetzung, der Planung, der Durchführung und der Evaluation dekubitusprophylaktischer Maßnahmen ist eine adäquate und wirkungsvolle Dekubitusprävention nicht möglich. Klienten und ggf. ihre Angehörigen sollten in den Bereichen

- Bewegungsförderung,
- Durchführung der Hautinspektion und
- Einsatz von druckverteilenden Hilfsmitteln

informiert, beraten, geschult bzw. angeleitet werden. Damit eine Pflegefachkraft diese Aufgaben umsetzen kann, muss sie über die dafür erforderlichen Kompetenzen verfügen. Unterstützend sollten geeignete Materialien (z. B. Broschüren oder Flyer) eingesetzt werden. Der Edukationsbedarf eines Klienten und ggf. seiner Angehörigen richtet sich nach dem individuellen Fall. Beispielsweise kann es erforderlich sein, dass ein zu Hause lebender Klient und seine Angehörigen im Umgang mit einer Wechseldruckmatratze geschult werden.

Geeignetes Schulungsmaterial
Entscheidend bei der Gestaltung bzw. Auswahl von Printmedien (wie beispielsweise Broschüren) ist nicht nur die formale Gestaltung – die Schrift muss lesbar, d. h. groß genug und in einem einfach zu lesenden Schrifttyp dargestellt sein, die Struktur muss übersichtlich (z. B. in Stichpunkten) gestaltet sein und eine ansprechende Illustration kann zusätzlich das Interesse wecken. Da es auf den Inhalt ankommt, den das Medium schließlich transportieren soll, muss die Sprache an den individuellen Bedürfnissen des Klienten angepasst sein. Handelt es sich um einen mehr oder weniger gebildeten Klienten? Welchen Beruf hat er ausgeübt? Womit hat er sich beschäftigt? Wie sind seine kognitiven Fähigkeiten? Diese und andere Faktoren spielen eine wichtige Rolle bei der Auswahl und Gestaltung von Materialien. Es mag inhaltlich fachlich aktuelle Informationsbroschüren geben, die jedoch in der Fachsprache der professionellen Akteure verfasst sind, sodass Klienten beim Lesen der Inhalte in der Regel überfordert sind. Geeignete Printmedien zur Information von Klienten bzw. deren Angehörigen sollten in »ihrer Sprache« formuliert sein.

Fachliche Inhalte müssen für den Klienten verständlich übersetzt werden (Klug-Redman, 1996). Ebenfalls müssen die Inhalte angebotener Printmedien auch dem aktuellen wissenschaftlichen Stand entsprechen.

Im Rahmen einer aktuelleren Studie von Hartigan et al. (2012) wurde die Wirksamkeit von Broschüren zur Klientenedukation untersucht. Die Autoren stellten fest, dass der Einsatz von Broschüren zur Dekubitusprävention das Wissen der Klienten verbessern konnte.

Bei der in der Studie verwendeten Broschüre handelt es sich um einen dreiseitigen Flyer. Darin werden in Form von kurzen Texten, Aufzählungen und Abbildungen Hinweise zu folgenden Bereichen gegeben:

- Definition von Dekubitus
- Gefährdete Körperstellen
- Erkennungszeichen/Hautuntersuchung
- Präventionsmaßnahmen (im Liegen und im Sitzen)
- Risikofaktoren
- Ungeeignete Maßnahmen

Die Inhalte der Informationen basieren auf der Leitlinie des EPUAP und NPUAP (2009). Nach Aussage der Autoren kann eine solche Broschüre insbesondere bei zu Hause lebenden dekubitusgefährdeten Klienten eingesetzt werden. Eine rechtzeitige und für die Klienten verständliche Kom-

Printmedien

Broschüren

193

munikationsform kann die Situation von Klienten verbessern. Broschüren zur Edukation von Betroffenen sind dabei eine nützliche Ergänzung und können sie in ihren Entscheidungen bestärken. Allerdings sollten Pflegende in der Lage sein, die individuellen Fähigkeiten des Klienten hinsichtlich seiner gesundheitsbezogenen Bildung einzuschätzen, wenn entsprechende Materialien angeboten werden. Denn der jeweilige Bedarf bietet die Grundlage zur Gestaltung einer Broschüre. Dies kann eine Herausforderung für Pflegefachkräfte darstellen, denn der Bildungsstand von Betroffenen hängt von vielen verschiedenen Faktoren ab, wie z. B. formelle Bildung, Ethnizität oder verminderte kognitive Fähigkeiten (Hartigan et al., 2012).

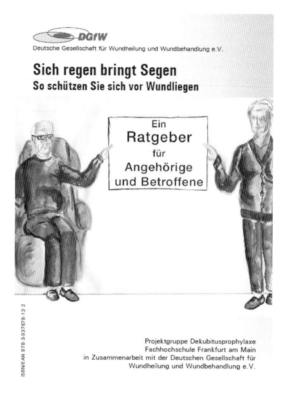

Abb. 7.41:
Broschüre

Die Deutsche Gesellschaft für Wundheilung und Wundbehandlung e. V. hat in Kooperation mit der Projektgruppe »Dekubitusprophylaxe« der Fachhochschule Frankfurt die Informationsbroschüre »Sich regen bringt Segen« für pflegende Angehörige zum Thema »Dekubitusprophylaxe« herausgegeben. Sie soll das notwendige Wissen vermitteln, damit Angehörige rechtzeitig reagieren können und notwendige Maßnahmen in die Wege geleitet werden.

Das Internet ist mittlerweile die wahrscheinlich am häufigsten genutzte   Internet
Informationsquelle in der breiten und vor allem jüngeren Gesellschaft. Es
mag seltener zutreffen, dass ältere Menschen sich mit dem Internet als Informationsquelle auseinandersetzen. Aber ihre jüngeren Angehörigen
werden sich vermutlich daran wenden, wenn sie sich über bestimmte Probleme ihres pflegebedürftigen Familienmitglieds informieren wollen. Die
Gefahr bei der Internetsuche besteht darin, dass – neben einer Vielzahl
von durchaus nützlichen und vor allem richtigen Informationen, wie beispielsweise seriöse Gesellschaften oder Fachliteratur – vor allem auch
zahllose unseriöse Quellen und unbegründete, falsche oder veraltete Informationen zu finden sind – schließlich hat jede Person die Möglichkeit,
Informationen ins Netz zu stellen, ob diese nun wahr oder falsch sind.
Eine Pflegefachkraft sollte sich dessen zunächst einmal bewusst sein, um
die potenzielle Gefahr der Wissensquelle Internet und möglicherweise ungünstige Auswirkungen auf das Wissen von informell Pflegenden und
ihren pflegebedürftigen Angehörigen einschätzen zu können. Darüber hinaus sollte sie über geeignete Quellen im Internet Bescheid wissen, die seriöse und nützliche Informationen enthalten und als Empfehlung an Angehörige weitergegeben werden können.

Zusammenfassung

Die Patientenedukation – die Information, Beratung, Anleitung und
Schulung von Klienten und ihren Angehörigen – ist eine zentrale Aufgabe
der Pflege. Denn die Selbstbestimmung eines pflegebedürftigen Menschen
muss stets im Vordergrund des Arbeitsbündnisses stehen. Im pflegerischen
Alltag findet Patientenedukation jedoch meist nebenbei und im Zuge anderer Maßnahmen statt. Auch wenn wissenschaftliche Erkenntnisse zur
Wirksamkeit insgesamt eher dürftig sind, sollten in der Pflegepraxis eine
professionelle Information, Beratung, Anleitung und Schulung durchgeführt werden, die als eigenständiges Aufgabenfeld anzusehen sind. Darüber hinaus bieten die gesetzlichen Grundlagen der Pflege (insbesondere
der ambulanten Einrichtungen) mit der Beratung pflegender Angehöriger
die Chance, ein neues Aufgabenfeld zu erschließen.

Glossar

Begriff	Erläuterung
ARDS Syndrom	»Abk.[ürzung] für (engl.) adult respiratory distress syndrome; (…) akutes Lungenversagen, akutes Atemnotsyndrom, Schocklunge; Definition: Form der entzündl[ichen] akuten respiratorischen Insuffizienz mit diffuser Schädigung der alveolokapillären Membran (v. a. in den abhängigen Lungenarealen) und konsekutiver interstitieller und alveolärer Exsudation (Lungenödem)« (Pschyrembel, 2012, S. 147)
Assessment-instrument (Assessment)	»Beurteilung, Bewertung (…) meist standardisierte und dokumentierte Einschätzung und Beurteilung eines Klienten auf Grundlage der Daten, die [im Rahmen] des Pflegeprozesses durch Kommunizieren, Beobachten, Sammeln und Prüfen von Informationen nach standardisierten Schemata gewonnen wurden« (Wied & Warmbrunn, 2012, S. 56)
Ätiologie	»1. Lehre von den Krankheitsursachen; 2. (Gesamtheit der) Ursachen einer spezifischen Erkrankung« (Reuter, 2007, S. 156)
Atrophie	»Gewebs- oder Organschwund, Rückbildung oder Verkümmerung« (Reuter, 2007, S. 161)
Atopisch	»1. Atopen oder Atopie betreffend; 2. (…) ursprungsfern, an atypischer Stelle liegend oder entstehend, (nach außen) verlagert« (Reuter, 2005, S. 86)
Azidose	»Störung des Säure-Basen-Haushaltes mit einem Abfall des Blut-pH-Werts unter 7,36« (Reuter, 2007, S. 174)
COPD	»Abk. für (engl.) chronic obstructive pulmonary disease; (…) chronisch-obstruktive Lungenerkrankungen; nicht vollständig reversible, progrediente obstruktive Atemwegerkrankung, assoziiert mit abnormer Entzündung der Bronchialschleimhaut« (Pschyrembel, 2012, S. 412)
DRG	»Abkürzung für (engl.) Diagnosis Related Groups; medizinisch-ökonomisches Klassifikationssystem i. d. R. zur Verteilung staatlicher od. versicherungsbezogener Budgets für die stationäre Krankenhausversorgung; in Deutschland als Fallpauschalensystem (Abk. G-DRG) zur Vergütung einzelner Krankenhausbehandlungen (§17b KHG) etabliert« (Pschyrembel, 2012, S. 505)

Begriff	Erläuterung
Exsudat	»Durch Entzündung bedingter Austritt von Flüssigkeit u. Zellen aus den Blut- u. Lymphgefäßen; je nach Zusammensetzung serös, serös-eitrig, fibrinös, hämorrhag. oder jauchig« (Pschyrembel, 2012, S. 642)
Extrinsisch	»Syn: extrinsic, exogen; von außen (kommend oder wirkend), äußerlich, äußere(r, s)« (Reuter, 2007, S. 561)
Iatrogen	Durch den Arzt hervorgerufen, durch ärztliche Einwirkung entstanden (Reuter, 2007, S. 853)
Irreversibel	»(lat.) reversio = Umkehr, Rückkehr; (engl.) irreversible; nicht umkehrbar, nicht rückgängig zu machen« (Pschyrembel, 2012, S. 1029)
Ischämie	»Verminderung od.[er] Unterbrechung der Durchblutung eines Organs, Organteils oder Gewebes inf.[olge] mangelnder art.[erieller] Blutzufuhr« (Pschyrembel, 2012, S. 1029)
Kachexie	»Sog.[enannte] Auszehrung, durch konsumierende chron.[ische] Erkr.[ankung] verursachte schwere Form der Abmagerung mit generalisierter Atrophie (Verlust an Muskelmasse, mit od.[er] ohne Verlust an Körperfett)« (Pschyrembel, 2012, S. 1043)
Kapillarthrombose	»(Kapillarthrombus); (engl.) microthrombus; syn. Kapillarthrombus; Kapillare sind Haargefäße mit ø 4–20 (–30) µm; Verschluss dieser Haargefäße = Mikrothromben; Definition: Thrombus der Endstrombahn; in betroffenen Organen schwere ischäm[ische] Schäden (vgl. Mikrozirkulationsstörungen) in der Folge« (Pschyrembel, 2011, S. 1032)
Konsentiert	Übereinstimmend entschieden. Der Expertenstandard wurde der Fachöffentlichkeit vorgelegt, um eine gemeinsame Übereinstimmung (Konsens) zwischen Arbeitsgruppe und Fachöffentlichkeit zu erreichen.
Körperbild	»Vorstellung (von Teilen) des eigenen Körpers und des physischen Erscheinungsbildes; Art und Weise, wie sich jemand selbst sieht und glaubt, von anderen gesehen zu werden. Das Körperbild stellt die momentane Gestalt biografisch erworbener Einstellungen und Gefühle eines Menschen gegenüber seinem Körper dar« (Wied & Warmbrunn, 2012, S. 481)
Mobilität	»Grad der körperlichen Beweglichkeit eines Patienten; wird im Pflegeprozess erfasst und bei Bedarf gefördert, unterstützt bzw. aufrechterhalten. (...) 2. Gemäß SGB XI Bereich der Grundpflege; 3. (sozialwissenschaftlich) Bezeichnung für die Bewegung einer Person aus einer Position in eine andere innerhalb einer Gesellschaft« (de Gruyter, 2012, S. 565)
Modellhaft implementiert	Der Expertenstandard wurde nach der Entwicklung modellhaft in ca. 25 Einrichtungen (ambulant, stationär und akut stationär) umgesetzt. Daraufhin wurden Empfehlungen für alle Einrichtungen in Deutschland abgeleitet

Begriff	Erläuterung
Pathogenese	»Krankheitsentstehung, Krankheitsentwicklung« (Reuter, 2007, S. 1403)
Patienten-edukation	Information, Schulung, Beratung und Anleitung von Betroffenen und Angehörigen (Zegelin-Abt, 2000)
Prädilektions-stelle	Prädilektionsstelle pathologisch: Stelle im Organismus mit der geringsten Widerstandskraft gegenüber Krankheitsentwicklung und -manifestation (Zetkin & Schaldach, 1999, S. 1612)
Präferenz	Vergünstigung, Vorrang, Vorzug (Peltzer & von Normann, 1992, S. 504)
Ressourcen	»(engl.) resources; vorhandene körperliche und psychische Reserven zur Gesundung bzw. Gesunderhaltung« (Wied & Warmbrunn, 2012, S. 704)
Rezidiv-prophylaxe	Rezidiv: Syn: Rückfall; Wiederauftreten einer Krankheit nach (scheinbar) völliger Ausheilung (Reuter, 2005, S. 830); Prophylaxe: Syn: Präventivbehandlung, Vorbeugung einer Krankheit, vorbeugende Behandlung (Reuter, 2005, S. 777)
Selbstpflege-kompetenz	»Begriff aus der Pflegetheorie von D. Orem, der die sozial erlernten Fähigkeiten eines Menschen beschreibt, seine Existenz zu erhalten und die entsprechenden Maßnahmen zu ergreifen« (Wied & Warmbrunn, 2012, S. 759)
Vulnerabilität	»Verwundbarkeit, Verletzbarkeit; Anfälligkeit« (Reuter, 2007, S. 1974)

Literatur

Agency for Healthcare Policy and Research (AHCPR) (1992). Pressure ulcers in adults: Prediction and prevention. Clinical practice guideline no. 3. Rockville, MD.

Anders, J., Heinemann, A., Leffmann, C., Leutenegger, M., Profener, F. & von Renteln-Kruse, W. (2010). Decubitus ulcers: Pathophysiology and primary prevention. Dtsch Arztebl Int, 107(21), 371–381; quiz 382. doi: 10.3238/arztebl.2010.0371.

Anderson, K. A., Anderson, L. E., Dröber, A. (2004). Springer Lexikon Pflege. 3. Aufl. Berlin: Springer.

Aoi, N., Yoshimura, K., Kadono, T., Nakagami, G., Iizuka, S., Higashino, T. & Sanada, H. (2009). Ultrasound assessment of deep tissue injury in pressure ulcers: Possible prediction of pressure ulcer progression. Plastic and Reconstructive Surgery, (124), 540–550.

Arao, H., Obata, M., Shimada, T. & Hagisawa, S. (1998). Morphological characteristics of the dermal papillae in the development of pressure sores. J Tissue Viability, 8(3), 17–23.

Arbeitsgemeinschaft der Wissenschaftlichen Medizinischen Fachgesellschaften e.V. (AWMF) (2013). AWMF: Leitlinien. http://www.awmf.org, Zugriff am 15.05.2013.

Ayello, E. A. & Braden, B. (2002). How and why to do pressure ulcer risk assessment. Adv Skin Wound Care, 15(3), 125–131; quiz 132–133.

Bader, D. & Oomens, C. (2006). Recent advantages in pressure ulcer research. In M. Romanelli (Hrsg.), Science and practice of pressure ulcer management. London: Springer.

Balzer, K., Pohl, C., Dassen, T. & Halfens, R. (2007). The norton, waterlow, braden, and care dependency scales: Comparing their validity when identifying patients pressure sore risk. J Wound Ostomy Continence Nurs, 34(4), 389–398. doi: 10.1097/01.won.0000281655.78696.00.

Balzer, K., Dassen, T., Feuchtinger, J., Flake, G., Gottwald, C., Kämmer, K. et al. (2010). Der Expertenstandard Dekubitusprophylaxe in der Pflege – 1. Aktualisierung. In: Deutsches Netzwerk für Qualitätsentwicklung in der Pflege (DNQP) (Hrsg.): Expertenstandard Dekubitusprophylaxe in der Pflege. Entwicklung – Konsentierung – Implementierung. Osnabrück: Hochschule Osnabrück.

Bartholomeyczik, S. (2007). Some critical remarks on standardised assessment instruments in nursing. Pflege, 20(4), 211–217.

Bauernfeind, G. & Strupeit, S. (2011): Chronische Wunden. Den Expertenstandard sicher umsetzen. AOK Verlag Remagen.

Behrens, J. & Langer, G. (2010). Evidence-based nursing and caring – Methoden und Ethik der Pflegepraxis und Versorgungsforschung. (3. Aufl.). Bern: Verlag Hans Huber.

Berger, S. (2010). Nanda international Pflegediagnosen 2009–2011. Bad Emstal: Recom Verlag.

Bergstrom, N., Braden, B. & Laguzza, A. (1987). The Braden scale for predicting pressure sore risk. Nurs Res.,36, 205–210.

Berlowitz, D. R. & Brienza, D. M. (2007). Are all pressure ulcers the result of deep tissue injury? A review of the literature. Ostomy Wound Manage, 53(10), 34–38.

Bienstein, C., Schröder, G., Braun, M. & Neander, K.-D. (1997). Dekubitus. Die Herausforderung für Pflegende. Vol. 1. Stuttgart, New York: Georg Thieme Verlag.

Bliss, M. R., McLaren, R. & Exton-Smith, A. N. (1966). Mattresses for preventing pressure sores in geriatric patients. Mon Bull Minist Health Public Health Lab Serv, 25, 238–268.

Bliss, M. R. & Thomas, J. M. (1993). Clinical trials with budgetary implications. Establishing randomised trials of pressure-relieving aids. Prof Nurse, 8(5), 292–296.

Bölicke, C. (2007). Standards in der Pflege – entwickeln – einführen – überprüfen. München: Elsevier Urban & Fischer.

Bundesministerium für Familie, Senioren, Frauen und Jugend & Bundesministerium für Gesundheit (BMFSFJ/BMG) (2010). Charta der Rechte hilfe- und pflegebedürftiger Menschen. Rostock.

Buß, A., Staeber, K., Wilborn, D. & Kottner, J. (2012). Wissen von pflegenden zur Dekubitusprävention – eine deskriptive Querschnittstudie. Unveröffentlichte Masterarbeit. Berlin: Charité – Universitätsmedizin Berlin.

Cadue, J. F., Karolewicz, S., Tardy, C., Barrault, C., Robert, R. & Pourrat, O. (2008). Prevention of heel pressure sores with a foam body-support device. A randomized controlled trial in a medical intensive care unit. Presse Med, 37(1 Pt 1), 30–36. doi: 10.1016/j.lpm.2007.07.009.

Clark, M. (2009). Guidelenes for seating in pressure ulcer prevention and management. Nursing Times, 105(16), 40–41.

Colin, D., Abraham, P., Preault, L., Bregeon, C. & Saumet, J. L. (1996). Comparison of 90 degrees and 30 degrees laterally inclined positions in the prevention of pressure ulcers using transcutaneous oxygen and carbon dioxide pressures. Adv Wound Care, 9(3), 35–38.

Collins, F. (1999). The contribution made by an armchair with integral pressure-reducing cushion in the prevention of pressure sore incidence in the elderly, acutely ill patient. J Tissue Viability, 9(4), 133–137.

Defloor, T. (1997). The effect of position and mattress on the development of pressure sores. Verpleegkunde, 12(3), 140–149.

Defloor, T. (2000). The effect of position and mattress on interface pressure. Appl Nurs Res, 13(1), 2–11.

Defloor, T., De Bacquer, D. & Grypdonck, M. H. (2005). The effect of various combinations of turning and pressure reducing devices on the incidence of pressure ulcers. Int J Nurs Stud, 42(1), 37–46. doi: 10.1016/j.ijnurstu.2004.05.013.

Defloor, T. & Grypdonck, M. H. (2000). Do pressure relief cushions really relieve pressure? West J Nurs Res, 22(3), 335–350.

Deutsche Gesellschaft für Ernährungsmedizin (DGEM) (2003). Leitlinie enterale Ernährung. Aktuelle Ernährungsmedizin, 28(1), 1–120.

Deutsche Gesellschaft für Ernährungsmedizin (DGEM) (2007). Leitlinie parenterale Ernährung. Aktuelle Ernährungsmedizin, 32(1), 1–133.

Deutsches Netzwerk für Qualitätsentwicklung in der Pflege (DNQP) (2000). Expertenstandard Dekubitusprophylaxe in der Pflege. Entwicklung – Konsentierung – Implementierung. Sonderdruck. Osnabrück: Hochschule Osnabrück.

Deutsches Netzwerk für Qualitätsentwicklung in der Pflege (DNQP) (2002). Expertenstandard Dekubitusprophylaxe in der Pflege. Osnabrück: Hochschule Osnabrück.

Deutsches Netzwerk für Qualitätsentwicklung in der Pflege (DNQP) (2004). Expertenstandard Dekubitusprophylaxe in der Pflege. Entwicklung – Konsentierung – Implementierung (2. Aufl.). Osnabrück: Hochschule Osnabrück.

Deutsches Netzwerk für Qualitätsentwicklung in der Pflege (DNQP) (2009). Expertenstandard Ernährungsmanagement zur Sicherstellung und Förderung der oralen Ernährung in der Pflege. Entwicklung – Konsentierung – Implementierung. 1. Aktualisierung. Osnabrück: Hochschule Osnabrück.

Deutsches Netzwerk für Qualitätsentwicklung in der Pflege (DNQP) (2010a). Expertenstandard Dekubitusprophylaxe in der Pflege – audit-instrument. Osnabrück: Hochschule Osnabrück.

Deutsches Netzwerk für Qualitätsentwicklung in der Pflege (DNQP) (2010b). Expertenstandard Dekubitusprophylaxe in der Pflege. Entwicklung – Konsentierung – Implementierung. 1. Aktualisierung. Osnabrück: Hochschule Osnabrück.

Deutsches Netzwerk für Qualitätsentwicklung in der Pflege (DNQP) (2011). Methodisches Vorgehen zur Entwicklung, Einführung und Aktualisierung von Expertenstandards in der Pflege. Osnabrück: Hochschule Osnabrück.

Deutsches Netzwerk für Qualitätsentwicklung in der Pflege (DNQP) (2013). Hochschule Osnabrück: DNQP: Methodenpapier. http://www.wiso.hs-osnabrueck.¬de/38028.html, Zugriff am: 15.05.2013.

Diesing, P. (2009). Weichlagerung versus Freilagerung – Vergleich zweier Arbeitsprinzipien bei Sitzkissen und Matratzen zur Prophylaxe und Therapie von Dekubitus. Orthopädie-Technik, 11, 750–757.

Doccheck (2013). Medizinwissen suchen, KnowHow teilen – DocCheck Flexikon. http://www.doccheck.com/de/, Zugriff am: 15.05.2013.

Dolle, W. (2013). Grafiken. http://imajinn-design.jimdo.com/

Duden (2011). Deutsches Universalwörterbuch. 7. Aufl. Mannheim: Bibliographisches Institut.

Eberhardt, S., Heinemann, A., Kulp, W., Greiner, W., Leffmann, C., Leutenegger, M. & Schulenburg, J. M. Graf von der (2005). Dekubitusprophylaxe und -therapie. Köln: Deutsche Agentur für Health Technology Assessment des Deutschen Instituts für Dokumentation und Information .

Defloor, T., Clark, M., Witherow, A., Colin, D., Lindholm, C., Schoonhoven, L. & Moore, Z. (2005). EPUAP statement on prevalence and incidence monitoring of pressure ulcer occurrence. Journal of Tissue Viability, 15(3), 20–27.

European Pressure Ulcer Advisory Panel & National Pressure Ulcer Advisory Panel (EPUAP & NPUAP) (2009). Prevention and treatment of pressure ulcers: Quick reference guide. Washington DC: National Pressure Ulcer Advisory Panel.

Garber, S. L., Rintala, D. H., Holmes, S. A., Rodriguez, G. P. & Friedman, J. (2002). A structured educational model to improve pressure ulcer prevention knowledge in veterans with spinal cord dysfunction. J Rehabil Res Dev, 39(5), 575–588.

Gefen, A. (2009). Reswick and rogers pressure-time curve for pressure ulcer risk. Part 2. Nursing Standard, 46, 40–44.

Geyer, M. J., Brienza, D. M., Karg, P., Trefler, E. & Kelsey, S. (2001). A randomized control trial to evaluate pressure-reducing seat cushions for elderly wheelchair users. Adv Skin Wound Care, 14(3), 120–129; quiz 131–122.

GKV-Spitzenverband (2007). Hilfsmittelverzeichnis. https://hilfsmittel.gkv-spit¬zenverband.de/hmvAnzeigen_input.action, Zugriff am: 15.05.2013.

Gosnell, D. J. (1989). Pressure sore risk assessment. Part II Analysis of risk factors. Decubitus, 2(3), 40–43.

Hartigan, I., Murphy, S. & Hickey, M. (2012). Older adults‹ knowledge of pressure ulcer prevention: A prospective quasi-experimental study. Int J Older People Nurs, 7(3), 208–218. doi: 10.1111/j.1748-3743.2011.00274.x.

Hobbs, B. K. (2004). Reducing the incidence of pressure ulcers: Implementation of a turn-team nursing program. J Gerontol Nurs, 30(11), 46–51.

Huber, J., Reddy, R., Pitham, T. & Huber, D. (2008). Increasing heel skin perfusion by elevation. Adv Skin Wound Care, 21(1), 37–41. doi: 10.1097/01.asw.0000284968.07982.26.

Jolley, D. J., Wright, R., McGowan, S., Hickey, M. B., Campbell, D. A., Sinclair, R. D. & Montgomery, K. C. (2004). Preventing pressure ulcers with the Australian Medical Sheepskin: An open-label randomised controlled trial. Med J Aust, 180(7), 324–327.

Kamps, N. (2012). Druckverteilende Hilfsmittel. In: G. Schröder & J. Kottner (Hrsg.), Dekubitus und Dekubitusprophylaxe (S. 125–163). Bern: Verlag Hans Huber.

Klug-Redman, B. (1996). Patientenschulung und -beratung. Berlin: Ullstein Mosby.

Konishi, C., Sugama, J., Sanada, H., Okuwa, M., Konya, C., Nishizawa, T. & Shimamura, K. (2008). A prospective study of blanchable erythema among university hospital patients. Int Wound J, 5(3), 470–475. doi: 10.1111/j.1742–481X.2007.00380.x.

Kottner, J. (2012). Was sind Dekubitus? In G. Schröder & J. Kottner (Hrsg.), Dekubitus und Dekubitusprophylaxe (S. 13–41). Bern: Verlag Hans Huber.

Kottner, J., Balzer, K., Dassen, T. & Heinze, S. (2009). Pressure ulcers: A critical review of definitions and classifications. Ostomy Wound Manage, 55(9), 22–29.

Kottner, J., Dassen, T. & Lahmann, N. (2009). Comparison of two skin examination methods for grade 1 pressure ulcers. J Clin Nurs, 18(17), 2464–2469. doi: 10.1111/j.1365–2702.2009.02832.x.

Kottner, J. & Balzer, K. (2010). Do pressure ulcer risk assessment scales improve clinical practice? J Multidiscip Healthc, 3, 103–111.

Kottner, J. & Halfens, R. (2010). Moisture lesions: Interrater agreement and reliability. J Clin Nurs, 19(5–6), 716–720. doi: 10.1111/j.1365–2702.2009.03109.x.

Kottner, J. & Tannen, A. (2010). Literaturstudie. In DNQP (Hrsg.), Expertenstandard Dekubitusprophylaxe in der Pflege. Entwicklung – Konsentierung – Implementierung (S. 21–41). Osnabrück: Hochschule Osnabrück.

Lahmann, N. & Kottner, J. (2011). Dekubitus: Prävalenz und Inzidenz in deutschen Krankenhäusern. KCI Times, 8–11.

Lahmann, N., Kottner, J., Heinze, C., Schmitz, G. & Wilborn, D. (2010). Pflegeprobleme in Deutschland – Ergebnisse von 10 Jahren Forschung in Pflegeheimen und Kliniken 2001–2010. Berlin.

Le, K. M., Madsen, B. L., Barth, P. W., Ksander, G. A., Angell, J. B. & Vistnes, L. M. (1984). An in-depth look at pressure sores using monolithic silicon pressure sensors. Plast Reconstr Surg, 74(6), 745–756.

Leffmann, C., Anders, J., Heinemann, A., Leutenegger, M. & Pröfener, F. (2002). Dekubitus, Gesundheitsberichterstattung des Bundes, Heft 12.

Lindenberg, E., Mayer, H., Panfil, E.-M. & Evers, G. (2003). Die Prävalenz von Dekubitus in der ambulanten Pflege. Printernet, 5, 1–6.

Linder-Ganz, E., Engelberg, S., Scheinowitz, M. & Gefen, A. (2006). Pressure-time cell death threshold for albino rat skelet al muscles as related to pressure sore biomechanics. Journal of Biomechanics, 39, 2725–2732.

Lippert, H. (2006). Wundatlas – Kompendium der komplexen Wundbehandlung (2. Aufl.). Stuttgart: Georg Thieme Verlag.

Lowthian, P. T. (2005). Trauma and thrombosis in the pathogenesis of pressure ulcers. Clin Dermatol, 23(1), 116–123. doi: 10.1016/j.clindermatol.2004.10.001.

Lyder, C. H., Shannon, R., Empleo-Frazier, O., McGeHee, D. & White, C. (2002). A comprehensive program to prevent pressure ulcers in long-term care: Exploring costs and outcomes. Ostomy Wound Manage, 48(4), 52–62.

McInnes, E., Jammali-Blasi, A., Bell-Syer, S. E., Dumville, J. C. & Cullum, N. (2011). Support surfaces for pressure ulcer prevention. Cochrane Database Syst Rev(4), CD001735. doi: 10.1002/14651858.CD001735.pub4.

Medical Education Partnership Ltd. (MEP) (2010). Internationale Übersicht Dekubitusprophylaxe. Druck, Scherkräfte, Reibung und Mikroklima im Kontext. Ein Konsensusdokument. London: Wounds International.

Meesterberends, E., Halfens, R., Lohrmann, C. & de Wit, R. (2010). Pressure ulcer guideline development and dissemination in Europe. J Clin Nurs, 19(11–12), 1495–1503. doi: 10.1111/j.1365–2702.2010.03229.x.

Mistiaen, P. J., Jolley, D. J., McGowan, S., Hickey, M. B., Spreeuwenberg, P. & Francke, A. L. (2010). A multilevel analysis of three randomised controlled trials of the Australian Medical Sheepskin in the prevention of sacral pressure ulcers. Med J Aust, 193(11–12), 638–641.

NANDA (2012–2014). NANDA International, Pflegediagnosen (Definitionen und Klassifikationen 2012–2014). 1. Aufl. Kassel: RECOM.

National Institute for Health and Clinical Excellence (NICE) (2005). Pressure ulcers – the management of pressure ulcers in primary and secondary care. London: Royal College of Nursing.

National pressure Ulcer Advisory Panel and European Pressure Ulcer Advisory Panel (NPUAP & EPUAP) (2009). Prevention and treatment of pressure ulcers: Clinical practice guideline. Washington DC: National Pressure Ulcer Advisory Panel.

Nixon, J., Cranny, G. & Bond, S. (2007). Skin alterations of intact skin and risk factors associated with pressure ulcer development in surgical patients: A cohort study. Int J Nurs Stud, 44(5), 655–663. doi: 10.1016/j.ijnurstu.2006.02.010.

Nixon, J., Cranny, G., Iglesias, C., Nelson, E. A., Hawkins, K., Phillips, A. & Cullum, N. (2006). Randomised, controlled trial of alternating pressure mattresses compared with alternating pressure overlays for the prevention of pressure ulcers: Pressure (pressure relieving support surfaces) trial. BMJ, 332(7555), 1413. doi: 10.1136/bmj.38849.478299.7C.

Papanikolaou, P., Lyne, P. & Anthony, D. (2007). Risk assessment scales for pressure ulcers: A methodological review. Int J Nurs Stud, 44(2), 285–296. doi: 10.1016/j.ijnurstu.2006.01.015.

Peltzer, K. & von Normann, R. (1992). Das treffende Wort: Wörterbuch sinnverwandter Ausdrücke – zu den meisten Stichwörtern Gegenbegriffe und mit integriertem Fremdwörter-Verzeichnis 22. Aufl. Thun: Ott.

Polit, D. F. & Beck, C. T. (2008). Nursing research – generating and assessing evidence for nursing practice (8. Aufl.). Philadelphia, PA: Wolters kluwer, Lippincott Williams & Wilkins.

Pschyrembel, W. (2012). Pschyrembel klinisches Wörterbuch 2013. 264. Aufl. Berlin: de Gruyter.

Pschyrembel, W. (2011). Pschyrembel klinisches Wörterbuch 2012. 263. Aufl. Berlin: de Gruyter.

Quintavalle, P. R., Lyder, C. H., Mertz, P. J., Phillips-Jones, C. & Dyson, M. (2006). Use of high-resolution, high-frequency diagnostic ultrasound to investigate the pathogenesis of pressure ulcer development. Adv Skin Wound Care, 19(9), 498–505.

Reswick, J. B. & Rogers, J. E. (1976). Experience at rancho los amigos hospital with devices and techniques that prevent pressure ulcer sores. In R. M. Kenedi & J. M. Cowden (Hrsg.), Bedsoure biomechanics (S. 301–310). London: The Macmillan Press.

Reus, U., Huber, H. & Heine, U. (2005). Nursing care assessment and decubitus ulcer. A data evaluation of nursing care in the mdk-wl. Z Gerontol Geriatr, 38(3), 210–217. doi: 10.1007/s00391–005–0275–0.

Reuter, P. (2007). Springer Klinisches Wörterbuch 2007/2008. Heidelberg: Springer Medizin Verlag.

Rintala, D. H., Garber, S. L., Friedman, J. D. & Holmes, S. A. (2008). Preventing recurrent pressure ulcers in veterans with spinal cord injury: Impact of a structured education and follow-up intervention. Arch Phys Med Rehabil, 89(8), 1429–1441. doi: 10.1016/j.apmr.2008.01.015.

Robinson, C., Gloekner, M., Bush, S., Copas, J., Kearns, C., Kipp, K. & Wentz, D. (2003). Determining the efficacy of a pressure ulcer prevention program by collecting prevalence and incidence data: A unit-based effort. Ostomy Wound Manage, 49(5), 44–46, 48–51.

Sanada, H., Sugama, J., Matsui, Y., Konya, C., Kitagawa, A., Okuwa, M. & Omote, S. (2003). Randomised controlled trial to evaluate a new double-layer air-cell overlay for elderly patients requiring head elevation. J Tissue Viability, 13(3), 112–114, 116, 118 passim.

Schiemann, D., Blumenberg, P. & Büscher, A. (2010). Methodisches Vorgehen und Ergebnisse der Aktualisierung des Expertenstandards Dekubitusprophylaxe in der Pflege Expertenstandards Dekubitusprophylaxe in der Pflegeentwicklung – Konsentierung – Implementierung. 1. Aktualisierung (S. 7–16). Osnabrück: Hochschule Osnabrück.

Schubart, J. R., Hilgart, M. & Lyder, C. (2008). Pressure ulcer prevention and management in spinal cord-injured adults: Analysis of educational needs. Adv Skin Wound Care, 21(7), 322–329. doi: 10.1097/01.asw.0000323521.93058.47.

Seiler, W. O., Allen, S. & Stahelin, H. B. (1986). Influence of the 30 degrees laterally inclined position and the ›super-soft‹ 3-piece mattress on skin oxygen tension on areas of maximum pressure – implications for pressure sore prevention. Gerontology, 32(3), 158–166.

Shea, J. D. (1975). Pressure sores. Classification and Management. Clinical Orthopeadis Related Research, 12, S. 89–100.

Stausberg, J., Kroger, K., Maier, I., Niebel, W. & Schneider, H. (2005). Frequency of decubitus ulcer in patients of a university medical center. Combination of routine documentation and cross-sectional study. Dtsch Med Wochenschr, 130(41), 2311–2315. doi: 10.1055/s-2005–918568.

Stockton, L., Gebhardt, K. S. & Clark, M. (2009). Seating and pressure ulcers: Clinical practice guideline. J Tissue Viability, 18(4), 98–108. doi: 10.1016/j.jtv.2009.09.001.

Strupeit, S. & Bauernfeind, G. (2012). Dekubitusrisikoassessment auf der Grundlage von nanda-i Pflegediagnosen. Zeitschrift für Wundheilung, 1, 28–31.

Strupeit, S. & Bauernfeind, G. (2013). Dekubitusklassifikationen im Vergleich – systematischer Überblick. www.dgfw-akademie.de/app/download/5783674913/¬Dekbutisklassifikationen_2Auflage.pdf.

Strupeit, S., Buß, A., Hasseler, M. & Dassen, T. (2012). Wissen zu Dekubitus – welches Wissen wird an deutschen Pflegeschulen gelehrt? Zeitschrift für Wundheilung (accepted paper)

Tabali, M., Ostermann, T., Jeschke, E., Dassen, T. & Heinze, C. (2013). Does the care dependency of nursing home residents influence their health-related quality of life? – A cross-sectional study. Health Qual Life Outcomes, 11, 41. doi: 10.1186/1477–7525–11–41.

Takahashi, M., Black, J., Dealey, C. & Gefen, A. (2010). Internationale Übersicht. Dekubitusprophylaxe. Druck, Scherkräfte, Reibung und Mikroklima im Kontext. Ein Konsensusdokument. London: Wounds International.

Tannen, A., Balzer, K., Kottner, J., Dassen, T., Halfens, R. & Mertens, E. (2010). Diagnostic accuracy of two pressure ulcer risk scales and a generic nursing assessment tool. A psychometric comparison. J Clin Nurs, 19(11–12), 1510–1518. doi: 10.1111/j.1365–2702.2009.03005.x.

Then, C., Menger, J., Benderoth, G., Alizadeh, M., Vogl, T. J., Hubner, F. & Silber, G. (2008). Analysis of mechanical interaction between human gluteal soft tissue and body supports. Technol Health Care, 16(1), 61–76.

Tymec, A. C., Pieper, B. & Vollman, K. A. (1997). Comparison of two pressure relieving devices on the prevention of heel pressure ulcers. Advances in Wound Care, 10(1), 39–44.

Van Gaal, B. G., Schoonhoven, L., Vloet, L. C., Mintjes, J. A., Borm, G. F., Koopmans, R. T. & Achterberg, T. van (2010). The effect of the safe or sorry? Programme on patient safety knowledge of nurses in hospitals and nursing homes: A cluster randomised trial. Int J Nurs Stud, 47(9), 1117–1125. doi: 10.1016/j.ijnurstu.2010.02.001.

Vanderwee, K., Grypdonck, M., De Bacquer, D. & Defloor, T. (2009). The identification of older nursing home residents vulnerable for deterioration of grade 1 pressure ulcers. J Clin Nurs, 18(21), 3050–3058. doi: 10.1111/j.1365–2702.2009.02860.x.

Vanderwee, K., Grypdonck, M. H., De Bacquer, D. & Defloor, T. (2006). The reliability of two observation methods of nonblanchable erythema, grade 1 pressure ulcer. Appl Nurs Res, 19(3), 156–162. doi: 10.1016/j.apnr.2005.06.005.

Vanderwee, K., Grypdonck, M. H., De Bacquer, D. & Defloor, T. (2007). Effectiveness of turning with unequal time intervals on the incidence of pressure ulcer lesions. J Adv Nurs, 57(1), 59–68. doi: 10.1111/j.1365–2648.2006.04060.x.

Vanderwee, K., Grypdonck, M. H. & Defloor, T. (2005). Effectiveness of an alternating pressure air mattress for the prevention of pressure ulcers. Age Ageing, 34(3), 261–267. doi: 10.1093/ageing/afi057.

Völker AG (2009). Völker MiS® Activ. Das aktive Micro-Stimulations-System als Unterstützung zur Dekubitustherapie, zur Mobilisierung, Schmerzreduzierung und Wahrnehmungsförderung. Witten: Völker AG.

Wensing, M., Bosch, M. & Grol, R. (2010). Developing and selecting interventions for translating knowledge to action. CMAJ, 182(2), E85–88. doi: 10.1503/cmaj.081233.

Wied, S. & Warmbrunn, A. (Hrsg.) (2012). Pschyrembel Pflege. 3., überarb. Aufl. Berlin: De Gruyter.

Wilborn, D., Halfens, R. J. & Dassen, T. (2009). Evidence-based education and nursing pressure ulcer prevention textbooks: Does it match? Worldviews on Evidence-Based Nursing, 5(3), 1–6.

Young, T. (2004). The 30 degree tilt position vs the 90 degree lateral and supine positions in reducing the incidence of non-blanching erythema in a hospital in-patient population: A randomised controlled trial. J Tissue Viability, 14(3), 88, 90, 92–86.

Zegelin-Abt, A. (2000). Patientenedukation – eine neue Aufgabe für die Pflege. Die Schwester/Der Pfleger, 39(1), 56–59.

Zetkin, M., Schaldach, H. (1999). Lexikon der Medizin. 16. Aufl. Wiesbaden: Ullstein Medical.

Stichwortverzeichnis

Anhang

Anhang 1: Formular Schmerztagebuch

Schmerztagebuch

Wunddokumentation nach
UFER-Prinzip©

Klient: _____

Geburtsdatum: _____

Lokalisation (siehe auch Körperskizze)

Besonderheiten für diesen Tag

Tagesprotokoll für Datum:		Uhrzeit	Uhrzeit	Uhrzeit	Uhrzeit	Uhrzeit	Uhrzeit	Uhrzeit	Uhrzeit
Schmerzintensität	Schmerzen nach Selbsteinschätzung (NRS-Skala) keine Schmerzen = 0 stärkste Schmerzen = 10								
	Belastungsschmerz								
	Ruheschmerz								
Schmerzzeit	Schmerzzeit in Minuten (Min) und Stunden (Std)								
	Dauerschmerzen (+ / -)								
Empfindet die Schmerzen als	dumpf								
	drückend								
	scharf								
	ziehend								
	stechend								
	klopfend								
	pochend								
	heiß								
Handzeichen									

Dokumentationssystem UFER-Prinzip © Gonda Bauernfeind
Nomenklatur/Empfehlungen aus der S3 Leitlinie der Deutschen Gesellschaft für Wundheilung und Wundbehandlung (DGfW e.V.)

Zu beziehen über: www.tnbildung.de

Seite
1 von 3

212

Anhang 1: Formular Schmerztagebuch – Fortsetzung

Wunddokumentation nach
UFER-Prinzip©

Schmerztagebuch

Klient: _____

Geburtsdatum: _____

Tagesprotokoll			Uhrzeit	Uhrzeit	Uhrzeit	Uhrzeit	Uhrzeit	Uhrzeit	Uhrzeit	Uhrzeit
Gesteigertes Schmerzempfinden	Auf leichte Berührung (Bettdecke)									
	Brenngefühl (Brennnessel)									
	Kribbelgefühl (Ameisenlaufen)									
	Blitzartig (elektrisierend)									
	Auf Kälte									
	Auf Wärme (Badewasser)									
	Taubheitsgefühl									
	Leichter Druck (starke Schmerzen)									
Stimmungslage	sehr gut = 1	sehr schlecht = 6								
Anspannung .	entspannt = 1	sehr angespannt = 6								
Unruhe	bin gelassen = 1	bin rastlos = 6								
Glücksgefühl	sehr glücklich = 1	sehr unglücklich = 6								
Gemütslage	lustig oder wie immer = 1	kann nicht mehr lachen = 6								
Panikattacken	keine Panikattacken = 1	Panikattacken = 6								
Wohlbefinden	sehr gut = 1	sehr schlecht = 6								
Übelkeit	keine Übelkeit = 1	starke Übelkeit = 6								
Magenbeschwerden	keine Beschwerden = 1	starke Beschwerden = 6								
Konzentration	konzentriert = 1	unkonzentriert = 6								
Antriebsarmut	aktiv = 1	antriebsarm = 6								
Schwindel	kein Schwindel = 1	sehr schwindelig = 6								
Schwitzen	nicht geschwitzt = 1	stark geschwitzt = 6								
Erschöpfung	normal = 1	sehr müde = 6								
Schlafstörungen	durchschlafen = 1	Nachtruhe sehr gestört = 6								

Anhang 1: Formular Schmerztagebuch – Fortsetzung

Schmerztagebuch

Wunddokumentation nach
UFER-Prinzip ©

Klient: _____

Geburtsdatum: _____

Analgetika (Schmerzmedikamente) Antikonvulsiva (Antiepileptika) Muskelrelaxantien	Uhrzeit	Uhrzeit	Uhrzeit	Uhrzeit	Uhrzeit	Uhrzeit	Uhrzeit	Uhrzeit
Antidepressiva								
Sonstiges								
Antiemetika — Übelkeit (X)								
Laxantien — Stuhlgang (X)								
Handzeichen								

Dokumentationssystem UFER-Prinzip © Gonda Bauernfeind
Nomenklatur/Empfehlungen aus der S3 Leitlinie der Deutschen Gesellschaft für Wundheilung und Wundbehandlung (DGfW e.V.)

Zu beziehen über: www.tnbildung.de

Seite 3 von 3

Anhang 2: Formular Schmerzskala ECPA

Wunddokumentation nach
UFER-Prinzip©

Klient: _____

Geburtsdatum: _____

Schmerzskala ECPA

Dimension 1 — Beobachtungen außerhalb der Pflege

Item 1	Verbale Äußerungen: Stöhnen, Klagen, Weinen, Schreien
0 Punkt	Patient macht keine Äußerungen
1 Punkt	Schmerzäußerungen, wenn Patient angesprochen wird
2 Punkte	Schmerzäußerungen, sobald jemand beim Patienten ist
3 Punkte	Spontane Schmerzäußerungen oder spontanes leises Weinen, Schluchzen
4 Punkte	Spontanes Schreien bzw. qualvolle Äußerungen

Item 2	Gesichtsausdruck: Blick und Mimik
0 Punkt	entspannter Gesichtsausdruck
1 Punkt	besorgter, gespannter Gesichtsausdruck
2 Punkte	ab und zu Verziehen des Gesichts, Grimassen
3 Punkte	verkrampfter und/oder ängstlicher Blick
4 Punkte	vollständig starrer Blick/Ausdruck

Item 3	Spontane Ruhehaltung
0 Punkt	keinerlei Schonhaltung
1 Punkt	Vermeidung bestimmter Position, Haltung
2 Punkte	Patient wählt eine Schonhaltung, aber kann sich bewegen
3 Punkte	Patient sucht erfolglos eine schmerzfreie Schonhaltung
4 Punkte	Patient bleibt vollständig immobil

Dimension 2 — Beobachtungen während der Pflege

Item 4	Ängstliche Abwehr bei der Pflege
0 Punkt	Patient zeigt keine Angst
1 Punkt	ängstlicher Blick, angstvoller Ausdruck
2 Punkte	Patient reagiert mit Unruhe
3 Punkte	Patient reagiert aggressiv
4 Punkte	Patient schreit, stöhnt, jammert

Item 5	Reaktionen bei der Mobilisation
0 Punkt	Patient steht auf/lässt sich mobilisieren ohne spezielle Beachtung
1 Punkt	Patient hat gespannten Blick/scheint Mobilisation und Pflege zu fürchten
2 Punkte	Patient klammert mit den Händen/macht Gebärden bei Mobilisation und Pflege
3 Punkte	Patient nimmt während Mobilisation und Pflege Schonhaltung ein
4 Punkte	Patient wehrt sich gegen Mobilisation und Pflege

Item 6	Reaktionen während Pflege von schmerzhaften Zonen
0 Punkt	keinerlei negative Reaktionen während Pflege
1 Punkt	Reaktionen während Pflege, ohne weitere Bezeichnung
2 Punkte	Reaktionen beim Anfassen oder Berühren schmerzhafter Zonen
3 Punkte	Reaktion bei flüchtiger Berührung schmerzhafter Zonen
4 Punkte	Unmöglichkeit, sich schmerzhaften Zonen zu nähern

Dimension 3 — Auswirkungen auf Aktivitäten

Item 8	Auswirkungen auf Appetit
0 Punkt	keine Veränderungen bezüglich Appetit
1 Punkt	leicht reduzierter Appetit, isst nur einen Teil der Mahlzeiten
2 Punkte	muss animiert werden, einen Teil der Mahlzeiten zu essen
3 Punkte	isst trotz Aufforderung nur ein paar Bissen
4 Punkte	verweigert jegliche Nahrung

Item 9	Auswirkungen auf Schlaf
0 Punkt	guter Schlaf, beim Aufwachen ist Patient ausgeruht
1 Punkt	Einschlafschwierigkeiten oder verfrühtes Erwachen
2 Punkte	Einschlafschwierigkeiten und verfrühtes Erwachen
3 Punkte	zusätzliches nächtliches Erwachen
4 Punkte	seltener oder fehlender Schlaf

Item 10	Auswirkungen auf Bewegung
0 Punkt	Patient mobilisiert und bewegt sich wie gewohnt
1 Punkt	Pat. bewegt sich wie gewohnt, vermeidet aber gewisse Bewegungen
2 Punkte	seltenere/verlangsamte Bewegungen
3 Punkte	Immobilität
4 Punkte	Apathie oder Unruhe

Dokumentationssystem UFER-Prinzip © Gonda Bauernfeind — Zu beziehen über: www.tnbildung.de — Seite

Nomenklatur/Empfehlungen aus der S3 Leitlinie der Deutschen Gesellschaft für Wundheilung und Wundbehandlung (DGfW e.V.) — 1 von 2

215

Anhang 2: Formular Schmerzskala ECPA – Fortsetzung

Schmerzskala ECPA

Wunddokumentation nach
UFER-Prinzip©

Klient: _____

Geburtsdatum: _____

Datum:	Item 7	verbale Äußerungen während der Pflege	Item 11	Auswirkungen auf Kommunikation und Kontaktfähigkeit
	0 Punkt	keine Äußerungen während der Pflege	0 Punkt	üblicher Kontakt
	1 Punkt	Schmerzäußerungen, wenn man sich an den Patienten wendet	1 Punkt	Herstellen von Kontakt erschwert
Punkte:	2 Punkte	Schmerzäußerungen, sobald Pflegende beim Patienten ist	2 Punkte	Patient vermeidet Kontaktaufnahme
	3 Punkte	Spontane Schmerzäußerungen oder spontanes leises Weinen, Schluchzen	3 Punkte	Fehlen jeglichen Kontakts
HDZ:	4 Punkte	Spontanes Schreien bzw. qualvolle Äußerungen	4 Punkte	Totale Indifferenz

Schmerzerfassung und Behandlung bei »sprachlosen« Menschen ECPA
(Echelle comportementale de la douleur pour personnes agees non communicates)

Menschen mit Kommunikationsstörungen, vor allem Demente, können meist nicht mehr auf ihre Schmerzen hinweisen.

Offenbar ist es in einem fortgeschrittenen Stadium der Krankheit für den Betroffenen nicht mehr möglich, Schmerzen einem bestimmten Ort im Körper zuzuordnen, z. B. wird bei Brustschmerzen/Halsschmerzen auf den Bauch gezeigt.

Das ECPA-Schmerzschema zur Erfassung und Erfolgskontrolle einer Schmerztherapie eignet sich besonders bei älteren Menschen mit stark eingeschränkter Kommunikation. Die Schmerzskala wurde seit 1993 in Frankreich entwickelt und validiert. Bis dahin gab es keine validierten Schmerzskalen für diese Patientengruppe.

Die zugrunde liegende Methode der ECPA beruht auf der Beobachtung des Verhaltens in drei verschiedenen Bereichen, das Verhalten des Patienten außerhalb und während der Pflege sowie dessen Auswirkung auf seine Aktivitäten.

Die ECPA-Schmerzerfassungsskala umfasst drei Dimensionen und gliedert sich in verschiedene Items, die die ansteigende Veränderung der Verhaltensweise beschreibt.

- **In der Dimension I**   (Item 1–3)
beurteilt man das Verhalten außerhalb der Pflege und registriert verbale Äußerungen, Gesichtsausdruck und Ruhehaltung des Bewohners

- **Die Dimension II**   (Item 4–7)
betrifft Beobachtungen während der Pflege. Hier achtet man auf ängstliche Abwehrreaktionen, Verhalten bei der Mobilisation, Reaktionen bei der Pflege schmerzhafter Zonen und die verbalen Äußerungen während der Pflege

- **Die Dimension III**   (Item 8–11)
zielt auf die Veränderungen der gewohnten Aktivitäten des Bewohners, wie die Auswirkung auf den Appetit, den Schlaf, den Bewegungsablauf und die Kommunikation (wenn noch etwas vorhanden) bzw. Kontaktfähigkeit

Der Gesamtpunktestand wird aus der Summe aller 11 Items ermittelt und reicht von »kein Schmerz« (= 0 Punkte) bis »stärkster Schmerz« (= 44 Punkte)

Schmerzskala ECPA

Anhang 3: Formular Dekubitusrisikoassessment

Wunddokumentation nach

UFER-Prinzip©

Gefahr einer Hautschädigung (NANDA 2012/2014)

Klient, Geb.: _____

Standardisiertes Risikobewertungsinstrument zur Erfassung der beeinträchtigten Aktivität – Mobilität – Bewegung – Dekubitusrisiko Assessment © Strupeit/Bauernfeind 2011–2014

| *Gesicherter Risikofaktor*
☐ Konvexe Knochenvorsprünge | *Maßgeblich assoziierte Risikofaktoren*
☐ *Dekubitus in der Anamnese (Abgeheilte oder aktuelle Dekubitalulzeration)*
☐ *Hohes Lebensalter* ☐ *Pflegebedürftigkeit* | *Erschwerte Hautbeobachtung*
☐ *Dunkel pigmentierte Haut* |

Klasse: Aktivität/Bewegung

☐ **Beeinträchtigte Mobilität im Bett**
- ☐ Beeinträchtigte Fähigkeit, seine Position im Bett zu verändern
- ☐ *Beeinträchtigte Fähigkeit, Position zu halten »rutscht«*
- ☐ *Beeinträchtigte Fähigkeit zu Makrobewegungen*
- ☐ *Beeinträchtigte Fähigkeit zu Mikrobewegungen*
- ☐ Kognitive Beeinträchtigung
- ☐ Konditionsabbau
- ☐ Fehlendes Wissen
- ☐ Umgebungsbedingte Einschränkungen
- ☐ Bettgröße ☐ Bettenart ☐ Behandlungsgeräte
- ☐ Freiheitsbeschränkende Maßnahmen
- ☐ Ungenügende Muskelkraft
- ☐ Muskuloskeletale Beeinträchtigung
- ☐ Neuromuskuläre Beeinträchtigung
- ☐ Adipositas
- ☐ Schmerzen
- ☐ *Sedativa und Hypnotika*

☐ **Beeinträchtigte körperliche Mobilität**
- ☐ Verminderte (langsamere) Reaktionsfähigkeit
- ☐ Schwierigkeit, sich zu drehen
- ☐ Begrenzte Bewegungsfähigkeit
- ☐ Belastungsdyspnoe ☐ Angst
- ☐ Begrenzte Fähigkeit, grobmotorische Fertigkeiten auszuüben
- ☐ Begrenzte Fähigkeit, feinmotorische Fertigkeiten auszuüben
- ☐ Verlangsamte Bewegungen
- ☐ Bewegungsinduzierter Tremor
- ☐ Inaktivität ☐ Sonden ☐ Katheter ☐ Hilfsmittel
- ☐ Integritätsverlust knöcherner Strukturen
- ☐ Kontrakturen ☐ Gelenksteife ☐ Spastiken
- ☐ Reduzierte Muskelkontrolle
- ☐ Reduzierte Muskelmasse ☐ Reduzierte Muskelkraft
- ☐ Mangelernährung
- ☐ Pharmazeutische Wirkstoffe
- ☐ *Instabile Körperhaltung (Herunterrutschen Stuhl)*

Klasse: Physische Verletzung

☐ **Gefahr eines Immobilitätssyndroms**
- ☐ Veränderter Bewusstseinszustand
- ☐ Mechanische Immobilisierung
- ☐ Verordnete Immobilisierung
- ☐ Lähmung ☐ Starke Schmerzen

☐ **Beeinträchtigte Gehfähigkeit**
☐ **Beeinträchtigte Transferfähigkeit**
☐ **Beeinträchtigte Mobilität mit dem Rollstuhl**

Klasse: Kardiovaskuläre/Pulmonale Reaktionen

☐ **Periphere Durchblutungsstörung**
- ☐ Fehlende Pulse ☐ Verminderte Pulse ☐ Ödeme
- ☐ *Claudicatio-intermittens (Schaufensterkrankheit)*
- ☐ Rauchen ☐ Hypertonie ☐ Diabetes mellitus
- ☐ Fehlendes Wissen über Krankheitsverlauf
  (z. B. Diabetes, Hyperlipidämie)

☐ **Gefahr einer kardialen Durchblutungsstörung**
- ☐ Hypoxie *(Sauerstoffmangelversorgung des Gewebes)*

☐ **Verminderte Herzleistung**
- ☐ Ödeme ☐ Müdigkeit

☐ **Aktivitätsintoleranz**
- ☐ Abnorme Blutdruckveränderung als Reaktion auf Aktivität/Belastung
- ☐ Abnorme Herzfrequenz als Reaktion auf Aktivität/Belastung
- ☐ Unbehagen bei körperlicher Anstrengung/Belastung
- ☐ Dyspnoe bei körperlicher Anstrengung/Belastung
- ☐ Bettruhe, Bettlägerigkeit ☐ Immobilität
- ☐ Allgemeine Schwäche
- ☐ Missverhältnis zwischen Sauerstoffangebot und Sauerstoffbedarf
- ☐ Bewegungsarme bzw. sitzende Lebensweise

☐ **Unwirksamer Atemvorgang**

Klasse: Physische Verletzung

☐ **Verzögerte postoperative Erholung**
- ☐ Schwierigkeit, sich zu bewegen
- ☐ Klagt über Schmerzen ☐ Klagt über Beschwerden
- ☐ Starke Müdigkeit/Erschöpfung (Fatigue)
- ☐ Appetitverlust ☐ mit Übelkeit ☐ ohne Übelkeit

☐ **Hautschädigung**
- ☐ Zerstörte Hautschichten
  - ☐ *Hautirritation* ☐ *Intertrigo*
  - ☐ *Mazeration* ☐ *Verbrennung* ☐ *Reibung*
- ☐ Schädigung der Hautoberfläche (Epidermis)
  - ☐ *Allergisches Kontaktekzem* ☐ *Hautmykose*
- ☐ Eindringen in Körperstrukturen

☐ *Störung der Barrierefunktion*
- ☐ *Falsche Hautpflege* ☐ *Fehlende Körperhygiene*
- ☐ *Übertriebene, unsachgemäße Körperhygiene*

☐ *Mangelernährung der Haut*
- ☐ *Fibrose* ☐ *Diabetes* ☐ *pAVK*
- ☐ *Polyneuropathie* ☐ *Cortison* ☐ *Altershaut*
- ☐ *Hautfeuchtigkeit* ☐ *Schweiß* ☐ *Exsudat* ☐ *Sekret*

☐ **Gewebeschädigung**
- ☐ Zerstörtes Gewebe

☐ **Unwirksame Atemwegsclearance** (Selbstreinigung der Atemwege)

☐ **Gefahr eines perioperativen Lagerungsschadens**
- ☐ Desorientierung ☐ Ödeme ☐ Kachexie
- ☐ Immobilisierung ☐ Adipositas
- ☐ Sensorische Wahrnehmungsstörung aufgrund einer Anästhesie

☐ **Gefahr einer Gesundheitsschädigung**
- ☐ Menschliche z. B. nosokomiale/psychomotorische Faktoren
- ☐ *Reibung (Unruhe, Schleifen mit der Ferse)*

Hdz, Datum _____

218

Anhang 3: Formular Dekubitusrisikoassessment – Fortsetzung

Wunddokumentation nach

UFER-Prinzip ©

Gefahr einer Hautschädigung (NANDA 2012/2014)

Klient, Geb.: _____

Standardisiertes Risikobewertungsinstrument
zur Erfassung der beeinträchtigten
Aktivität – Mobilität – Bewegung – Dekubitusrisiko
Assessment © Strupeit/Bauernfeind 2011–2014

Klasse: Flüssigkeitszufuhr	Klasse: Nahrungsaufnahme	Klasse: Magen-/Darmfunktion
☐ Flüssigkeitsüberschuss ☐ Flüssigkeitsdefizit	☐ Überernährung ☐ Mangelernährung	☐ Diarrhö ☐ Stuhlinkontinenz

Klasse: Harntraktfunktion / **Klasse: Respiratorische Funktion** / **Klasse: Kommunikation**

☐ Beeinträchtigte Urinausscheidung | ☐ Beeinträchtigter Gasaustausch | ☐ Beeinträchtigte verbale Kommunikation

Klasse: Infektion / **Klasse: Physische Regulation** / **Klasse: Schlaf/Ruhe**

☐ Infektionsgefahr | ☐ Hypothermie ☐ Hyperthermie | ☐ Gestörtes Schlafmuster
  ☐ Freiheitseinschränkende Maßnahme
  ☐ Unvertraute Schlafausstattung (*z. B. Hilfsmittel*)

Klasse: Energiehaushalt / **Klasse: Aufmerksamkeit** / **Klasse: Pharmakologische Funktion**

☐ Fatigue (*Erschöpfungszustand*)
  ☐ Energiemangel ☐ Schläfrig
  ☐ Desinteresse an der Umgebung
  ☐ Zunahme an Klagen über körperliche Beschwerden

☐ Neglect
  ☐ Scheint sich der Lagerung der vernachlässigten Extremität nicht bewusst zu sein
  ☐ Kann die Extremitäten nicht zur vernachlässigten Halbseite bewegen, trotz wahrgenommener Reize in diesem Bereich

☐ Nebenwirkung von Medikamenten oder Drogen
  ☐ *Nichtsteroidale Antiphlogistika z. B. ASS, Diclofenac*
  ☐ *Analgetika*
  ☐ *Kreislaufaktive Medikamente*

Klasse: Coping-Reaktionen / **Klasse: Gesundheitsbewusstsein** / **Klasse: Kognition**

☐ Gefährdendes familiäres Coping (*Bewältigung*)
  ☐ Bezugsperson bemüht sich mit unbefriedigenden Ergebnissen um Hilfestellung
  ☐ Bezugsperson bemüht sich mit unbefriedigenden Ergebnissen um unterstützendes Verhalten
  ☐ Bezugsperson zeigt Schutzverhalten, das nicht im Verhältnis zu den Fähigkeiten des Klienten steht
  ☐ Bezugsperson zeigt Schutzverhalten, das nicht im Verhältnis zum Bedürfnis des Klienten nach Autonomie steht
  ☐ Bezugsperson beginnt eine eingeschränkte persönliche Kommunikation mit dem Klienten
  ☐ Bezugsperson zieht sich vom Klient zurück

☐ Bewegungsarmer Lebensstil
  ☐ Wählt einen Tagesablauf ohne körperliche Bewegung
  ☐ Äußert Vorliebe für bewegungsarme Betätigungen/Beschäftigungen
  ☐ Zeigt physischen Konditionsabbau
  ☐ Fehlendes Interesse ☐ Fehlende Motivation
  ☐ Fehlendes Wissen über die Vorteile der körperlichen Bewegung für die Gesundheit ☐ Fehlende Möglichkeiten (z. B. Zeit, Geld, Gesellschaft, Räumlichkeiten)
  ☐ Fehlendes Training, um körperliche Beweglichkeit zu erreichen

☐ Wissensdefizit
  ☐ Ungenaues Umsetzen von Anweisungen
  ☐ Nicht angemessene/übertriebene Verhaltensweisen

☐ Beeinträchtigte Gedächtnisleistung
  ☐ Vergisst, eine Handlung zu einer geplanten Zeit auszuführen
  ☐ Unfähigkeit, sich an sachliche Informationen zu erinnern
  ☐ Unfähigkeit, neue Fertigkeiten zu erlernen

Klasse: Übereinstimmung von Werten/Glauben/Handlung / **Klasse: Gesundheitsmanagement**

☐ Noncompliance
  ☐ Verhalten weist auf ein Scheitern im Einhalten hin
  ☐ Nachweisliche Entwicklung von Komplikationen
  ☐ Nachweisliche Verschlimmerung der Symptome
  ☐ Nichteinhalten von Terminen
  ☐ Nichterzielen von Fortschritten

☐ Unwirksamer Selbstschutz
☐ Unwirksames familiäres Therapiemanagement
  ☐ Ungeeignete Familienaktivitäten zur Erreichung der Gesundheitsziele
  ☐ Unvermögen, Maßnahmen zu ergreifen, die die Risikofaktoren reduzieren
  ☐ Äußert Schwierigkeiten mit dem Therapieprogramm

Hdz, Datum _____

Anhang 4: Muster Dekubitusklassifikation

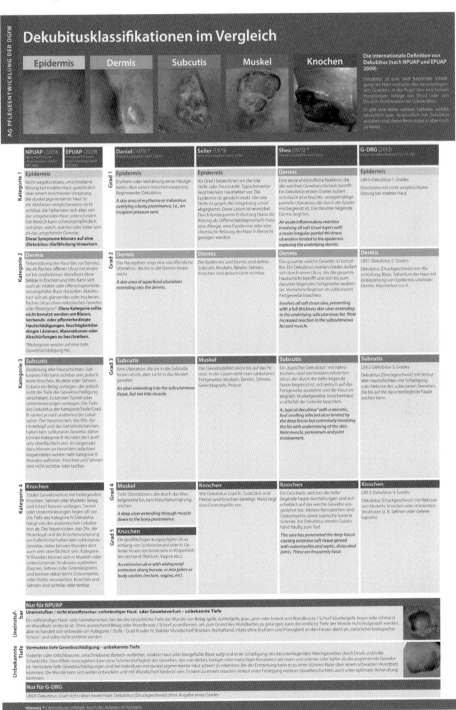

Dekubitusklassifikationen im Vergleich

AG PFLEGEENTWICKLUNG DER DGFW

Epidermis	Dermis	Subcutis	Muskel	Knochen

Die internationale Definition von Dekubitus (nach NPUAP und EPUAP 2009)

Dekubitus ist eine lokal begrenzte Schädigung der Haut und/oder des darunterliegenden Gewebes, in der Regel über knöchernen Vorsprüngen, infolge von Druck oder von Druck in Kombination mit Scherkräften.

Es gibt eine Reihe weiterer Faktoren, welche tatsächlich oder mutmaßlich mit Dekubitus assoziiert sind, deren Bedeutung ist aber noch zu klären.

	NPUAP (2009)	EPUAP (2009)	Daniel (1979) *	Seiler (1979)	Shea (1975) *	G-DRG (2012)
Kategorie 1 / Grad 1	**Epidermis** Nicht wegdrückbare, umschriebene Rötung bei intakter Haut, gewöhnlich über einem knöchernen Vorsprung. Bei dunkel pigmentierter Haut ist ein Abblassen möglicherweise nicht sichtbar, die Farbe kann sich aber von der umgebenden Haut unterscheiden. Es können pigmentierte Haut unterscheiden. Der Bereich kann schmerzempfindlich, verhärtet, weich, wärmer oder kälter sein als das umgebende Gewebe. **Diese Symptome können auf eine (Dekubitus-)Gefährdung hinweisen.**		**Epidermis** Erythem oder Verhärtung eines Hautgebietes über einem Knochenvorsprung. Beginnender Dekubitus. *A skin area of erythema or induration overlying a bony prominence, i.e., an incipient pressure sore.*	**Epidermis** Als Grad I bezeichnen wir die rote Stelle oder Druckstelle. Typischerweise liegt hier kein Hautdefekt vor. Die Epidermis ist gänzlich intakt. Die rote Stelle ist gegen die Umgebung scharf abgegrenzt. Diese Läsion ist reversibel. Durch konsequente Entlastung blasst die Rötung ab. Differentialdiagnostisch muss eine Allergie, eine Pyodermie oder eine chemische Reizung der Haut in Betracht gezogen werden.	**Dermis** Eine akute entzündliche Reaktion, die alle weichen Gewebeschichten betrifft. Ein Dekubitus ersten Grades äußert sich durch eine feuchte, unregelmäßige partielle Ulzeration, die durch die Epidermis begrenzt ist. Die darunter liegende Dermis liegt frei. *An acute inflammatory reaction involving all soft tissue layers with a moist irregular partial thickness ulceration limited to the epidermis exposing the underlying dermis.*	**Epidermis** L89.0-Dekubitus 1. Grades Druckzone mit nicht wegdrückbarer Rötung bei intakter Haut.
Kategorie 2 / Grad 2	**Dermis** Teilzerstörung der Haut (bis zur Dermis), die als flaches, offenes Ulcus mit einem rot bis rosafarbenen Wundbett ohne Beläge in Erscheinung tritt. Kann sich auch als intakte oder offene/rupturierte, serumgefüllte Blase darstellen. Manifestiert sich als glänzendes oder trockenes, flaches Ulcus ohne nekrotisches Gewebe oder Bluterguss*. **Diese Kategorie sollte nicht benutzt werden um Blasen, Verbands- oder pflasterbedingte Hautschädigungen, feuchtigkeitsbedingte Läsionen, Mazerationen oder Abschürfungen zu beschreiben.** *Blutergüsse weisen auf eine tiefe Gewebsschädigung hin.		**Dermis** Das Hautgebiet zeigt eine oberflächliche Ulzeration, die bis in die Dermis hinein reicht. *A skin area of superficial ulceration extending into the dermis.*	**Dermis** Die Epidermis und Dermis sind defekt. Subcutis, Muskeln, Bänder, Sehnen, Knochen sind jedoch nicht sichtbar.	**Dermis** Das gesamte weiche Gewebe ist betroffen. Ein Dekubitus zweiten Grades äußert sich durch ein Ulcus, der das gesamte darunter liegende Fettgewebe ausbreitet. Vermehrte Reaktion in subkutanen Fettgewebe beachten. *Involves all soft tissue also, presenting with a full thickness skin ulcer extending to the underlying subcutaneous fat. Note increased reaction in the subcutaneous fat and muscle.*	**Dermis** L89.1-Dekubitus 2. Grades Dekubitus (Druckgeschwür) mit: Abschürfung, Blase, Teilverlust der Haut mit Einbeziehung von Epidermis und/oder Dermis, Hautverlust o. n. A.
Kategorie 3 / Grad 3	**Subcutis** Zerstörung aller Hautschichten. Subkutanes Fett kann sichtbar sein, jedoch keine Knochen, Muskeln oder Sehnen. Es kann ein Belag vorliegen, der jedoch nicht die Tiefe der Gewebsschädigung verschleiert. Es können Tunnel oder Unterminierungen vorliegen. Die Tiefe des Dekubitus der Kategorie/Stufe/Grad III variiert je nach anatomischer Lokalisation. Der Nasenrücken, das Ohr, der Hinterkopf und das Gehörknöchelchen haben kein subkutanes Gewebe, daher können Kategorie III Wunden dort auch sehr oberflächlich sein. Im Gegensatz dazu können an besonders adipösen Körperstellen extrem tiefe Kategorie III Wunden auftreten. Knochen und Sehnen sind nicht sichtbar oder tastbar.		**Subcutis** Eine Ulzeration, die bis in die Subcutis hinein reicht, aber nicht in das Muskelgewebe. *An ulcer extending into the subcutaneous tissue, but not into muscle.*	**Muskel** Der Gewebsdefekt reicht bis auf das Periost. In der Läsion sieht man subkutanes Fettgewebe, Muskeln, Bänder, Sehnen, Gelenkkapseln, Periost.	**Subcutis** Ein „typischer Dekubitus" mit nekrotischem, übel riechendem infizierten Ulcus, der durch die tiefer liegende Hautschicht befriedt und sich bis zum Fettgewebe ausdehnt und die Haut untergräbt. Muskelgewebe, Knochenhaut und Befall der Gelenke beachten. *A „typical decubitus" with a necrotic, foul smelling infected ulcer limited by the deep fascia but extensively involving the fat with undermining of the skin. Note muscle, periosteum and joint involvement.*	**Subcutis** L89.2-Dekubitus 3. Grades Dekubitus (Druckgeschwür) mit Verlust aller Hautschichten mit Schädigung oder Nekrose des subkutanen Gewebes, die bis auf die darunterliegende Faszie reichen kann.
Kategorie 4 / Grad 4 / Grad 5	**Knochen** Totaler Gewebeverlust mit freiliegenden Knochen, Sehnen oder Muskeln. Belag und Schorf können vorliegen. Tunnel oder Unterminierungen liegen oft vor. Die Tiefe des Kategorie IV Dekubitus hängt von der anatomischen Lokalisation ab. Der Nasenrücken, das Ohr, der Hinterkopf und die Knochenvorsprünge am Fußknöchel haben kein subkutanes Gewebe, diese Wunden können auch sehr oberflächlich sein. Kategorie IV Wunden können sich in Muskeln und unterstützende Strukturen ausbreiten (Faszien, Sehnen oder Gelenkkapseln) und können dabei leicht Osteomyelitis oder Ostitis verursachen. Knochen und Sehnen sind sichtbar oder tastbar.		**Muskel** Tiefe Ulzerationen, die durch das Muskelgewebe bis zum Knochenvorsprung reichen. *A deep ulcer extending through muscle down to the bony prominence.* **Knochen** Ein großflächiges ausgeprägtes Ulcus entlang von Schleimbeutel oder in Gelenke hinein reichend oder in Körperhöhlen reichend (Rektum, Vagina etc.). *An extensive ulcer with widespread extension along bursae, or into joints or body cavities (rectum, vagina, etc).*	**Knochen** Wie Dekubitus Grad III. Zusätzlich sind Periost und Knochen beteiligt. Meist liegt eine Osteomyelitis vor.	**Knochen** Ein Geschwür, welches die tiefer liegende Faszie durchdrungen und sich erheblich auf das weiche Gewebe ausgebreitet hat. Weitere Kennzeichen sind Osteomyelitis sowie septische luxierte Gelenke. Ein Dekubitus vierten Grades führt häufig zum Tod. *This sore has penetrated the deep fascia causing extensive soft tissue spread with osteomyelitis and septic, dislocated joints. These are frequently fatal.*	**Knochen** L89.3-Dekubitus 4. Grades Dekubitus (Druckgeschwür) mit Nekrose von Muskeln, Knochen oder stützenden Strukturen (z. B. Sehnen oder Gelenkkapseln).

Nur für NPUAP

Uneinstufbar / nicht klassifizierbar: vollständiger Haut- oder Gewebeverlust – unbekannte Tiefe

Ein vollständiger Haut- oder Gewebeverlust, bei der die tatsächliche Tiefe der Wunde von Belag (gelb, dunkelgelb, grau, grün oder braun) und Wundkruste / Schorf (dunkelgelb, braun oder schwarz) im Wundbett verdeckt ist. Ohne ausreichend Belag oder Wundkruste / Schorf zu entfernen, um zum Grund des Wundbettes zu gelangen, kann die wirkliche Tiefe der Wunde nicht festgestellt werden, aber es handelt sich entweder um eine Kategorie / Stufe / Grad III oder IV. Stabiler Wundschorf (trocken, festhaftend, intakt ohne Erythem und Flüssigkeit) an den Fersen dient als „natürlicher biologischer Schutz" und sollte nicht entfernt werden.

Vermutete tiefe Gewebeschädigung – unbekannte Tiefe

Violetter oder rötlichbrauner, umschriebener Bereich verfärbter, intakter Haut oder blutgefüllte Blase aufgrund einer Schädigung des darunterliegenden Weichgewebes durch Druck und/oder Scherkräfte. Dem Effekt vorausgehen kann eine Schmerzhaftigkeit des Gewebes, das von derber, breiiger oder matschiger Konsistenz sein kann und wärmer oder kälter als das angrenzende Gewebe ist. Vermutete tiefe Gewebeschädigungen sind bei Individuen mit dunkel pigmentierter Haut schwer zu erkennen. Bei der Entstehung kann es zu einer dünnen Blase über einem schwarzen Wundbett kommen. Die Wunde kann sich weiter entwickeln und mit Wundschorf bedeckt sein. Es kann zu einem rasanten Verlauf unter Freilegung weiterer Gewebeschichten auch unter optimaler Behandlung kommen.

Nur für G-DRG

L89.9-Dekubitus, Grad nicht näher bezeichnet: Dekubitus (Druckgeschwür) ohne Angabe eines Grades.

Hinweis *: Übersetzung erfolgte durch die Autoren im Konsens.

Anhang 5: Formular Pflegeanamnese nach ABEDL

Wunddokumentation nach
UFER-Prinzip©

Pflegeanamnese

Pflegemodell nach Krohwinkel 2007 – Pflegesystem
Bezugspflege dreizehn Aktivitäten, Beziehung und
existentielle Erfahrungen des Lebens (ABEDL)

Klient: _____

Geburtsdatum: _____

ABEDL 1 »Kommunizieren können« (Sehen, Hören, Sprechen, Sprachverständnis, Orientierung, Gedächtnis)

Verbal Sprechen	Nonverbal	Sehen	Hören	Orientierung vorhanden	Beratung
☐ viel ☐ laut ☐ wenig ☐ leise	kann Körpersprache einsetzen	☐ gut	☐ gut	☐ örtlich	☐ notwendig ☐ nicht notwendig
☐ kann nicht sprechen	☐ ja ☐ nein	☐ schlecht	☐ schlecht	☐ zeitlich	☐ erwünscht ☐ nicht erwünscht
☐ verständlich ☐ undeutlich		☐ blind	☐ taub	☐ persönlich	☐ stattgefunden am: _____
☐ stotternd	kann Mimik einsetzen			☐ situativ	siehe Beratungsprotokoll
☐ Wortfindungsstörungen	☐ ja ☐ nein	**Hilfsmittel**			**Netzwerkpartner eingeschaltet**
Kommunikation PAS 10		☐ Fernbrille ☐ Lesebrille		☐ **Kurzzeitgedächtnis vorhanden**	☐ Logopädie _____
☐ unabhängig ☐ teilweise abhängig ☐ abhängig		☐ Kontaktlinsen ☐ Lupe		☐ **Langzeitgedächtnis vorhanden**	
Lernfähigkeit PAS 15		☐ Hörgerät ☐ rechts ☐ links		☐ **Erinnerungsvermögen vorhanden**	
☐ unabhängig ☐ teilweise abhängig ☐ abhängig					

Gewohnheiten, individuelle Absprachen

ABEDL 3 »Vitale Funktionen aufrecht erhalten« (Atmung, Kreislauf und Wärmeregulation, Medikamente, Prophylaxen, Assessment)

Blutdruck	Puls	Atmung	Körpertemperatur	Hilfsmittel
☐ normaler Blutdruck	☐ normaler Puls	☐ normale Atmung	☐ normal ☐ erhöht	☐ Trachealkanüle ☐ Sprechkanüle
☐ Hypertonie ☐ Hypotonie	☐ Tachycardie ☐ Bradycardie	Dyspnoe bei: ☐ Belastung ☐ Ruhe	☐ friert leicht ☐ schwitzt leicht	☐ Sauerstoffgerät
	☐ Arrhythmien	Raucher ja ____ Zigaretten/Tag	**gewünschte Umgebungstemperatur**	☐ Absauggerät
		☐ nein ☐ früher	☐ normal ☐ kalt ☐ warm	
Medikamente		**Pneumoniegefahr** ☐ ja ☐ nein		☐ Wochendispenser
Einnahme ☐ selbst ☐ Hilfe notwendig ☐ Übernahme		**Beratung zu Pneumonieprophylaxe**	**Körpertemperatur PAS 7**	☐ Tagesdosett
Richten ☐ selbst ☐ Hilfe notwendig ☐ Übernahme		☐ notwendig ☐ nicht notwendig	☐ unabhängig ☐ teilweise abhängig	☐ Tablettenmörser
		☐ erwünscht ☐ nicht erwünscht	☐ abhängig	
		☐ stattgefunden am: _____		☐ Hausnotrufgerät
		siehe Beratungsprotokoll		

Gewohnheiten, individuelle Absprachen

Anhang 5: Formular Pflegeanamnese nach ABEDL – Fortsetzung

Wunddokumentation nach
UFER-Prinzip ©

Klient: _____

Geburtsdatum: _____

Pflegeanamnese

Pflegemodell nach Krohwinkel 2007 – Pflegesystem
Bezugspflege dreizehn Aktivitäten, Beziehung und
existenzielle Erfahrungen des Lebens (ABEDL)

ABEDL 2 »Sich bewegen können«

	S	H	Ü	N	S = selbst H = Hilfe Ü = Übernahme N = nicht möglich	
Stehen					**Gangart**	**Thrombosegefährdet durch:**
Gehen					□ aufrecht □ gebeugt	□ Flüssigkeitsmangel
Treppen gehen					□ sicher □ unsicher	□ Bewegungsmangel
Rollstuhl fahren					□ normal □ langsam □ schnell	□ Zustand nach Thrombose ____
Sitzen					□ überschießend □ schlurfend	
Transfer						
Bewegen im Bett					**Bewegung**	**Kontrakturgefährdet durch:**
					□ unkoordiniert □ eingeschränkt	□ Bewegungsmangel
Dekubitusgefährdung □ vorerst nein □ ja					□ Aktivitätsintoleranz (Ressourcen werden nicht ausgeschöpft)	□ Lähmungen
□ Expertenstandard Dekubituprophylaxe (DNQP)						□ Schmerzen
					□ gesteigerter Bewegungsdrang	□ Kognitive Einschränkung
						□ nutzt Ressourcen
Beratung Dekubitusprophylaxe					**Expertenstandard Sturzprophylaxe (DNQP) Sturzgefahr** □ nein □ ja	**Kontrakturrisiko** □ vorerst nein □ ja
□ notwendig □ nicht notwendig						□ Kontrakturen vorhanden
□ erwünscht □ nicht erwünscht					**Beratung zu Sturzprophylaxe**	(siehe Kontrakturenerfassung)
□ stattgefunden am: _____					□ notwendig □ nicht notwendig	**Beratung zu Kontrakturen/-risiko**
siehe Beratungsprotokoll					□ erwünscht □ nicht erwünscht	□ notwendig □ nicht notwendig
Körperhaltung PAS 3					□ stattgefunden am: _____	□ erwünscht □ nicht erwünscht
□ unabhängig □ teilweise abhängig □ abhängig					siehe Beratungsprotokoll	□ stattgefunden am: _____
Mobilität PAS 4						siehe Beratungsprotokoll
□ unabhängig □ teilweise abhängig □ abhängig						
Gewohnheiten, individuelle Absprachen						

Hilfsmittel
□ Gehstock □ Unterarmgehstock
□ Rollator □ Dreifuß □ Gehgestell
□ Rollstuhl
□ Drehteller
□ Personenlifter
□ Tücher
□ Antidekubitusmatratze

Netzwerkpartner eingeschaltet
□ Krankengymnastik
□ Ergotherapie

Lähmungen
□ nein □ ja

Lokalisation der Lähmungen:

Anhang 5: Formular Pflegeanamnese nach ABEDL – Fortsetzung

Wunddokumentation nach
UFER-Prinzip ©

Pflegeanamnese

Pflegemodell nach Krohwinkel 2007 – Pflegesystem
Bezugspflege dreizehn Aktivitäten, Beziehung und
existentielle Erfahrungen des Lebens (ABEDL)

Klient: _____

Geburtsdatum: _____

ABEDL 4 »Sich pflegen können« (Waschen, Haut, Hautpflege)

S = selbst
H = Hilfe
Ü = Übernahme
N = nicht möglich

	S	H	Ü	N
Waschen/Pflegen				
☐ Waschbecken ☐ Wohnraum ☐ Bett				
Baden mit | ohne Badewannenlifter				
Duschen mit | ohne Duschstuhl				
Haare kämmen/bürsten				
Haare waschen mit | ohne Haarwaschbecken				
Mundhygiene				
☐ Zähne putzen ☐ Zahnteilprothese putzen				
☐ Zahnprothese putzen				
☐ Mund ausspülen ☐ Reinigen der Mundhöhle				

Körperpflege PAS 8
☐ unabhängig ☐ teilweise abhängig ☐ abhängig

Gewohnheiten, individuelle Absprachen

	S	H	Ü	N
Rasur/Bartpflege ☐ trocken ☐ nass ☐ Bartpflege				
Damenbart				
☐ mit **Pinzette** ☐ mit **Trockenrasierer** ☐ mit **Nassrasur**				
Nagelpflege				
☐ möchte kurze Fingernägel ☐ möchte lange Fingernägel				
Bekleiden ☐ Ankleiden ☐ Auskleiden				
Hautbeschaffenheit				
☐ intakte Haut ☐ trockene Haut ☐ feuchte Haut				
☐ Pergamenthaut ☐ chronische Wunden				

Expertenstandard (DNQP)
Pflege von Menschen mit chronischen Wunden ☐ **nein** ☐ **ja**

Hautfarbe
☐ normal ☐ blass ☐ gerötet

☐ livide ☐ gelb

Aufnahmetag
☐ ist in **gepflegtem** Zustand
☐ ist in **ungepflegtem** Zustand
☐ ist in **verwahrlostem** Zustand

Beratung zu Körperpflege
☐ notwendig ☐ nicht notwendig
☐ erwünscht ☐ nicht erwünscht
☐ stattgefunden am: _____
siehe Beratungsprotokoll

Anhang 5: Formular Pflegeanamnese nach ABEDL – Fortsetzung

Wunddokumentation nach
UFER-Prinzip ©

Pflegeanamnese

Pflegemodell nach Krohwinkel 2007 – Pflegesystem
Bezugspflege dreizehn Aktivitäten, Beziehung und
existentielle Erfahrungen des Lebens (ABEDL)

Klient: _____

Geburtsdatum: _____

ABEDL 5 »Essen und Trinken können« (Kau- und Schluckstörungen)

	S	H	Ü	N	S = selbst H = Hilfe Ü = Übernahme N = nicht möglich			
					Ernährungszustand ☐ normal ☐ reduziert ☐ adipös	**Kostform** ☐ normal ☐ hochkalorisch ☐ passiert	**Hilfsmittel** ☐ Glas/Tasse ☐ Trinkbecher	
Nahrungsaufnahme						☐ kalorienreduzierte ☐ natriumarme	☐ Strohhalm ☐ anatomisches Besteck	
Flüssigkeitsaufnahme						☐ flüssig		
Flüssigkeitszustand					**Jetziges Gewicht:** _____ kg	**Enterale Ernährung**	**Risiko Fehlernährung** ☐ vorerst nein ☐ ja	
☐ gut ☐ reduziert ☐ exsikkiert					☐ kann nicht gewogen werden	☐ nasale Sonde ☐ PEG	**MNA Voranamnese** _____ von 14	
Durstgefühl ☐ normal ☐ reduziert					☐ keine Waage vorhanden		**MNA Hauptanamnese** _____ von 30	
Hautturgor ☐ gut ☐ schlaff					☐ Waage vorhanden	**Parenterale Ernährung**		
Achseltrockenheit ☐ normal ☐ feucht ☐ trocken					☐ möchte keine Waage kaufen	☐ Port ☐ Venenkatheter	**Expertenstandard (DNQP)** zur Sicherstellung und Förderung der oralen Ernährung ☐ vorerst nein ☐ ja	
Flüssigkeitssubstitution					☐ Wiegen mit Rollstuhlwaage möglich			
☐ oral ☐ PEG ☐ subcutan _____ ml/Tag					**Früheres Gewicht**	**Beratung zu Ernährung**		
☐ Infusion _____ ml/Tag					☐ weniger ☐ gleich ☐ mehr	☐ notwendig ☐ nicht notwendig		
Stomatitisprohylaxe ☐ notwendig ☐ nicht notwendig						☐ erwünscht ☐ nicht erwünscht		
						☐ stattgefunden am: _____		
Essen und Trinken PAS 1						siehe Beratungsprotokoll		
☐ unabhängig ☐ teilweise abhängig ☐ abhängig								
Gewohnheiten, individuelle Absprachen								

224

Anhang 5: Formular Pflegeanamnese nach ABEDL – Fortsetzung

Wunddokumentation nach
UFER-Prinzip ©

Klient: _____

Geburtsdatum: _____

Pflegeanamnese

Pflegemodell nach Krohwinkel 2007 – Pflegesystem
Bezugspflege dreizehn Aktivitäten, Beziehung und
existentielle Erfahrungen des Lebens (ABEDL)

ABEDL 6 »Ausscheiden können« (Kontinenztraining, Inkontinenz, Intimpflege)

| | S | H | N | S = selbst
H = Hilfe
N= nicht möglich | |
|---|---|---|---|---|---|
| **Urinausscheidung** | | | | **Initialfragen aus Expertenstandard DNQP Harnkontinenzförderung** | **Hilfsmittel** |
| **Stuhlausscheidung** | | | | Verlieren Sie ungewollt Urin? □ Ja □ Nein | □ Einlagen |
| **Intimpflege** | | | | Verlieren Sie Urin wenn Sie husten, lachen? □ Ja □ Nein | □ Vorlagen |
| | | | | Verlieren Sie Urin auf dem Weg zur Toilette? □ Ja □ Nein | □ Fixierhöschen |
| Harninkontinent □ nein □ ja | | | | Tragen Sie Vorlagen/Einlagen? □ Ja □ Nein | □ Slip mobile |
| Stuhlinkontinent □ nein □ ja | | | | Verspüren Sie häufig starken Harndrang? □ Ja □ Nein | □ Slip wiederverschließbar |
| | | | | Müssen Sie pressen, um Wasser zu lassen? □ Ja □ Nein | □ Einmalunterlagen |
| **Urinausscheidung** □ physiologisch □ Einmalkatheterismus | | | | **Expertenstandard DNQP Harnkontinenzförderung** □ vorerst nein □ ja | □ Urinflasche □ Steckbecken |
| □ Blasendauerkatheter □ suprapubische Urinableitung □ Urostoma | | | | **Zystitisprophylaxe** □ notwendig □ nicht notwendig | □ Toilettensitzerhöhung □ Toilettenstuhl |
| | | | | **Obstipationsprophylaxe** □ notwendig □ nicht notwendig | □ Einmalkatheter |
| **Stuhlausscheidung** □ physiologisch □ Anus praeter | | | | | □ Blasendauerkatheter, Ch ____ |
| | | | | | □ Suprapubischer Blasenfistelkatheter |
| **Kontinenz PAS 2** | | | | | □ Urinalkondom |
| □ unabhängig □ teilweise abhängig □ abhängig | | | | | □ Bettbeutel □ Beinbeutel |

□ **unabhängig erreichte Kontinenz** (Gebrauch von mobilen Toilettenhilfen, Selbstkatheterismus, Durchführung von Trainingsmaßnahmen)

□ **abhängig erreichte Kontinenz** (Begleitete Toilettengängen zu individuell festgelegten Zeiten, Fremdkatheterismus)

□ **unabhängig kompensierte Inkontinenz** (unwillkürlicher Harnverlust, selbstständiger Umgang mit Inkontinenzhilfsmittel, aufsaugende Hilfsmittel)

□ **abhängig kompensierte Inkontinenz** (von einer anderen Person übernommen z. B. aufsaugende Hilfsmittel, Urinalkondom, Blasenkatheter)

□ **nicht kompensierte Inkontinenz** (keine personelle Hilfe, keine Hilfsmittel nicht akzeptieren, z. B. kognitive Einschränkung)

Beratung zu Ausscheidung

□ notwendig □ nicht notwendig

□ erwünscht □ nicht erwünscht

□ stattgefunden am: _____

siehe Beratungsprotokoll

Gewohnheiten, individuelle Absprachen

Anhang 5: Formular Pflegeanamnese nach ABEDL – Fortsetzung

Wunddokumentation nach

UFER-Prinzip ©

Pflegeanamnese

Pflegemodell nach Krohwinkel 2007 – Pflegesystem Bezugspflege dreizehn Aktivitäten, Beziehung und existentielle Erfahrungen des Lebens (ABEDL)

Klient: _____

Geburtsdatum: _____

ABEDL 7 »Sich kleiden können« (Wünsche zur Kleidung, bisherige Konfektionsgröße)

S = selbst H = Hilfe Ü = Übernahme

	S	H	Ü	
Oberkörper ankleiden				☐ kann Kleidungsstücke nicht zuordnen
Oberkörper auskleiden				☐ erkennt Kleidung nicht als solche
Unterkörper ankleiden				☐ kleidet sich in falscher Reihenfolge
Unterkörper auskleiden				☐ zerstört Kleidung (Fäden ziehen, Knöpfe abdrehen)
Schuhe/Strümpfe anziehen				
Kleidungsstücke auswählen				
Kleidung schließen				

Feinmotorik ☐ gestört ☐ nicht gestört	
Körperkraft ☐ reduziert ☐ nicht reduziert	
Morgensteifigkeit ☐ vorhanden ☐ nicht vorhanden	

An und Auskleiden PAS 6
☐ unabhängig ☐ teilweise abhängig ☐ abhängig

Gewohnheiten, individuelle Absprachen

ABEDL 8 »Ruhen und schlafen können« (Schlafmittel, Schlaf-Wachumkehr, Tag-/Nachtrhythmus)

I = immer Z = zeitweise S = selten N = nie

	I	Z	S	N	
Schlafmittel					**Bewusstsein**
Psychopharmaka _____					☐ aufmerksam
Sonstiges _____					☐ benommen
					☐ somnolent
Durchschlafstörungen					☐ komatös
Einschlafstörungen					

Schlafgewohnheiten		
☐ Oberkörperhochlagerung	☐ Tremor	☐ Spastik
☐ Knierolle	☐ Parese, wo _____	
☐ Rückenlage	☐ Plegie, wo _____	
☐ linke Seite		
☐ rechte Seite		
☐ regelmäßig Mittagsschlaf		

Tag-/Nachtrhythmus PAS 5
☐ unabhängig ☐ teilweise abhängig ☐ abhängig

Gewohnheiten, individuelle Absprachen

Anhang 5: Formular Pflegeanamnese nach ABEDL – Fortsetzung

Wunddokumentation nach
UFER-Prinzip©

Pflegeanamnese

Pflegemodell nach Krohwinkel 2007 – Pflegesystem
Bezugspflege dreizehn Aktivitäten, Beziehung und
existentielle Erfahrungen des Lebens (ABEDL)

Klient: _____

Geburtsdatum: _____

ABEDL 9 »Sich beschäftigen können« (Aktivitäten, Hobbys, Freizeitgestaltung)

V = vorhanden
WV = wenig vorhanden
N = nicht vorhanden

	V	WV	N	Interesse für Medien		Hobbys		Haustiere	
Tagesplanung									
Mediennutzung				☐ Radio ☐ Fernseher		☐ Handarbeiten ☐ Gartenarbeit		☐ Hund ☐ Katze ☐ Vogel	

Alltagsaktivitäten PAS 13
☐ unabhängig ☐ teilweise abhängig ☐ abhängig

☐ Hörkassetten ☐ Bücher
☐ Tageszeitung/Zeitschrift

☐ Blumen im Haus
☐ Musik hören ☐ Fernsehen
☐ Lesen
☐ Haustiere

Aktivität zur sinnvollen Beschäftigung PAS 14
☐ unabhängig ☐ teilweise abhängig ☐ abhängig

Gewohnheiten, individuelle Absprachen

ABEDL 10 »Seine Sexualität leben«

Familienstruktur
☐ die Familie ist verstritten
☐ fühlt sich angenommen u. verstanden

Körperbildstörungen
☐ ja ☐ nein
☐ Brustamputation
☐ Haarausfall
☐ Haut nicht intakt
☐ Amputation_____

Sexualtrieb
☐ erhöht aufgrund von Medikamentennebenwirkung
☐ sexuelle Handlungen in der Öffentlichkeit

Pflegeperson
☐ egal
☐ gleichgeschlechtliche Pflegeperson

Intimsphäre
☐ ausgeprägtes Schamgefühl
☐ distanzlos und enthemmt

Gewohnheiten, individuelle Absprachen

ABEDL 11 »Für Sicherheit sorgen können« (Entscheidungsfähigkeit)

Erkennt Gefahren hinsichtlich:			Hilfe im Notfall	Umgang mit Elektrogeräten
Selbstgefährdung	☐ ja	☐ nein	☐ Notrufklingel	☐ keine Gefahr ☐ Gefahr
Fremdgefährdung	☐ ja	☐ nein	☐ Hausnotruf	
Verletzungsgefahr	☐ ja	☐ nein	☐ Telefon	
Infektionsgefahr	☐ ja	☐ nein		

Vermeiden von Gefahren PAS 9
☐ unabhängig ☐ teilweise abhängig ☐ abhängig

Gewohnheiten, individuelle Absprachen

Dokumentationssystem UFER-Prinzip © Gonda Bauernfeind
Nomenklatur/Empfehlungen aus der S3Leitlinie der Deutschen Gesellschaft für Wundheilung und Wundbehandlung (DGfW e.V.)

Zu beziehen über: www.tnbildung.de

Seite
7 von 8

226

Anhang 5: Formular Pflegeanamnese nach ABEDL – Fortsetzung

Wunddokumentation nach
UFER-Prinzip©

Klient: _____

Geburtsdatum: _____

Pflegeanamnese

Pflegemodell nach Krohwinkel 2007 – Pflegesystem Bezugspflege dreizehn Aktivitäten, Beziehung und existentielle Erfahrungen des Lebens (ABEDL)

ABEDL 12 »Soziale Bereiche des Lebens sichern können« (Sozialverhalten, Kontakte)

	Patientenverfügung	Amtlich bestellte Betreuung:	Gefahr der Vereinsamung
Kontakte zu Vereinen ☐ vorhanden ☐ nicht vorhanden	☐ nein ☐ ja	☐ nein ☐ ja	☐ nein ☐ ja
Kontakte zur Nachbarschaft ☐ vorhanden ☐ nicht vorhanden		☐ Vermögenssorge	☐ pflegt Kontakte
Bezugspersonen ☐ vorhanden ☐ nicht vorhanden		☐ Gesundheitssorge	
Angegebene Bezugsperson:	**Vorsorgevollmacht** ☐ nein ☐ ja	☐ Finanzielle Fürsorge	
		☐ Aufenthaltsbestimmung	

Sinn für Regeln und Werte PAS 12
☐ unabhängig ☐ teilweise abhängig ☐ abhängig

Kontakte mit anderen PAS 11
☐ unabhängig ☐ teilweise abhängig ☐ abhängig

Gewohnheiten, individuelle Absprachen

ABEDL 13 »Mit existenziellen Erfahrungen des Lebens umgehen können/Umgang mit dem Tod«

Sorgen	Verlust ☐ des bisherigen Umfelds	Ängste	Schmerzen (Initialfragen)
☐ Finanzielle Angelegenheiten ☐ Sorge um Vermögen	☐ Eigenständigkeit ☐ Partner	☐ Tod ☐ Krankheit	☐ Schmerzmittel
☐ Sorge um Familie ☐ Trennung von Familie	☐ Krankheit ☐ Hoffnungslosigkeit	☐ Einsamkeit ☐ Armut	☐ schmerzbedingte Probleme
☐ Trauer um Verstorbene	☐ Gefühl der Wertlosigkeit		☐ **jetzt akut Schmerzen**

Unbewältigte Erlebnisse		**Körperliche Beschwerden**	**Expertenstandard (DNQP)**
☐ Krieg ☐ Hungerzeiten	**Religion**	☐ akzeptiert ☐ werden nicht akzeptiert	**Schmerzmanagement in der Pflege** ☐ vorerst nein ☐ ja
☐ Tod einer engstehenden Person	**Kirchgänge** ☐ regelmäßig ☐ unregelmäßig ☐ nie	**Beratung** ☐ notwendig ☐ nicht notwendig	
	Hausbesuch Seelsorger ☐ regelmäßig ☐ unregelmäßig ☐ nie	☐ erwünscht ☐ nicht erwünscht	
	☐ katholisch ☐ evangelisch	☐ stattgefunden am: _____	
	☐	siehe Beratungsprotokoll	

Gewohnheiten, individuelle Absprachen

Hdz Pflegefachkraft:

Datum :

Anhang 6: Formular Initiale Pflegeanamnese Pflegestatus NANDA

Wunddokumentation nach

UFER-Prinzip ©

☐ Initiales Pflegeassessment/Pflegeanamnese ☐ Pflegestatus

Pflegefachkraft:	Datum:		Name:	Adressette
Handzeichen:	Dependenzpflege:			
NANDA Klasse	**Pflegediagnosen (NANDA)**	**Expertenstandard (DNQP) Risikomanagement**	**Zuständigkeit**	**Datum Beginn der Evaluierung**
Magen-Darm-Funktion	☐ 00011 Obstipation ☐ 00013 Diarrhö ☐ 00014 Stuhlinkontinenz		☐ Trifft nicht zu ☐ selbstständig ☐ Dependenzpflege ☐ Dependenzpflege und Pflegedienst ☐ Pflegedienst ☐ Evaluierung im PDCA	
Harntraktfunktion	☐ 00016 Beeinträchtigte Urinausscheidung ☐ 00110 Selbstversorgungsdefizit Toilettenbenutzung	**Harninkontinenz:** ☐ vorerst nein ☐ ja ☐ Erweiterte Erfassung	☐ Trifft nicht zu ☐ selbstständig ☐ Dependenzpflege ☐ Dependenzpflege und Pflegedienst ☐ Pflegedienst ☐ Evaluierung im PDCA	
Selbstversorgung	☐ 00108 Selbstversorgungsdefizit Körperpflege ☐ 00109 Selbstversorgungsdefizit sich Kleiden	☐ Antrag PV gestellt ☐ Pflegestufe 0 | 1 | 2 | 3 seit: ☐ Höherstufung beantragt ☐ Verhinderungspflege	☐ Trifft nicht zu ☐ selbstständig ☐ Dependenzpflege ☐ Dependenzpflege und Pflegedienst ☐ Pflegedienst ☐ Evaluierung im PDCA	
Nahrungsaufnahme	☐ 00102 Selbstversorgungsdefizit Essen und Trinken ☐ 00001 Überernährung ☐ 00002 Mangelernährung ☐ 00103 Schluckstörung	**Gefahr einer Fehlernährung:** ☐ vorerst nein ☐ ja ☐ Erweiterte Erfassung mit MNA	☐ Trifft nicht zu ☐ selbstständig ☐ Dependenzpflege ☐ Dependenzpflege und Pflegedienst ☐ Pflegedienst ☐ Evaluierung im PDCA	
Stoffwechsel	☐ 00179 Gefahr eines instabilen Blutglukosespiegels			
Flüssigkeitszufuhr	☐ 00026 Flüssigkeitsüberschuss ☐ 00027 Flüssigkeitsdefizit ☐ 00028 Gefahr eines Flüssigkeitsdefizits	**Gefahr Dehydratation/Exsikkose** ☐ vorerst nein ☐ ja ☐ Erweiterte Erfassung	☐ Trifft nicht zu ☐ selbstständig ☐ Dependenzpflege ☐ Dependenzpflege und Pflegedienst ☐ Pflegedienst ☐ Evaluierung im PDCA	

Anhang 6: Formular Initiale Pflegeanamnese Pflegestatus NANDA – Fortsetzung

Wunddokumentation nach
UFER-Prinzip©

□ Initiales Pflegeassessment/Pflegeanamnese □ Pflegestatus

NANDA Klasse	Pflegediagnosen (NANDA)	Expertenstandard (DNQP) Risikomanagement	Zuständigkeit	Datum Beginn der Evaluierung
Aktivität/Bewegung	□ 00040 Gefahr eines Immobilitätssyndroms □ 00085 Beeinträchtigte körperliche Mobilität □ 00088 Beeinträchtigte Gehfähigkeit □ 00089 Beeinträchtigte Mobilität mit dem Rollstuhl □ 00090 Beeinträchtigte Transferfähigkeit □ 00091 Beeinträchtigte Mobilität im Bett	**Kontrakturengefahr:** □ vorerst nein □ ja □ Erweiterte Erfassung	□ Trifft nicht zu □ selbstständig □ Dependenzpflege □ Dependenzpflege und Pflegedienst □ Pflegedienst □ Evaluierung im PDCA	
Physische Verletzung	□ 00155 Sturzgefahr □ 00038 Verletzungsgefahr □ 00031 Unwirksame Atemwegsclearance □ 00039 Aspirationsgefahr	**Sturzgefahr:** □ vorerst nein □ ja □ Erweiterte Erfassung	□ Trifft nicht zu □ selbstständig □ Dependenzpflege □ Dependenzpflege und Pflegedienst □ Pflegedienst □ Evaluierung im PDCA	
Physisches Wohlbefinden	□ 00132 Akuter Schmerz □ 00133 Chronischer Schmerz □ 00134 Übelkeit	**Schmerzen:** □ vorerst nein □ ja	□ Trifft nicht zu □ selbstständig □ Dependenzpflege □ Dependenzpflege und Pflegedienst □ Pflegedienst □ Evaluierung im PDCA □ Evaluierung innerhalb der Wunddokumentation	
Aufmerksamkeit	□ 00123 Neglect	□ Antrag § 45 gestellt □ Leistungen im § 45 □ 100 € □ 200 € □ Höherstufung § 45	□ Trifft nicht zu □ selbstständig □ Dependenzpflege □ Dependenzpflege und Pflegedienst □ Pflegedienst □ Evaluierung im PDCA	
Orientierung	□ 00127 Orientierungsstörung			
Kognition	□ 00129 Chronische Verwirrtheit			
Kommunikation	□ 00051 Beeinträchtigte verbale Kommunikation			
Selbstkonzept	□ 00054 Vereinsamungsgefahr			
Soziales Wohlbefinden	□ 00053 Soziale Isolation			
Gesundheitsbewusst-sein	□ 00097 Beschäftigungsdefizit			
Schlaf/Ruhe	□ 00095 Schlafstörung □ 00096 Schlafmangel			

Anhang 6: Formular Initiale Pflegeanamnese Pflegestatus NANDA – Fortsetzung

Wunddokumentation nach
UFER-Prinzip©

☐ Initiales Pflegeassessment/Pflegeanamnese   ☐ Pflegestatus

NANDA Klasse	Pflegediagnosen (NANDA)	Expertenstandard (DNQP) Risikomanagement	Zuständigkeit	Datum Beginn der Evaluierung
Kardiovaskuläre/ Pulmonale Reaktionen	☐ 00032 Unwirksamer Atemvorgang ☐ 00029 Verminderte Herzleistung ☐ 00204 Gefahr einer peripheren Durchblutungsstörung	**Aspirationsgefahr:** ☐ vorerst nein ☐ ja	☐ Trifft nicht zu ☐ selbstständig ☐ Dependenzpflege ☐ Dependenzpflege und Pflegedienst ☐ Pflegedienst ☐ Evaluierung im PDCA	
Physische Verletzung	☐ 00044 Gewebeschädigung ☐ 00045 Geschädigte Mundschleimhaut ☐ 00046 Hautschädigung ☐ 00047 Gefahr einer Hautschädigung	**Chronische Wunde:** ☐ vorerst nein ☐ ja ☐ Wunddokumentation **Akute Wunde:** ☐ vorerst nein ☐ ja ☐ Wunddokumentation **Dekubitusgefahr:** ☐ vorerst nein ☐ ja ☐ Erweiterte Erfassung **Mazerationsgefahr:** ☐ vorerst nein ☐ ja **Intertrigogefahr:** ☐ vorerst nein ☐ ja	☐ Trifft nicht zu ☐ selbstständig ☐ Dependenzpflege ☐ Dependenzpflege und Pflegedienst ☐ Pflegedienst ☐ Evaluierung im PDCA	Chronische Wunde: Akute Wunde: Dekubitusgefahr: Mazerationsgefahr: Intertrigogefahr:
Infektion	☐ 00004 Infektionsgefahr		☐ Trifft nicht zu ☐ selbstständig ☐ Dependenzpflege ☐ Dependenzpflege und Pflegedienst ☐ Pflegedienst ☐ Evaluierung im PDCA	
Thermoregulation	☐ 00005 Gefahr einer unausgeglichenen Körpertemperatur			
Körperbild	☐ 00118 Körperbildstörung			
Energiehaushalt	☐ 00093 Fatigue			

Anhang 6: Formular Initiale Pflegeanamnese Pflegestatus NANDA – Fortsetzung

Wunddokumentation nach
UFER-Prinzip©

☐ Initiales Pflegeassessment/Pflegeanamnese © ☐ Pflegestatus

NANDA Klasse	Pflegediagnosen (NANDA)	Zuständigkeit	Datum Beginn der Evaluierung
Coping-Reaktionen	☐ 00069 Unwirksames Coping ☐ 00073 Verhindertes familiäres Coping ☐ 00135 Erschwertes Trauern ☐ 00146 Angst ☐ 00147 Todesangst ☐ 00101 Verschlechterung des Allgemeinzustandes (Verkümmerung) des Erwachsenen (Präfinalpflege)	☐ Trifft nicht zu ☐ selbstständig ☐ Dependenzpflege ☐ Dependenzpflege und Pflegedienst ☐ Pflegedienst ☐ Evaluierung im PDCA	
Fürsorgerollen	☐ 00061 Rollenüberlastung der pflegenden Bezugsperson	☐ Trifft nicht zu ☐ selbstständig ☐ Dependenzpflege ☐ Dependenzpflege und Pflegedienst ☐ Pflegedienst ☐ Evaluierung im PDCA	
Familienbeziehungen	☐ 00063 Beeinträchtigte Familienprozesse		
Übereinstimmung von Werten/Glauben/ Handlung	☐ 00079 Noncompliance ☐ 00066 Sinnkrise		
Gesundheitsmanagement	☐ 00078 Unwirksames Management der eigenen Gesundheit	☐ Trifft nicht zu ☐ selbstständig ☐ Dependenzpflege ☐ Dependenzpflege und Pflegedienst ☐ Pflegedienst ☐ Evaluierung im PDCA	
Gewalt	☐ 00140 Gefahr einer selbstgefährdenden Gewalttätigkeit ☐ 00150 Suizidgefahr	☐ Trifft nicht zu ☐ selbstständig ☐ Dependenzpflege ☐ Dependenzpflege und Pflegedienst ☐ Pflegedienst ☐ Evaluierung im PDCA	
Optional erfasste Pflegediagnosen: Außerhalb der einrichtungsinternen standardisierten Erfassung	☐		

Dokumentationssystem UFER-Prinzip © Gonda Bauernfeind	Zu beziehen über: www.tnbildung.de	Seite
Klassen und Pflegediagnosen Original NANDA-I (2012/2014), Formular modifiziert durch Autoren		4 von 4

Anhang 7: Formular Evaluierung Pflegebericht 1

Wunddokumentation nach
UFER-Prinzip©

Evaluierung – Pflegebericht ①

Klient: _____

Geburtsdatum: _____

Monat: _____

Evaluierung – Pflegebericht ① ist nach Bedarf eine tägliche oder mehrmals tägliche Berichterstattung und Evaluierung der Fähigkeiten aus dem Pflegeprozess. Zusätzlich können in der Evaluierung – Pflegebericht (PB) ② unvorhersehbare Veränderungen, neue Probleme, Ziele oder Maßnahmen, Reaktion auf Pflegeinterventionen oder Medikamente eingetragen werden. Ausführliche Stellungnahme zu den einzelnen Fähigkeiten werden ebenfalls in der Evaluierung – Pflegebericht ② dokumentiert.

Tour/Frühdienst/Spätdienst	1	2	3	4	5	6	7	8	9	10	11	12	13	14	15	16	17	18	19	20	21	22	23	24	25	26	27	28	29	30	31
Handzeichen:																															

Legende: Ja = X   Teilweise = /   Nein = Ø

Dokumentationssystem UFER-Prinzip © Gonda Bauernfeind   Zu beziehen über: www.tnbildung.de

Nomenklatur/Empfehlungen aus der S3 Leitlinie der Deutschen Gesellschaft für Wundheilung und Wundbehandlung

Seite
1 von 1

Anhang 8: Formular Messprotokoll Vitalwerte

Wunddokumentation nach

UFER-Prinzip ©

Klient: _____

Geburtsdatum: _____

Vitalwerte Messprotokoll 2013

Datum	Uhrzeit	Blutdruck	Puls	rh./arrh.	Temp.	Körpergewicht	Oberarmumfang (Ausgang/Neu)	Urin in ml	Stuhlgang ja	Stuhlgang nein	Laxantien Name – Dosis	Sonstiges (Bedarfsmedikament, mit Einfluss auf Messwert)	Tour	HDZ

Anhang 9: Formular Qualitätssicherung

Wunddokumentation nach

UFER-Prinzip©

Klient: _____

Geburtsdatum: _____

Qualitätssicherung

Mitarbeiter:		Datum:		Uhrzeit:	

Anlass:	❏ Qualitätssicherung Pflegehelfer ❏ Qualitätssicherung Pflegefachkraft/Arzthelfer ❏ Wunsch des Mitarbeiters ❏ Pflegevisite ❏ Hinweis Klient/Angehöriger

Praxisanleitung

Hohl- und Freilage der Ferse

Kennt den Unterschied ❏ Druck ❏ Scherkraft ❏ Reibung
❏ Kennt den Kompressionsdrucktest
❏ Weiß, dass eine wegdrückbare und eine nicht wegdrückbare Rötung eine Dekubitusgefahr darstellen und sofort Maßnahmen eingeleitet werden müssen
❏ Kennt den Unterschied Druckgeschwür (Dekubitus)/mechanische Verletzung aufgrund von Feuchtigkeit und/oder Reibung
❏ Legt Fersen ❏ mit Kissen ❏ mit Hilfsmittel _____ frei
❏ Achtet auf eine möglichst große Auflagefläche über Wade hinweg bis Oberschenkel
❏ Achtet darauf, dass kein Druck auf Achillessehne ausgeübt wird
❏ Achtet darauf, dass die Knie angewinkelt sind
❏ Kennt die Gefahr, der Überdehnung und Verengung der Kniekehlenvene mit der möglichen Folge einer Kniekehlenvenenthrombose
❏ Kennt die Gefahr der Druckerhöhung am Kreuzbein, wenn die Beine zur Fersenfreilage angehoben werden
❏ Kennt die Gefahr bei über 30° Rückenlage Druck am Kreuzbein/Sitzbein und der vermehrten Scherkräfte aufgrund von Rutschen im Bett
❏ Weiß, dass Unruhezustände (Schleifen mit der Ferse an der Matratze) zu mechanischen Verletzungen (Reibungsschäden) führen können und die Haut sofort vor Reibung zu schützen ist
❏ Kennt die Möglichkeit der Hohllagerung mit ausgeschnittenem Schaumstoff mit der Gefahr eines Fensterödems
❏ Kennt Hilfsmittel zur Fersenfreilage
❏ Weiß, dass Fersenschoner, Wattebinden den Druck erhöhen können
❏ Weiß, dass Fersenschoner, Wattebinden zu Feuchtigkeitsschäden führen können
❏ Kennt den Unterschied Hautpflege und Hautschutz
❏ Kennt den Unterschied W/O Emulsion oder O/W Emulsion und die unterschiedliche Indikation zur Hautpflege

Alltagsberatung

❏ Führt eine Alltagsberatung in Laiensprache durch

Dokumentation

❏ Dokumentiert die Alltagsberatung
❏ Pflegebericht auf Wirkung der Maßnahmen eingegangen
❏ Führt ein Bewegungsprotokoll
❏ Überprüft die Risikofaktoren und die individuellen Maßnahmen

Dokumentationssystem UFER-Prinzip © Gonda Bauernfeind   Zu beziehen über: www.tnbildung.de
Nomenklatur/Empfehlungen aus der S3 Leitlinie der Deutschen Gesellschaft für Wundheilung und Wundbehandlung (DGfW e.V.)

Anhang 9: Formular Qualitätssicherung – Fortsetzung

| Wunddokumentation nach **UFER-Prinzip**© | Klient: _____ Geburtsdatum: _____ | **Qualitätssicherung** |

Individuelles Problem während der Praxisanleitung und Umsetzung

Stellungnahme des Mitarbeiters

Zielvereinbarung

Unterschriften	Mitarbeiter:
	Praxisanleiter:
	PDL:

Anhang 10: Formular Bewegungsförderungsplan Beispiel für Beachte

Wunddokumentation nach
UFER-Prinzip©

Klient: _____

Geburtsdatum: _____

Bewegungsförderungsplan
zur Dekubitusprophylaxe
(Vorbeugung gegen ein Wundliegen)
(erstellt durch Pflegefachkraft)

Hinweise für Klient, Angehörige und alle am Versorgungsprozess Beteiligten

Um einem Wundliegen bei Klienten vorzubeugen oder zu behandeln, die in der Mobilität und Aktivität eingeschränkt sind, ist zusätzlich zur allgemeinen Weichlagerung mit Druckverteilung eine regelmäßige Positionsänderung mit Druckentlastung der gefährdeten Hautstellen notwendig.

Die Pflegefachkraft plant zu diesem Zweck individuelle Lageänderungen durch Bewegung. Sie legt bei jedem Klienten individuell den Bedarf fest, welcher Positionswechsel und welche Bewegungsförderungen möglich sind. Die Pflegefachkraft hat dem Klienten unter Einbezug aller an der Pflege Beteiligten einen individuellen Bewegungsförderungsplan als groben Tagesplan erstellt. Dieser Bewegungsförderungsplan orientiert sich an den Bewegungsmöglichkeiten, den gefährdeten Hautstellen, der Tagesstruktur, dem Wohlbefinden oder familiären Gegebenheiten. Der Positionswechsel erfolgt individuell. Planen Sie möglichst viele Positionswechsel ein, auch kleine Lageänderungen können von Druck entlasten oder den Druck verteilen. Der Kompressionsdrucktest (Fingertest) zum Feststellen eines beginnenden Wundliegens ist Ihnen erklärt worden. Um ein Wundliegen zu vermeiden, muss frühzeitig mit den vorbeugenden Maßnahmen begonnen werden. Jede Rötung muss umgehend von einer Pflegefachkraft überprüft und geeignete Maßnahmen eingeleitet werden.

Unter Beachte schreibt die Pflegefachkraft sämtliche Hinweise, die zwingend berücksichtigt werden müssen:

- **Empfehlung zu zeitlichen Intervallen**
  - Wie häufig Positionswechsel?
  - Wie lange im Stuhl sitzen?
- **Welche Positionen sollten vermieden werden**
  - Stuhl sitzen, nicht auf Hüftknochen in 90 Grad legen
  - Über 30 Grad hoch im Bett sitzen
- **Fersen sind freizulegen**
  - Unterschenkel und Oberschenkel mit Hilfsmittel unterstützen, dabei so wenig wie möglichdie Beine anheben (erhöht sonst den Druck am Kreuzbein)
  - Achillessehne frei, Knie leicht angewinkelt
- **Einsatz und Hinweise zur druckverteilenden Matratze und Sitzkissen**
  - Einstellung und Statikfunktion der vorhandenen motorbetriebenen Matratzen z. B. Großzellenmatratze
- **Einsatz von Hilfsmitteln zur Unterstützung der Position, mit Begründung**
- **Empfehlung zum scherkräftearmen Transfer**
- **Pflegekräfte schreiben Informationen, Beratungen, Anleitungen und nicht Einhalten von Interventionen in die Alltagsberatung mit Datum und Unterschrift auf**
- **Führen eines Bewegungsprotokolls**
- **Individuelle Absprachen**
- **Hilfsmittel und Methoden, die zur Vermeidung von Wundliegegeschwüren (Dekubitus) nicht mehr verwendet werden sollten, weil sie nach neuestem Stand der Pflegewissenschaft als schädlich gelten**
  - z. B. viele Kissen im Bett, Sitzringe, Fersenschoner, Watteverbände, synthetische Felle

Dokumentationssystem UFER-Prinzip © Gonda Bauernfeind   Zu beziehen über: www.tnbildung.de

Nomenklatur/Empfehlungen aus der S3 Leitlinie der Deutschen Gesellschaft für Wundheilung und Wundbehandlung (DGfW e.V.)

Anhang 10: Formular Bewegungsförderungsplan Beispiel für Beachte – Fortsetzung

Wunddokumentation nach
UFER-Prinzip©

Klient: _____

Geburtsdatum: _____

Bewegungsförderungsplan
zur Dekubitusprophylaxe
(Vorbeugung gegen ein Wundliegen)
(erstellt durch Pflegefachkraft)

Möglichkeiten des Positionswechsels, der Bewegungsförderung und des Hilfsmitteleinsatzes	Beachte:

Datum: _____   Handzeichen Pflegefachkraft: _____

Dokumentationssystem UFER-Prinzip © Gonda Bauernfeind   Zu beziehen über: www.tnbildung.de
Nomenklatur/Empfehlungen aus der S3 Leitlinie der Deutschen Gesellschaft für Wundheilung und Wundbehandlung (DGfW e.V.)

Anhang 11: Formular Bewegungsprotokoll

Wunddokumentation nach
UFER-Prinzip©

Klient: _____

Geburtsdatum: _____

Datum: _____

Bewegungsprotokoll
zur Dekubitusprophylaxe

Uhrzeit	Wirkung der vorherigen Lage	Uhrzeit	Positionswechsel	Hdz:

Dokumentationssystem UFER-Prinzip © Gonda Bauernfeind
Nomenklatur/Empfehlungen aus der S3 Leitlinie der Deutschen Gesellschaft für Wundheilung und Wundbehandlung (DGfW e.V.)

Zu beziehen über: www.tnbildung.de

Seite
1 von 1

Anhang 12: Formular Bewegungsprotokoll mehrtägig

Wunddokumentation nach
UFER-Prinzip ©

Mehrtägiges Bewegungsprotokoll

zur Dekubitusprophylaxe

über mehrere Tage Einsatz von Einrichtung

Klient: _____

Geburtsdatum: _____

Protokoll von: _____ bis: _____

Datum	Uhrzeit	Wirkung der vorherigen Lage	Uhrzeit	Positionswechsel	Hdz:

Dokumentationssystem UFER-Prinzip © Gonda Bauernfeind   Zu beziehen über: www.tnbildung.de

Nomenklatur/Empfehlungen aus der S3 Leitlinie der Deutschen Gesellschaft für Wundheilung und Wundbehandlung (DGfW e.V.)

Seite 1 von 1

239

Anhang 13: Muster Antrag auf Versorgung mit Antidekubitussystem

Anschrift Klient bzw. Versicherter   Ort, Datum

...

...

...

An die Pflegekasse   vorab gefaxt an _____

...

...

...

Antrag auf Versorgung mit einem Hilfsmittel gegen Dekubitus aus dem Hilfsmittelverzeichnis des GKV Spitzenverband

Versicherten-Nr.: _____

Sehr geehrte Damen und Herren,

seit dem _____ werde ich von der Einrichtung _____

_____

betreut.

Der/die mich behandelnde Arzt/Ärztin _____ **hat mir mit beigefügter**

Verordnung das Pflegehilfsmittel _____
verordnet.

Nach pflegefachlicher Einschätzung durch die o. g. Einrichtung liegt bei mir ein hohes Dekubitusrisiko vor.

Im Jahr 2000 wurde vom Deutschen Netzwerk für Qualitätsentwicklung in der Pflege (DNQP) der Nationale Expertenstandard »Dekubitusprophylaxe in der Pflege« konsentiert.
Alle Pflegeeinrichtungen sind angehalten, ihre Arbeit auf die Empfehlungen des Expertenstandards auszurichten. Expertenstandards legen ein Qualitätsniveau fest, das wissenschaftlich begründet ist und den »State of the Art«, den aktuellen Stand der Pflegewissenschaft, beschreibt. Der MDK prüft, ob die Pflegeeinrichtung die bisher vorliegenden Expertenstandards implementiert hat.
Seit 2010 gibt es eine Aktualisierung des Expertenstandards DNQP »Dekubitusprophylaxe in der Pflege«. Unsere Hilfsmittelbestellung und die Interventionen wurden an die Forderungen des Expertenstandards angepasst. In der Handlungsebene drei werden Interventionen zu druckverteilenden Hilfsmitteln zur Dekubitusprophylaxe gefordert.
Der Expertenstandard fordert je nach Dekubitusrisiko druckverteilende Hilfsmittel (Hilfsmittel zur Positionsunterstützung, Weichlagerungsmatratzen, Spezialmatratzen), druckentlastende Maßnahmen (Makrobewegungen) und druckreduzierende Maßnahmen (Mikrobewegungen) mit Bewegungsförderung.

Nach dem Expertenstandard ist bei dekubitusgefährdeten Klienten unverzüglich ein druckverteilendes Hilfsmittel einzusetzen, wenn ...
- keine andere Druckentlastung möglich ist,
- eine Bewegungsförderung nicht möglich oder nicht ausreichend ist,

Seite 1 von 3

Anhang 13: Muster Antrag auf Versorgung mit Antidekubitussystem – Fortsetzung

- schwere gesundheitliche Störungen vorliegen (z. B. Kachexie, starker Bewegungsmangel, völlig fehlende Eigenbeweglichkeit, Kreislaufinstabilität),
- therapieindizierte Einschränkungen der Beweglichkeit vorliegen (z. B. bei Erkrankungen wie ARDS-Syndrom, Verbrennungen, Polytrauma).

Bei der Auswahl der indizierten Pflegehilfsmittel wird weder eine Überversorgung noch eine Unterversorgung des Versicherten angestrebt. Es wurden die gefährdeten Körperstellen, das Gewicht des Klienten, Kosten-/Nutzen-Abwägung sowie die Vorlieben und Wünsche des Klienten berücksichtigt.

Die Pflegefachkraft der o. g. Einrichtung hat deshalb nach gewissenhafter Überprüfung der Ressourcen und der Risikofaktoren folgende druckverteilende Unterlage für mich vorgesehen:

_____

Der Expertenstandard sieht **keine Risikoskala** mehr vor, sondern vielmehr eine Gesamteinschätzung aller Risikofaktoren mit Begründung.

Individuelle Risikofaktoren/Pflegediagnosen

Ich beantrage hiermit eine Bestätigung, dass Sie das vom Arzt verordnete und von o. g. Einrichtung konkret empfohlene Hilfsmittel unverzüglich bereitstellen bzw. die Kosten für dessen Selbstbeschaffung tragen werden.

Aufgrund der zeitlich dringend notwendigen Anwendung des Hilfsmittels bitte ich Sie, mir Ihren Rücklauf unverzüglich zukommen zu lassen und eine Kopie desselben der mich versorgenden Einrichtung per Telefax zu übermitteln.

Ich bitte um Verständnis, dass ich bei nicht umgehend erfolgender Bereitstellung bzw. Bestätigung der Kostenübernahme mir die Geltendmachung von Schadensersatz- bzw. Schmerzensgeldansprüchen Ihnen gegenüber vorbehalte.

Vielen Dank für Ihre Bemühungen und Ihr Verständnis für die Dringlichkeit des Antrages.
Mit freundlichen Grüßen

_____
Unterschrift

Anlagen: Rezept
Ruckantwort

Seite 2 von 3

241

Anhang 13: Muster Antrag auf Versorgung mit Antidekubitussystem – Fortsetzung

Adresse Pflegekasse

...

...

...

An die Pflegeeinrichtung   *Fax-Antwort an:* _____

...

...

...

Es ist der Pflegekasse leider aus organisatorischen Gründen nicht möglich,

unverzüglich bei Frau/Herrn _____

das beantragte Antidekubitussystem zu liefern.

_____

Unterschrift des Sacharbeiters der Pflegekasse

Anhang 14: Formular Alltagsberatung

Wunddokumentation nach
UFER-Prinzip©

Klient:

Geburtsdatum:

Alltagsberatung

Pflegeproblem, Ressource, Ergebnis Rollenbelastung des Pflegenden	Alltagsberatung/Patientenedukation und Edukation der Dependenzpflege Information – Beratung – Schulung – Anleitung	Wiederholte Alltagsberatung mit Datum/Hdz
Datum:	**Hdz:**	
Pflegeproblem, Ressource, Ergebnis Rollenbelastung des Pflegenden	Alltagsberatung/Patientenedukation und Edukation der Dependenzpflege Information – Beratung – Schulung – Anleitung	Wiederholte Alltagsberatung mit Datum/Hdz
Datum:	**Hdz:**	
Pflegeproblem, Ressource, Ergebnis Rollenbelastung des Pflegenden	Alltagsberatung/Patientenedukation und Edukation der Dependenzpflege Information – Beratung – Schulung – Anleitung	Wiederholte Alltagsberatung mit Datum/Hdz
Datum:	**Hdz:**	

243

Anhang 15: Formular Beratungsassessment

Wunddokumentation nach
UFER-Prinzip ©

Individuelles Beratungsassessment Dekubitusprophylaxe
Checkliste zur Dokumentation einer Beratung nach § 45 SGB XI –
Angehörigenedukation (privat Pflegende)

Klient:		Telefon:		Pflegestufe:	seit:
Geb.:		Pflegekasse:		Befreit:	ja nein
Wohnort:		Versicherten-Nr.::		Hausarzt:	
Straße:		Pflegeperson:		Telefon:	

Hilfebedarf/Problem des Pflegebedürftigen	Pflegeperson benötigt Anleitung bei	Beratung Theorie	Praktische Anleitung	Wohnumfeld – Problem – Ressourcen / Empfehlungen – zusätzliche Info
Entstehung Dekubitalulcus	☐ Kennt die Ursachen der Dekubitusentstehung	☐	☐	
	☐ Kennt die individuellen Risikofaktoren	☐	☐	
Bewegungsförderungs-plan/Zeitintervalle	☐ Individuelle Zeitintervalle (Berücksichtige: Biorhythmus, Tageszeiten, personelle Ressourcen)	☐	☐	
	☐ Bewegungsförderungsplan erstellt	☐	☐	
Kompressionsdrucktest	☐ Kennt Indikation für den Kompressionsdrucktest	☐	☐	
	☐ Kompressionsdrucktest ☐ als Fingertest ☐ mit durchsichtiger Platte	☐	☐	
	☐ Kann Kompressionsdrucktest durchführen	☐	☐	
Mikrobewegungen	☐ Kennt Notwendigkeit von Mikrobewegungen	☐	☐	
	☐ Kleines Kissen Uhrzeigersystem ☐ im Sessel ☐ im Bett (Dokumentation der Empfehlung)	☐	☐	
	☐ Schiefe Ebene mit ☐ Keil ☐ Decke Position verändern (Dokumentation der Empfehlung)	☐	☐	
Bewegungskonzepte	☐ Positionswechsel (Kissen, Keil, Halbrollen)	☐	☐	
	☐ Basale Stimulation ☐ Kinästhetik	☐	☐	
Makrobewegungen	☐ Kennt verschiedene Bewegungstechniken	☐	☐	
	☐ Schiefe Ebene rechts/links ☐ Wohlfühlen in dieser Position ☐ Angst	☐	☐	
	☐ unphysiologische Lage ☐ Lage in der Körperachse	☐	☐	
	☐ 135° Bauchlage ☐ Rückenlage	☐	☐	
	☐ 30° rechts/links	☐	☐	
	☐ V ☐ A ☐ T ☐ I Lage	☐	☐	
	☐	☐	☐	

Dokumentationssystem UFER-Prinzip © Gonda Bauernfeind
Nomenklatur/Empfehlungen aus der S3 Leitlinie der Deutschen Gesellschaft für Wundheilung und Wundbehandlung (DGfW e.V.)

Zu beziehen über: www.tnbildung.de

Seite
1 von 4

Anhang 15: Formular Beratungsassessment – Fortsetzung

Wunddokumentation nach
UFER-Prinzip ©

Individuelles Beratungsassessment Dekubitusprophylaxe
Checkliste zur Dokumentation einer Beratung nach § 45 SGB XI – Angehörigenedukation (privat Pflegende)

Hilfebedarf/Problem des Pflegebedürftigen	Pflegeperson benötigt Anleitung bei	Beratung Theorie	Praktische Anleitung	Wohnumfeld – Problem – Ressourcen Empfehlungen – zusätzliche Info
Hohl- und Freilage	☐ Freilegen der Ferse ☐ rechts ☐ links mit Kissen ☐ Kein Druck auf Achillessehne	☐	☐	
	☐ große Auflagefläche bis Wade/Oberschenkel dadurch Druckerhöhung am Kreuzbein			
	☐ Knie angewinkelt (Überdehnung kann zur Verengung der Kniekehlenvene führen)			
	☐ Hohllage mit ausgeschnittenem Schaumstoff	☐	☐	
	☐ Beachte Gefahr eines Fensterödems	☐	☐	
	☐ Fersenfreilagerungsschuh (Hebeliff, Voll-Kontaktgips als Total Contact Cast)	☐	☐	
	☐ keine Fersenschuhe, erhöhen den Druck, Schweiß, keine Beobachtung möglich	☐	☐	
	☐ Freilegen von:			
Scherkräfte	☐ Kennt Gefahr durch Reibungs- und Scherkräfte	☐	☐	
	☐ Bewegung kopfwärts mit 2 Pflegepersonen ☐ Hebekissen (Alternativ Plastiktüten)	☐	☐	
	☐ Bewegung mit Personenlifter ☐ Umsetzen mit ☐ Drehteller ☐ Rutschbrett ☐ Tücher	☐	☐	
	☐	☐	☐	
Einsatz von druckverteilenden Hilfsmitteln	☐ Druckverteilende Hilfsmittel ☐ vorhanden ☐ nicht vorhanden	☐	☐	
	☐ Druckverteilende Hilfsmittel ☐ notwendig	☐	☐	
	☐ Druckentlastung ☐ nicht möglich ☐ nicht ausreichend (Ursache dokumentieren)			
	☐ Druckverteilendes Hilfsmittel (Auswahl mit Grund dokumentieren)	☐	☐	
	☐ Kennt das vorhandene druckverteilende Hilfsmittel ☐ korrekte Handhabung	☐	☐	
	☐ Wechsellagerung (großzellige Matratzen) ☐ kennt Funktionstasten ☐ Kontrolllampen	☐	☐	
	☐ Kennt korrekte Einstellung (Körpergewicht…) ☐ Statikfunktion ☐ Dynamikfunktion	☐	☐	
	☐ Statikfunktion während jeglicher Pflegemaßnahme	☐	☐	
	☐ Kontrolle der Einstellung vor und nach jeder Pflegeintervention	☐	☐	
	☐ Weichlage ☐ viskoelastische Schaumstoffmatratze ☐	☐	☐	
	☐ Umlagerung ☐ stufenlos einstellbar	☐	☐	
	☐ Mikrostimulationssysteme (MIS) ☐ passives System ☐ aktives System	☐	☐	
	☐ Gestörtes Körperbild ☐ Demenzielle Erkrankung			
Ernährung/Flüssigkeit/ Hautschutz	☐ Risikofaktor: Fehlernährung ☐ MNA Voranamnese ☐ Beratung Ernährung notwendig	☐	☐	
	☐ Risikofaktor: Hautfeuchtigkeit durch Harninkontinenz ☐ Beratung Kontinenzförderung	☐	☐	
	☐ Risikofaktor: Hautfeuchtigkeit durch Schweiß, Exsudat ☐ Beratung Haut trocken halten	☐	☐	
	☐	☐	☐	

245

Anhang 15: Formular Beratungsassessment – Fortsetzung

Wunddokumentation nach
UFER-Prinzip©

Individuelles Beratungsassessment Dekubitusprophylaxe
Checkliste zur Dokumentation einer Beratung nach § 45 SGB XI – Angehörigenedukation (privat Pflegende)

Hilfsmittel	Hilfsmittel werden keine benötigt	Hilfsmittel wird bestellt	Bedarf vorhanden – Angehörige möchten kein Hilfsmittel	Beratung Theorie	Praktische Anleitung	Vorhandene Hilfsmittel werden nicht benötigt	Information per Fax an zuständige Kranken-/Pflegekasse Begründung der Hilfsmittel
☐ Pflegebett ☐ Pflegeheberahmen				☐	☐		
☐ Bettverlängerung				☐	☐		
☐ Seitengitterschutz				☐	☐		
☐ Toilettenstuhl				☐	☐		
☐ Rollator ☐ Gehgestell				☐	☐		
☐ Rollstuhl ☐ Pflegeliegestuhl				☐	☐		
☐ Patientenlifter ☐ Drehteller				☐	☐		
☐ Rutschbrett				☐	☐		
☐ Seitenlagerungskissen				☐	☐		
☐ Semi-Fowler Kissen ☐ Deltakissen				☐	☐		
☐ Universalkissen ☐ Zylinderkissen				☐	☐		
☐ Ringkissen ☐ Halbmondkissen				☐	☐		
☐ Abduktionskissen				☐	☐		
☐ Handipod Kissen ☐ Hemi Armkissen				☐	☐		
☐ Handie´quin Kissen				☐	☐		
☐ Weichlagerung ☐ Wechsellagerung				☐	☐		
☐ Umlagerung ☐ Mikrostimulation				☐	☐		

Informationen zu Entlastungsmöglichkeiten für pflegende Angehörige	Kein Informationsbedarf	Informationsbedarf vorhanden	Zusätzliche Info
Einstufungskriterien in der PV/Höherstufung PV/MDK-Gutachten			
Ambulante Pflegeleistungen (Sach-/Kombinationsleistung)			
Verhinderungspflege (Tag-/Nacht) Tagesbetreuung			
Pflegeleistungsergänzungsgesetz			
Umbaumaßnahmen (pflegeerleichternd)			
Teilstationäre Pflege – Tages- und Nachtpflege/Kurzzeitpflege			
Vollstationäre Pflegeleistungen (Pflegeheim)			
Pflegehilfsmittel ☐ privat ☐ 31 € ☐ 10 %-Regelung			
Pflegehilfsmittelleihweise			
Aushändigung Informationsmaterial			

Dokumentationssystem UFER-Prinzip © Gonda Bauernfeind
Nomenklatur/Empfehlungen aus der S3 Leitlinie der Deutschen Gesellschaft für Wundheilung und Wundbehandlung (DGfW e.V.)
Zu beziehen über: www.tnbildung.de

Anhang 15: Formular Beratungsassessment – Fortsetzung

Wunddokumentation nach
UFER-Prinzip ©

Individuelles Beratungsassessment Dekubitusprophylaxe
Checkliste zur Dokumentation einer Beratung nach § 45 SGB XI –
Angehörigenedukation (privat Pflegende)

Informationen an Netzwerkpartner	Kein Informationsbedarf	Weiterer Informationsbedarf vorhanden	Zusätzliche Info
Apotheke			
Krankenkasse/Pflegekasse			
Hausarzt/Facharzt/Augenarzt/Zahnarzt			
Sanitätshaus			
Beratungs- und Koordinierungsstelle (BEKO)			
Pflegedienst/SGB V/SGB XI/Hauswirtschaft			
Menüservice (Warm-/Kaltanlieferung, Lebensmittelausgabe)			
Lebensmittellieferservice (z. B. Metzger, Obst, Getränke)			
Ehrenamtliche Betreuung (z. B. Essen in Gesellschaft)			
Pflegeheim, betreutes Wohnen, Seniorenwohngemeinschaft			
Physiotherapie/Krankengymnastik/Massage/Lymphtherapie			
Ergotherapie/Beschäftigungstherapie			
Heilpraktiker			
Logopäde			
Podologe/medizinische Fußpflege			
Optiker/Hörgeräteakustiker			
Hospiz/Schmerztherapeut/Psychoonkologe			
Seelsorge (Pfarrer, Pastor, Seelsorger)			
Fahrdienst			
Selbsthilfegruppe			
Mode/Friseur/Kosmetik/Fitness/Perückenmacher			

Name Schulungsteilnehmer:

Pflegeperson, Versicherten-Nr.:

Unterschrift Schulungsteilnehmer:

Ort, Datum:

Unterschrift Pflegeberater/Schulungsleiter:

Unterschrift Schulungsteilnehmer:

Über den Zweck der Datenerhebung wurde ich aufgeklärt. Mit der Weitergabe erfasster Daten an die Pflegekasse bin ich einverstanden.

Stempel:

Dokumentationssystem UFER-Prinzip © Gonda Bauernfeind
Nomenklatur/Empfehlungen aus der S3 Leitlinie der Deutschen Gesellschaft für Wundheilung und Wundbehandlung (DGfW e.V.)
Zu beziehen über: www.tnbildung.de

Seite
4 von 4

247

Anhang 16: Formular Informationsweitergabe

Wunddokumentation nach

UFER-Prinzip©

Klient: _____

Datum: _____

Informationsweitergabe

Nachricht an Hausarzt – Krankenhaus – Röntgenabteilung – Transportdienst:

Nachricht an Angehörige – Pflegeperson:

Nachricht an Pflegedienst:

Dokumentationssystem UFER-Prinzip © Gonda Bauernfeind	Zu beziehen über: www.tnbildung.de	Seite
Nomenklatur/Empfehlungen aus der S3 Leitlinie der Deutschen Gesellschaft für Wundheilung und Wundbehandlung (DGfW e.V.)		1 von 1

Anhang 17: Evaluierung Dekubitusrisiko (3 Musterbeispiele)

Wunddokumentation nach
UFER-Prinzip©

Klient: Fall 1 Mustermann, Egon	Geburtsdatum: 01.09.1931	Bezugspflegefachkraft: Adele Krankenschwester	**Pflegeprozess**

Pflegemodell nach Monika Krohwinkel (2007) – Pflegesystem Bezugspflege
dreizehn **A**ktivitäten, **B**eziehung und **e**xistentielle **E**rfahrungen **d**es **L**ebens (**ABEDL**)

Dekubitus		**ABEDL2: Sich bewegen können**	**Pflegeplanung nach dem 13-ABEDL®** **Strukturierungsmodell nach Krohwinkel**	
Beginn Datum: 17.04.2014	**Pflegeprobleme/Pflegediagnosen**	**Einsatz der Dependenzpflege**	**Maßnahmen**	**Ende Datum:** 26.04.2014

	Gefahr Dekubitus aufgrund von:
	
	• Prominente Knochenvorsprünge an den Dornfortsätzen der Brustwirbelsäule bei einer bestehenden Kyphose
	
	• Gefahr eines Immobilitätssyndroms aufgrund einer kurzfristig verordneten Immobilisierung durch Magen-/Darm-Grippe
		• Kennt die Risikofaktoren und Symptome eines Druckgeschwürs (Dekubitus)
		• Gibt umgehende Information an Einrichtung bei Rötung am Körper
		• Bewegt nach Empfehlungen nach einem Bewegungsförderungsplan
		• Führt Bewegungsprotokoll
			• Bewegung nach Bewegungsförderungsplan
			• Führen von Bewegungsprotokoll
			
			• Hautschutz (PU Folie) großzügig auf den Rücken über Dornfortsätze der BWK kleben
			  – 4 cm hohe, 5 cm breite, 15 cm langen PU Schaum auf die Folie, rechts und links von der Wirbelsäule mit Klebemull fixieren
			  – Die Höhe überprüfen, dabei mit der flachen Hand den Schaum herunterdrücken. Dornfortsätze dürfen nicht zu spüren sein	

	Kompetenzen (Fähigkeiten/Ressourcen) Wünsche	**Ziele/Ergebnisse**		

	• Versteht und befolgt Empfehlungen
	• Akzeptiert Freilage mit Schaumstoff
	• Führt Mikrobewegungen durch
		• Kein Dekubitus	• Hautinspektion durchführen über Knochenvorsprüngen insbesondere an den Dornfortsätzen
			  – Bei Hautrötung Kompressionsdrucktest durchführen:
			   – wegdrückbare Rötung mit NEIN, nicht wegdrückbare Rötung mit JA im Pflegebericht ① eintragen.
			  – Genaue Lokalisation des Kompressionsdrucktests im Pflegebericht ② dokumentieren
			  – Evaluierung aller Maßnahmen	

Anhang 17: Evaluierung Dekubitusrisiko (3 Musterbeispiele) – Fortsetzung

Wunddokumentation nach
UFER-Prinzip ©

Klient: Mustermann, Egon

Geburtsdatum: 01.09.1931

Evaluierung –
standardisierter Pflegebericht ①

Monat: April 2014

Pflegediagnose: Gefahr einer Hautschädigung, Hautschädigung, Gewebebeschädigung

Evaluierung – Pflegebericht ① ist nach Bedarf eine tägliche oder mehrmals tägliche Berichterstattung und Evaluierung der Fähigkeiten aus dem Pflegeprozess.
Zusätzlich können in der Evaluierung – Pflegebericht (PB)② unvorhersehbare Veränderungen, neue Probleme, Ziele oder Maßnahmen, Reaktion auf Pflegeinterventionen oder Medikamente eingetragen werden. Ausführliche Stellungname zu den einzelnen Fähigkeiten werden ebenfalls in der Evaluierung – Pflegebericht ② dokumentiert.

Tour/Frühdienst	1	2	3	4	5	6	7	8	9	10	11	12	13	14	15	16	17	18	19	20	21	22	23	24	25	26	27	28	29	30	31
Hautbeobachtung durchgeführt																	x	x	x	x	x	x	x	x	x	x					
Hautrötung vorhanden (Kompressionsdrucktest, Ergebnis in PB②)																	Ø	Ø	Ø	Ø	Ø	Ø	Ø	Ø	Ø	Ø					
Alltagsberatung zu Dekubituserkennung/-prophylaxe durchgeführt/dokumentiert																	x	Ø	x	x	Ø	Ø	Ø	Ø	Ø	Ø					
Handzeichen:																	Az	Az	Az	Az	Az	Az	Az	Ag	Az	Az					

Legende: Ja = X   Teilweise = /   Nein = Ø

Dokumentationssystem UFER-Prinzip © Gonda Bauernfeind
Nomenklatur/Empfehlungen aus der S3 Leitlinie der Deutschen Gesellschaft für Wundheilung und Wundbehandlung (DGfW e.V.)

Zu beziehen über: www.tnbildung.de

Seite
1 von 1

Anhang 17: Evaluierung Dekubitusrisiko (3 Musterbeispiele) – Fortsetzung

Wunddokumentation nach
UFER-Prinzip©

Klient: Mustermann, Egon

Geburtsdatum: 01.09.1931

Evaluierung eines Dekubitusrisikos –
Dekubitusprophylaxe

Liegt derzeit ein Dekubitusrisiko vor?	Datum: geplante Evaluierung	Datum: Evaluierung	Besonderheiten: Keine/individuelles Risiko/Dekubitus im Evaluierungszeitraum Hautinspektion: Rötung, Erwärmungen, Ödeme, Verhärtungen. Subjektives Empfinden: Juckreiz, Schmerzen, wahrgenommener Druck	Hdz
☐ kein ☒ vorhanden		17.04.2014	Prominente Knochenvorsprünge, verordnete Immobilisierung	*AR*
☐ kein ☒ vorhanden	20.04.2014	20.04.2014	Besonderheiten keine, im Evaluierungszeitraum kein Dekubitus	*AR*
☒ kein ☐ vorhanden	26.04.2014	26.04.2014	Besonderheiten keine, kein Dekubitus, wieder mobil, kein Pflegeprozess zu Dekubitusprophylaxe mehr notwendig	*AR*
☐ kein ☐ vorhanden	keine			
☐ kein ☐ vorhanden				
☐ kein ☐ vorhanden				
☐ kein ☐ vorhanden				
☐ kein ☐ vorhanden				
☐ kein ☐ vorhanden				
☐ kein ☐ vorhanden				
☐ kein ☐ vorhanden				
☐ kein ☐ vorhanden				
☐ kein ☐ vorhanden				
☐ kein ☐ vorhanden				
☐ kein ☐ vorhanden				
☐ kein ☐ vorhanden				
☐ kein ☐ vorhanden				
☐ kein ☐ vorhanden				

Evaluierungszeitraum wird durch Pflegefachkraft individuell festgelegt

Dokumentationssystem UFER-Prinzip © Gonda Bauernfeind
Nomenklatur/Empfehlungen aus der S3 Leitlinie der Deutschen Gesellschaft für Wundheilung und Wundbehandlung (DGfW e.V.)

Zu beziehen über: www.tnbildung.de

Seite
1 von 1

251

Anhang 18: Formular Braden-Skala und Risikofaktoren

Wunddokumentation nach

UFER-Prinzip©

Braden-Skala

von Heidi Heinhold bearbeitete Übersetzung

Zur Dekubitusrisikoeinschätzung nicht ausschließlich verwenden,
alle individuellen Risikofaktoren des Klienten berücksichtigen

Klient: _____

Geburtsdatum: _____

	1 Punkt	2 Punkte	3 Punkte	4 Punkte
Sensorische Wahrnehmung Fähigkeit, lagebedingte wie künstliche Reize wahrzunehmen und adäquat zu reagieren	**Vollständig ausgefallen** - Keinerlei Reaktion auf Schmerzreize (auch kein Stöhnen, Zucken, Greifen) aufgrund verminderter Wahrnehmungsfähigkeit bis zur Bewusstlosigkeit oder Sedierung oder - Missempfindungen/Schmerzen werden über den größten Körperanteil nicht wahrgenommen, Ursachen: z. B. Lähmungen, hoher Querschnitt	**Stark eingeschränkt** - Reaktion nur auf starke Schmerzreize, Missempfindungen können nur über Stöhnen oder Unruhe mitgeteilt werden oder - sensorisches Empfinden stark herabgesetzt. Missempfindungen/Schmerzen werden über die Hälfte des Körpers wahrgenommen	**Geringfügig eingeschränkt** - Reaktion auf Anrede; Missempfindungen bzw. das Bedürfnis nach Lagewechsel können nicht immer vermittelt werden oder - sensorisches Empfinden teilweise herabgesetzt. Missempfindungen/Schmerzen werden in ein bis zwei Extremitäten nicht wahrgenommen.	**Nicht eingeschränkt** - Reaktion auf Anrede. Missempfindungen/Schmerzen werden wahrgenommen und können benannt werden
Feuchtigkeit Ausmaß, in dem die Haut Feuchtigkeit ausgesetzt ist	**Ständig feucht** - Die Haut ist ständig feucht durch Schweiß, Urin usw. (Kot?) (z. B. Drainageflüssigkeit, Infusionslösungen) - Feuchte wird bei jedem Bewegen festgestellt	**Oft feucht** - Die Haut ist oft, aber nicht ständig, feucht. Die Wäsche muss jedoch einmal pro Schicht (8 Std.) gewechselt werden	**Manchmal feucht** - Die Haut ist hin und wieder feucht, die Wäsche muss praktisch einmal täglich gewechselt werden	**Selten feucht** - Die Haut ist normalerweise trocken - Wäschewechsel nur routinemäßig
Aktivität Grad der körperlichen Aktivität	**Bettlägerig** - Das Bett kann nicht verlassen werden	**An den Stuhl/Rollstuhl gebunden** - Gehfähigkeit stark eingeschränkt oder nicht vorhanden - Kann sich selbst nicht aufrecht halten und/oder braucht Unterstützung beim Sitzen im Stuhl oder Rollstuhl	**Gehen – hin und wieder –** - Geht mehrmals am Tag, aber nur kurze Strecken, teils mit, teils ohne Hilfe - Verbringt die meiste Zeit im Bett/auf einem Stuhl/Sessel/Rollstuhl	**Regelmäßiges Gehen** - Verlässt das Zimmer zweimal am Tag - Geht tagsüber im Zimmer etwa alle zwei Stunden auf und ab
Mobilität Fähigkeit, die Körperposition zu halten oder zu verändern	**Vollständige Immobilität** - Selbst die geringste Lageänderung des Körpers oder der Extremitäten wird nicht ohne Hilfe durchgeführt	**Stark eingeschränkt** - Eine Lageänderung des Körpers oder von Extremitäten wird hin und wieder selbstständig durchgeführt, aber nicht regelmäßig und mit deutlicher Verbesserung der Ausgangsposition	**Geringfügig eingeschränkt** - Geringfügige Lageänderung des Körpers oder der Extremitäten werden regelmäßig und selbstständig durchgeführt	**Nicht eingeschränkt** - Lageänderungen werden regelmäßig und ohne Hilfe durchgeführt
Ernährung Allgemeines Ernährungsverhalten	**Unzureichende Ernährung** - Isst die Portionen nie auf - Isst selten mehr als ⅓ jeder Mahlzeit - Isst nur 2 eiweißhaltige (Fleisch- oder Milchprodukte) Portionen oder weniger täglich - Trinkt zu wenig - Trinkt keine Nahrungsergänzungskost oder - wird enteral (per Sonde) oder - seit mehr als fünf Tagen intravenös ernährt	**Wahrscheinlich unzureichende Ernährung** - Isst selten eine ganze Mahlzeit auf, in der Regel aber mehr als die Hälfte - Die Eiweißzufuhr erfolgt über 3 Port. (Milchprodukte, Fleisch) täglich - Hin und wieder wird Ergänzungskost zu sich genommen oder - erhält weniger als die erforderliche Menge Flüssigkost/Sondenernährung	**Ausreichende Ernährung** - Isst mehr als die Hälfte der meisten Mahlzeiten, mit insgesamt 4 eiweißhaltigen Portionen (Milchprodukte, Fleisch) täglich. Lehnt hin und wieder eine Mahlzeit ab, nimmt aber Ergänzungsnahrung, so angeboten, an oder - erhält enteral, über eine Sonde, ernährt und erhält so die meisten erforderlichen Nährstoffe	**Gute Ernährung** - Isst alle Mahlzeiten, weist keine zurück - Nimmt normalerweise eiweißhaltige Portionen (Milchprodukte, Fleisch) zu sich, manchmal auch eine Zwischenmahlzeit - Braucht keine Nahrungsergänzungskost
Reibungs- und Scherkräfte	**Problem** - Mäßige bis erhebliche Unterstützung bei jedem Positionswechsel erforderlich - »Hochziehen« (Richtung Kopfende) ist nicht möglich, ohne über die Laken zu schleifen - Rutscht im Bett oder Stuhl regelmäßig nach unten und muss wieder in die Ausgangsposition gebracht werden - Spastik, Kontrakturen und Unruhe verursachen Reibung auf der Unterlage	**Potenzielles Problem** - Bewegt sich ein wenig und braucht selten Hilfe - Die Haut scheuert während der Bewegung weniger intensiv auf der Unterlage (hebt sich selbst ein wenig an), - Verbleibt relativ lange in der optimalen Position in Bett (Sessel/Rollstuhl/Lehnstuhl), - Rutscht nur noch selten nach unten	**Kein feststellbares Problem** - Bewegt sich unabhängig und ohne Hilfe in Bett und Stuhl. Muskelkraft reicht aus, um sich ohne Reibung anzuheben - Behält optimale Position in Bett oder Stuhl aus eigener Kraft bei	

Datum:

Gesamtpunkte:
< 23 Punkte Pflegeprozess
< 19 Punkte Pflegeprozess
nach Vorgaben des Expertenstandards

HDZ:

252

Dokumentationssystem UFER-Prinzip © Gonda Bauernfeind   Zu beziehen über: www.tnbildung.de   Seite 1 von 2

Nomenklatur/Empfehlungen aus der S3 Leitlinie der Deutschen Gesellschaft für Wundheilung und Wundbehandlung (DGfW e.V.)

Anhang 18: Formular Braden-Skala und Risikofaktoren – Fortsetzung

Wunddokumentation nach
UFER-Prinzip©

Risikofaktoren

Systematisierung aufgrund von Erfahrungen und Literaturrecherche aus dem Buch:
Dekubitusmanagement auf der Basis des Nationalen Expertenstandard (Heike Lubatsch)

Immobilität/Bewegungseinschränkung im Bett und/oder Stuhl, bedingt durch
- ☐ M. Parkinson
- ☐ Narkose
- ☐ Koma
- ☐ Arthrose, Rheuma
- ☐ Frakturen
- ☐ Lähmungen
- ☐ Depression
- ☐ Schmerzen
- ☐ chirurgischen Eingriff
- ☐ Fixierung
- ☐ Medikamente, z. B. Sedativa
- ☐ Sonden, Katheter
- ☐ Schlaf, Nacht
- ☐ Hohes Lebensalter
- ☐ Adipositas per magna

Herabgesetzte Gewebetoleranz
- ☐ Ödeme
- ☐ Anämie (HB < 9)
- ☐ Gefäßsklerose
- ☐ Fieber (> 38°)
- ☐ Allgemein- und Lokalinfektion
- ☐ Hautschädigung
- ☐ Mangelernährung
- ☐ Dehydration
- ☐ Niedriger RR (< 60 mmHg diastolisch)

Reibung- und Scherkräfte, bedingt durch
- ☐ Schlechte Hebe-/Mobilisierungstechniken
- ☐ Fehlerhafte Lagerung
- ☐ Herunterrutschen im Bett/Stuhl

Ungünstige Druckverteilung infolge der Körperform, bedingt durch
- ☐ Kachexie
- ☐ Kontrakturen
- ☐ Gelenkveränderung, z. B. Rheuma
- ☐ Spastiken

Eingeschränkte Fähigkeit/Bereitschaft zur Kooperation, bedingt durch
- ☐ Einschränkung im Verstehen
- ☐ Einschränkung d. Situationseinschätzung/-beurteilung
- ☐ Eingeschränkte Handlungsfähigkeit
- ☐ Eingeschränkte Motivation
- ☐ Kognitive Einschränkungen
- ☐ Kommunikations-/Beziehungsstörung

Fehlende/eingeschränkte sensorische Wahrnehmung, bedingt durch
- ☐ Polyneuropathie
- ☐ Bewusstlosigkeit
- ☐ Lähmung
- ☐ Sedierung

Sonstige Risikofaktoren

Datum: _____   **Risikofaktor im PDCA evaluieren**   HDZ: _____

Dokumentationssystem UFER-Prinzip © Gonda Bauernfeind
Nomenklatur/Empfehlungen aus der S3 Leitlinie der Deutschen Gesellschaft für Wundheilung und Wundbehandlung (DGfW e.V.)

Zu beziehen über: www.tnbildung.de

Seite
2 von 2

253

Anhang 19: Formular Evaluierung Pflegeabhängigkeitsskala

Wunddokumentation nach
UFER-Prinzip©

Pflegeabhängigkeitsskala – PAS

Klient: _____

Geburtsdatum: _____

© Die Pflegeabhängigkeitsskala (PAS) ist die deutsche Adaption der VZA-schaal von Buist G. A. H., Dassen Th. W. N., Dijkastra A. (1994), Universität Groningen, Niederlande
Modifiziert von Bauernfeind/Strupeit an das ambulante Setting im Pflegedienst

PAS 1 – Essen und Trinken

		Aufnahme-datum	Datum	Datum	Datum	Datum	Datum	Datum
Ausmaß, in dem der Klient in der Lage ist, allein zu essen und zu trinken	5	Der Klient ist in der Lage, allein seine Mahlzeiten zuzubereiten und ohne Hilfe anderer zu essen und zu trinken						
	4	Der Klient ist in der Lage, allein zu essen und zu trinken; er braucht aber einige Unterstützung						
	3	Der Klient ist in der Lage, allein seine Mahlzeiten zuzubereiten und seine Nahrung in den Mund zu nehmen; er hat aber Schwierigkeiten, die Menge zu bestimmen						
	2	Der Klient ist nicht in der Lage, allein seine Mahlzeiten zuzubereiten, er kann aber seine Nahrung in den Mund nehmen						
	1	Der Klient ist nicht in der Lage, alleine zu essen und zu trinken						

PAS 2 – Kontinenz

Ausmaß, in dem der Klient in der Lage ist, Urin- und/oder Stuhlausscheidungen willkürlich zu kontrollieren	5	Der Klient ist in der Lage, Ausscheidungen selbstständig zu kontrollieren						
	4	Der Klient ist meistens in der Lage, Ausscheidungen selbstständig zu kontrollieren; manchmal nutzt er ungeeignete Plätze oder ungeeignete Hilfsmittel						
	3	Der Klient ist meistens in der Lage, kontinent zu sein, wenn er sich nach einem Plan richtet						
	2	Der Klient ist nicht in der Lage, Urin- und/oder Stuhlausscheidungen zu kontrollieren; spontane Ausscheidungen sind ohne Hilfe nicht möglich						
	1	Der Klient ist nicht in der Lage, Urin- und/oder Stuhlausscheidungen zu kontrollieren; er ist vollständig urin- und/oder stuhlinkontinent						

Dokumentationssystem UFER-Prinzip © Gonda Bauernfeind
Nomenklatur/Empfehlungen aus der S3 Leitlinie der Deutschen Gesellschaft für Wundheilung und Wundbehandlung (DGfW e.V.)

Zu beziehen über: www.tnbildung.de

Seite 1 von 8

Anhang 19: Formular Evaluierung Pflegeabhängigkeitsskala – Fortsetzung

Wunddokumentation nach

UFER-Prinzip©

Pflegeabhängigkeitsskala – PAS

Klient: _____

Geburtsdatum: _____

© Die Pflegeabhängigkeitsskala (PAS) ist die deutsche Adaption der VZA-schaal von Buist G. A. H., Dassen Th. W. N., Dijkastra A. (1994), Universität Groningen, Niederlande
Modifiziert von Bauernfeind/Strupeit an das ambulante **Setting im Pflegedienst**

		Aufnahme-datum	Datum	Datum	Datum	Datum	Datum
PAS 3 – Körperhaltung							
Ausmaß, in dem der Klient in der Lage ist, bei bestimmten Aktivitäten die richtige Körperhaltung einzunehmen	5	Der Klient hat keine Schwierigkeiten, eine angemessene Körperhaltung einzunehmen					
	4	Der Klient hat einige Schwierigkeiten, eine angemessene Körperhaltung einzunehmen					
	3	Der Klient ist in der Lage, bei bestimmten Aktivitäten die entsprechende Körperhaltung einzunehmen, dies geschieht aber nur in geringem Maße aus eigener Initiative					
	2	Der Klient ist bis zu einem gewissen Grade in der Lage, bei bestimmten Aktivitäten eine andere Körperhaltung einzunehmen					
	1	Der Klient ist nicht in der Lage, seine Körperhaltung selbstständig zu ändern					
PAS 4 – Mobilität							
Ausmaß, in dem der Klient in der Lage ist, sich allein fortzubewegen	5	Der Klient ist in der Lage, sich selbstständig fortzubewegen					
	4	Der Klient ist meistens in der Lage, sich selbstständig fortzubewegen					
	3	Der Klient ist ziemlich mobil, manchmal benutzt er mechanische Hilfsmittel oder Möbelstücke als Hilfe					
	2	Der Klient ist bis zu einem gewissen Grade in der Lage, sich allein fortzubewegen; er benutzt oft mechanische Hilfsmittel oder Möbelstücke als Hilfe					
	1	Der Klient ist immobil: er ist nicht in der Lage, selbstständig mechanische Hilfsmittel zu benutzen					

Dokumentationssystem UFER-Prinzip © Gonda Bauernfeind
Nomenklatur/Empfehlungen aus der S3 Leitlinie der Deutschen Gesellschaft für Wundheilung und Wundbehandlung (DGfW e.V.)

Zu beziehen über: www.tnbildung.de

Anhang 19: Formular Evaluierung Pflegeabhängigkeitsskala – Fortsetzung

Wunddokumentation nach
UFER-Prinzip ©

Pflegeabhängigkeitsskala – PAS

Klient: _____

Geburtsdatum: _____

© Die Pflegeabhängigkeitsskala (PAS) ist die deutsche Adaption der VZA-schaal von Buist G. A. H., Dassen Th. W. N., Dijkastra A. (1994), Universität Groningen, Niederlande. **Modifiziert von Bauernfeind/Strupeit an das ambulante Setting im Pflegedienst**

PAS 5 – Tag-/Nachtrhythmus

		Aufnahme-datum	Datum	Datum	Datum	Datum	Datum	Datum
Ausmaß, in dem der Klient einen angemessenen Tag-/Nachtrhythmus aufrecht erhalten kann	5	Der Klient kennt den normalen Tag-/Nachtrhythmus; er sorgt für ausreichende Erholung (Ruhe und Schlaf)						
	4	Der Klient empfindet den Tag-/Nachtrhythmus, er braucht wenig Hilfe/Unterstützung						
	3	Der Klient empfindet den Tag-/Nachtrhythmus, er braucht aber viel Hilfe/Unterstützung						
	2	Der Klient hat nur zu einem gewissen Grade ein Empfinden für den Tag-/Nachtrhythmus						
	1	Der Klient hat kein Empfinden für den Tag-/Nachtrhythmus						

PAS 6 – An- und Auskleiden

Ausmaß, in dem der Klient in der Lage ist, sich allein an- und auszukleiden	5	Der Klient ist in der Lage, sich ohne Hilfe an- und auszukleiden, er hat Kontrolle über seine Feinmotorik						
	4	Der Klient ist in der Lage, sich weitgehend an- und auszukleiden, er braucht aber Hilfe bei der Bewältigung feinmotorischer Aufgaben						
	3	Der Klient ist teilweise in der Lage, sich selbstständig an- und auszukleiden, Beobachtungen und/oder kleinere Hilfestellungen sind erforderlich						
	2	Der Klient ist bis zu einem gewissen Grade in der Lage, sich selbstständig an- und auszukleiden; er benötigt aber viel Hilfe						
	1	Der Klient ist nicht in der Lage, sich selbstständig allein an- und auszukleiden						

Dokumentationssystem UFER-Prinzip © Gonda Bauernfeind
Nomenklatur/Empfehlungen aus der S3 Leitlinie der Deutschen Gesellschaft für Wundheilung und Wundbehandlung (DGfW e.V.)
Zu beziehen über: www.tnbildung.de
Seite 3 von 8

Anhang 19: Formular Evaluierung Pflegeabhängigkeitsskala – Fortsetzung

Wunddokumentation nach

UFER-Prinzip©

Pflegeabhängigkeitsskala – PAS

Klient: _____

Geburtsdatum: _____

© Die Pflegeabhängigkeitsskala (PAS) ist die deutsche Adaption der VZA-schaal von Buist G. A. H., Dassen Th. W. N., Dijkastra A. (1994), Universität Groningen, Niederlande
Modifiziert von Bauernfeind/Strupeit an das ambulante Setting im Pflegedienst

		Aufnahme-datum	Datum	Datum	Datum	Datum	Datum
PAS 7 – Körpertemperatur							
	5	Der Klient ist in der Lage, ohne Hilfe seine Körpertemperatur gegen äußere Einflüsse zu schützen					
Ausmaß, in dem der Klient in der Lage ist, seine Körpertemperatur gegen äußere Einflüsse zu schützen	4	Der Klient ist in der Lage, Wärme- und Kältegefühle zu zeigen; und er ist in hohem Maße in der Lage, entsprechend zu handeln					
	3	Der Klient ist in der Lage, zwischen kalten und warmen Temperaturen zu unterscheiden; er ist bis zu einem gewissen Grade in der Lage, sich entsprechend zu verhalten					
	2	Der Klient ist bis zu einem gewissen Grade in der Lage, zwischen kalten und warmen Temperaturen zu unterscheiden, er ist aber nicht in der Lage, sich entsprechend zu verhalten					
	1	Der Klient ist nicht in der Lage, zwischen kalten und warmen Temperaturen zu unterscheiden					
PAS 8 – Körperpflege							
	5	Der Klient ist in der Lage, sich selbstständig zu pflegen					
Ausmaß, in dem der Klient in der Lage ist, sich selbstständig zu pflegen	4	Der Klient ist in der Lage, verschiedene Pflegeverrichtungen durchzuführen, Beobachtungen und/oder kleine Hilfestellungen sind erforderlich					
	3	Der Klient ist in der Lage, verschiedene Pflegeverrichtungen durchzuführen, er braucht aber Anleitung und/oder Hilfe					
	2	Der Klient ist bis zu einem gewissen Grade in der Lage sich zu pflegen; er ist aber nicht in der Lage, dies aus eigener Initiative zu tun					
	1	Der Klient ist nicht in der Lage, sich selbstständig zu pflegen, d. h. zu baden, die Zähne zu putzen, Haare zu kämmen etc.					

258

Anhang 19: Formular Evaluierung Pflegeabhängigkeitsskala – Fortsetzung

Wunddokumentation nach

UFER-Prinzip ©

Klient: _____

Geburtsdatum: _____

Pflegeabhängigkeitsskala – PAS

© Die Pflegeabhängigkeitsskala (PAS) ist die deutsche Adaption der VZA-schaal von Buist G. A. H., Dassen Th. W. N., Dijkastra A. (1994), Universität Groningen, Niederlande
Modifiziert von Bauernfeind/Strupeit an das ambulante Setting im Pflegedienst

PAS 9 – Vermeiden von Gefahren		Aufnahme-datum	Datum	Datum	Datum	Datum	Datum
Ausmaß, in dem der Klient in der Lage ist, selbstständig für seine Sicherheit zu sorgen	5 Der Klient ist in der Lage, selbstständig für seine Sicherheit zu sorgen						
	4 Der Klient ist in der Lage, gefährliche Situationen in der eigenen Umgebung zu erkennen und sich meistens selbst zu schützen						
	3 Der Klient ist teilweise in der Lage, gefährliche Situationen in seiner Umgebung zu erkennen, er braucht für seinen Schutz Anleitung und Hilfestellung						
	2 Der Klient ist ein wenig in der Lage, gefährliche Situationen in seiner Umgebung zu erkennen, er braucht aber für seinen Schutz viel Hilfe						
	1 Der Klient ist nicht in der Lage, selbstständig Gefahren zu erkennen und zu vermeiden						

PAS 10 – Kommunikation							
Ausmaß, in dem der Klient in der Lage ist, zu kommunizieren	5 Der Klient ist in der Lage, sich verbal und nonverbal mitzuteilen und kann mit anderen kommunizieren						
	4 Der Klient ist in der Lage, sich durch Worte und Sätze und/oder entsprechende Gesten mitzuteilen; er versteht einfache Sätze und Gesten						
	3 Der Klient ist in der Lage, sich durch einfache Worte und/oder bestimmte Gesten auszudrücken, er versteht einfache kurze Worte						
	2 Der Klient ist bis zu einem gewissen Grade in der Lage, verbal und nonverbal zu kommunizieren; er benutzt unter Umständen Laute oder Gesten, um sich mitzuteilen						
	1 Der Klient ist nicht in der Lage, sich verbal mitzuteilen, ggf. ist er aber in der Lage, nonverbal zu kommunizieren						

Anhang 19: Formular Evaluierung Pflegeabhängigkeitsskala – Fortsetzung

Wunddokumentation nach
UFER-Prinzip©

Pflegeabhängigkeitsskala – PAS

Klient: _____

Geburtsdatum: _____

© Die Pflegeabhängigkeitsskala (PAS) ist die deutsche Adaption der VZA-schaal von Büist G. A. H., Dassen Th. W. N., Dijkastra A. (1994), Universität Groningen, Niederlande
Modifiziert von Bauernfeind/Strupeit an das ambulante Setting im Pflegedienst

PAS 11 – Kontakte mit anderen

		Aufnahme-datum	Datum	Datum	Datum	Datum	Datum	Datum
Ausmaß, in dem der Klient in der Lage ist, soziale Kontakte aufzunehmen, aufrecht zu erhalten und zu beenden	5	Der Klient ist in der Lage, allein Kontakte zu anderen herzustellen, aufrecht zu erhalten sowie zu beenden						
	4	Der Klient ist meistens in der Lage, Kontakte zu anderen herzustellen aufrecht zu erhalten sowie zu beenden						
	3	Der Klient ist in der Lage, eine begrenzte Anzahl von Kontakten zu anderen Personen aufzunehmen, aufrecht zu erhalten und zu beenden. Er braucht aber Unterstützung und Aufforderung						
	2	Der Klient ist ein wenig in der Lage, allein Kontakt zu anderen herzustellen; er reagiert auf andere Personen						
	1	Der Klient ist nicht in der Lage, Kontakte zu anderen herzustellen; er reagiert ggf. positiv auf angenehme und/oder negative Erfahrungen						

PAS 12 – Sinn für Regeln und Werte

Ausmaß, in dem der Klient in der Lage ist, Regeln einzuhalten und Werte anzuerkennen	5	Der Klient ist sich Regeln und Werten bewusst, die innerhalb und außerhalb der häuslichen Umgebung gelten; sein Verhalten ist entsprechend; er legt Wert auf die eigene Privatsphäre und die anderer Personen						
	4	Der Klient ist sich Regeln und Werten bewusst, die innerhalb und außerhalb der häuslichen Umgebung gelten; sein Verhalten ist aber nicht immer entsprechend; er legt meistens Wert auf die eigene Privatsphäre und die anderer Personen						
	3	Der Klient ist in der Lage, die in der häuslichen Umgebung geltenden Regeln einzuhalten; ein Sinn für die eigene Privatsphäre und die anderer Personen fehlt						
	2	Der Klient ist in der Lage, eine begrenzte Anzahl von Regeln in der häuslichen Umgebung einzuhalten und Werte anzuerkennen						
	1	Der Klient ist nicht in der Lage, Regeln einzuhalten und Werte anzuerkennen						

Anhang 19: Formular Evaluierung Pflegeabhängigkeitsskala – Fortsetzung

Wunddokumentation nach
UFER-Prinzip ©

Pflegeabhängigkeitsskala – PAS

Klient: _____

Geburtsdatum: _____

© Die Pflegeabhängigkeitsskala (PAS) ist die deutsche Adaption der VZA-schaal von Buist G. A. H., Dassen Th. W. N., Dijkastra A. (1994), Universität Groningen, Niederlande **Modifiziert von Bauernfeind/Strupeit an das ambulante Setting im Pflegedienst**

PAS 13 – Alltagsaktivitäten

		Aufnahme-datum	Datum	Datum	Datum	Datum	Datum
Ausmaß, in dem der Klient in der Lage ist, tägliche Anforderungen und Aktivitäten innerhalb der häuslichen Umgebung zu bewältigen	5	Der Klient ist in der Lage, alle Anforderungen und Aktivitäten selbstständig zu bewältigen					
	4	Der Klient ist in der Lage, die meisten Anforderungen und Aktivitäten selbstständig zu bewältigen					
	3	Der Klient ist in der Lage, verschiedene Anforderungen und Aktivitäten innerhalb der häuslichen Umgebung zu bewältigen, aber nur durch Anregung oder nach Aufforderung					
	2	Der Klient ist in der Lage, einfache Anforderungen und Aktivitäten innerhalb der häuslichen Umgebung mithilfe anderer zu bewältigen					
	1	Der Klient ist nicht in der Lage, ohne Hilfe tägliche Anforderungen und Aktivitäten zu bewältigen					

PAS 14 – Aktivitäten zur sinnvollen Beschäftigung

Ausmaß, in dem der Klient in der Lage ist, durch sinnvolle Beschäftigung seine Zeit zu gestalten	5	Der Klient ist in der Lage, sich selbstständig sinnvoll zu beschäftigen und Angebote anzunehmen und sich zu beteiligen					
	4	Der Klient ist in der Lage, weitgehend selbstständig seine Zeit sinnvoll zu gestalten und/oder entsprechende Angebote anzunehmen und sich zu beteiligen. Er benötigt jedoch etwas Unterstützung					
	3	Der Klient ist in der Lage, sich sinnvoll zu beschäftigen, jedoch nicht aus eigenem Antrieb heraus					
	2	Der Klient ist bis zu einem gewissen Grade in der Lage, sich selbstständig sinnvoll zu beschäftigen und/oder entsprechende Angebote anzunehmen und sich zu beteiligen					
	1	Der Klient ist nicht in der Lage, sich selbstständig zu beschäftigen und/oder entsprechende Angebote anzunehmen und sich zu beteiligen					

Anhang 19: Formular Evaluierung Pflegeabhängigkeitsskala – Fortsetzung

Wunddokumentation nach

UFER-Prinzip©

Klient: _____

Geburtsdatum: _____

Pflegeabhängigkeitsskala – PAS

© Die Pflegeabhängigkeitsskala (PAS) ist die deutsche Adaption der VZA-schaal
von Buist G. A. H., Dassen Th. W. N., Dijkastra A. (1994), Universität Groningen, Niederlande
Modifiziert von Bauernfeind/Strupeit an das ambulante Setting im Pflegedienst

PAS 15 – Lernfähigkeit

		Aufnahme-datum	Datum	Datum	Datum	Datum	Datum	Datum
Ausmaß, in dem der Klient in der Lage ist, sich Kenntnisse und/oder Fähigkeiten/Fertigkeiten zu erwerben und beizubehalten	5	Der Klient ist in der Lage, neue Kenntnisse, Fähigkeiten/Fertigkeiten zu erlernen, beizubehalten; es treten keinerlei Verluste von vorhandenen Kenntnissen und Fähigkeiten auf						
	4	Der Klient ist in der Lage, neue Kenntnisse, Fähigkeiten/Fertigkeiten zu erlernen und beizubehalten. Er benötigt dazu etwas Unterstützung						
	3	Der Klient ist in der Lage, neue Kenntnisse und/oder Fähigkeiten/Fertigkeiten zu erlernen und beizubehalten, jedoch mit Unterstützung und Wiederholungen						
	2	Der Klient ist in der Lage, durch häufige Wiederholungen, vorhandene Kenntnisse, Fähigkeiten/Fertigkeiten beizubehalten						
	1	Der Klient ist nicht in der Lage, Kenntnisse, Fähigkeiten/Fertigkeiten zu erlernen						

Gesamteinschätzung

Schätzen Sie bitte ein, welche Gesamteinstu-fung für den Klienten zutreffend ist	5	Der Klient ist von Pflege unabhängig						
	4	Der Klient ist überwiegend von Pflege unabhängig						
	3	Der Klient ist teilweise von Pflege abhängig						
	2	Der Klient ist überwiegend von Pflege abhängig						
	1	Der Klient ist völlig von Pflege abhängig						
		Das Ziel ist, den Klienten zu seiner (größtmöglichen) Unabhängigkeit und damit zur Beendigung der Pflegebedürftigkeit zu führen. Um diesem Anliegen gerecht zu werden, ist eine individuelle und objektive Einschätzung hinsichtlich der Bereiche notwendig, in denen der Klient pflegeabhängig ist. Die Pflegeabhängigkeitsskala PAS ist ein reliables und valides Einschätzungsinstrument.	HDZ	HDZ	HDZ	HDZ	HDZ	HDZ

Dokumentationssystem UFER-Prinzip © Gonda Bauernfeind
Nomenklatur/Empfehlungen aus der S3 Leitlinie der Deutschen Gesellschaft für Wundheilung und Wundbehandlung (DGfW e.V.)

Zu beziehen über: www.tnbildung.de

Seite
8 von 8

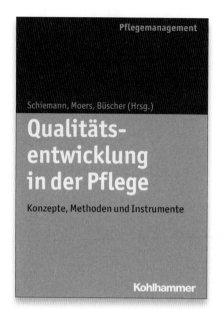

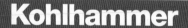